全国高等卫生职业教育技能紧缺型
人才培养"十二五"规划教材

供护理、助产、临床医学、药学和医学检验技术等专业使用

急救护理技术
（含实训）

主　编　肖　敏　王生锋

副主编　金松洋　张　毅　陈艳梅

编　者　（以姓氏笔画为序）

王生锋　荆楚理工学院医学院

乔燕平　河北北方学院附属第一医院

刘小林　常德职业技术学院

张　毅　湖北医药学院附属太和医院

杜成芬　湖北医药学院附属太和医院

杨金玲　三峡大学第二临床医学院

肖　敏　湖北医药学院附属太和医院

邹艳玲　河北北方学院附属第一医院

陈　新　湖北医药学院附属太和医院

陈艳梅　河北北方学院附属第一医院

金松洋　清远职业技术学院

华中科技大学出版社
http://www.hustp.com
中国·武汉

内 容 简 介

  本书是全国高等卫生职业教育技能紧缺型人才培养"十二五"规划教材。本书本着实用、易学,兼顾前沿技术的介绍的理念,以明确的教学目的为导向,图文并茂,不仅介绍了急救护理技术的基本知识还介绍了相关的实训,并在文后附有思考练习题,在某些知识点加入了知识链接模块,以开阔学生的视野。

  本书主要作为全国高等卫生职业院校教材使用,也可供在职从事急、危、重症工作的临床工作者参考之用。

图书在版编目(CIP)数据

急救护理技术:含实训/肖敏,王生锋主编. —武汉:华中科技大学出版社,2014.5　(2020.4重印)
ISBN 978-7-5609-9982-1

Ⅰ.①急…　Ⅱ.①肖…　②王…　Ⅲ.①急救-护理-高等职业教育-教材　Ⅳ.①R472.2

中国版本图书馆 CIP 数据核字(2014)第 086930 号

急救护理技术(含实训)　　　　　　　　　　　　　　　　　　　肖　敏　王生锋　主编

策划编辑:史燕丽
责任编辑:熊　彦
封面设计:范翠璇
责任校对:刘　竣
责任监印:周治超
出版发行:华中科技大学出版社(中国·武汉)
　　　　　武昌喻家山　　邮编:430074　　电话:(027)81321913
录　　排:华中科技大学惠友文印中心
印　　刷:武汉华工鑫宏印务有限公司
开　　本:880mm×1230mm　1/16
印　　张:9.75
字　　数:315千字
版　　次:2020年4月第1版第4次印刷
定　　价:29.80元

全国高等卫生职业教育技能紧缺型
人才培养"十二五"规划教材编委会

总序

随着我国经济的持续发展和教育体系、结构的重大调整,职业教育办学思想、培养目标随之发生了重大变化,人们对职业教育的认识也发生了本质性的转变。我国已将发展职业教育作为重要的国家战略之一,高等职业教育成为高等教育的重要组成部分。作为高等职业教育重要组成部分的高等卫生职业教育也取得了长足的发展,为国家输送了大批高素质技能型、应用型医疗卫生人才。

我国的护理教育有着百余年的历史,积累了丰富的经验,为培养护理人才作出了历史性的贡献,但在当今的新形势下也暴露出一些问题,急需符合中国国情又具有先进水平的护理人才体系。为了更好地服务于医学职业教育,《"十二五"期间深化医药卫生体制改革规划暨实施方案》中强调:加大护士、养老护理员、药师、儿科医师,以及精神卫生、院前急救、卫生应急、卫生监督、医院和医保管理人员等急需紧缺专门人才和高层次人才的培养。护理专业被教育部、卫生部等六部委列入国家紧缺人才专业,予以重点扶持。根据卫生部的统计,到 2015 年我国的护士数量将增加到 232.3 万人,平均年净增加 11.5 万人,这为护理专业的毕业生提供了广阔的就业空间,也对卫生职业教育如何进行高素质技能型护理人才的培养提出了新的要求。

为了顺应高等卫生职业教育教学改革的新形势和新要求,在认真、细致调研的基础上,在全国卫生职业教育教学指导委员会副主任委员文历阳教授及沈彬教授等专家的指导下,在部分示范院校的引领下,我们组织了全国 20 多所高等卫生职业院校的 200 多位老师编写了符合各院校教学特色的全国高等卫生职业教育技能紧缺型人才培养"十二五"规划教材,并得到参编院校的大力支持。

本套教材充分体现新一轮教学计划的特色,强调以就业为导向,以能力为本位,紧密围绕现代护理岗位人才培养目标,根据整体性、综合性原则,以及护理专业的特点将原有的课程进行有机重组,使之成为具有 21 世纪职业技术人才培养特色,并与护理专业相适应的课程体系。本套教材着重突出以下特点。

1. 突出技能,引导就业　以就业为导向,注重实用性,核心课程围绕技能紧缺型人才的培养目标,设计"基本执业能力+特色特长"的人才培养模式。构建以护理技术应用能力为主线、相对独立的实践教学体系。

2. 紧扣大纲,直通护考　紧扣教育部制定的高等卫生职业教育教学大纲和护士执业资格考试大纲,按照我国现行护理操作技术规范,辅以系统流程图、必要的解剖图谱和关键操作要点。

3. 创新模式,理念先进　创新教材编写体例和内容编写模式,参照职业资格标准,体现"工学结合"特色。教材的编写突出课程的综合性,淡化学科界限,同时结合各学科特点,适当增加人文科学相关知识,强化专业与人文科学的有机融合。

教材是体现教学内容和教学方法的知识载体,是把教学理念、宗旨等转化为具体教学现实的媒介,是实现专业培养目标和培养模式的重要工具,也是教学改革成果的结晶。本套教材在编写安排上,坚持以"必需、够用"为度,坚持体现教材的思想性、科学性、先进性、启发性和适用性原则,坚持以培养技术应用能力为主线设计教材的结构和内容。在医学基础课程的设置中,重视专业岗位对相关知识、技能的需求,淡化传统的学科体系,以多学科的综合为主,强调整体性和综合性,对不同学科的相关内容进行了融合与精简,使医学基础课程真正成为专业课程学习的先导。在专业课程的设置中,以培养解决临床问题的思路与技能为重点,教学内容力求体现先进性和前瞻性,并充分反映专业领域的新知识、新技术、新方法。在文字的表达上,避免教材的学术著作化倾向,注重循序渐进、深入浅出、图文并茂,以利于学生的学习和发展,使之既与我国的国情相适应,又逐步与国际医学教育相接轨。我们衷心希望这套教材能在相关课程的教学中发挥积极作用,并深受读者的喜爱。我们也相信这套教材在使用过程中,通过教学实践的检验和实际问题的解决,能不断得到改进、完善和提高。

全国高等卫生职业教育技能紧缺型人才培养
"十二五"规划教材编写委员会

前　言

　　急救护理技术是事关抢救生命、维持生命最直接、最基本、最关键的一类技术，是医学生和护理学学生必须掌握的专业技能。但是因为急救护理技术具有专业性强、项目多、仪器设备复杂、知识更新快等特点，对于高职高专学生来说，是一个巨大的挑战。同时学生们思维活跃，有旺盛的求知欲，怎样引导学生将学习兴趣和热情经过理性的学习过程，变成终生可用的专业技能，以便服务大众，是作为教材的编者们应该思考的问题。

　　带着这些思考，本教材注重激发学生的学习兴趣和动机，本着实用、易学，兼顾前沿技术的介绍的理念。以明确的教学目的为导向，引导学生进行理性学习，让学生和老师因为明确的学习目的而达到教与学的统一，以缩短知识和能力之间的距离。因此，在编写的过程中，我们力求做到以下几点。其一是每一章的开始有明确的"学习目标"，以便抓住教学重点，使老师知道应该教什么，学生懂得应该学会什么，为今后临床技术的标准化打下基础。其二是尽可能每一章都从一简单的案例开头，让老师知道为什么"教"这门技术，学生知道"学会"这门技术怎么用，缩短课堂教学和临床实践的距离。其三是图例丰富，精选反映专业发展和应用的图片，文后附有思考练习题，以及时巩固练习、掌握必需的技能。其四是按完整的护理实际工作过程编写，既突出了临床操作技能培养，也为学生提升临床思维能力，在上岗后持续发展打下了坚实的基础。其五是为了兼顾新知识的介绍及专业知识的深度，我们特别就某些知识点加入了知识链接板块，引导学生注意"匠"与"师"的区别，以开阔学生的视野。

　　本书主要作为全国高等卫生职业院校教材使用，也可供在职从事急、危、重症工作的临床工作者参考之用。

　　在本书编写、审定和出版的过程中，全体编委精诚合作，作风严谨，对编写大纲和内容进行了反复的修改，在此深表谢意。

　　由于水平有限，时间仓促，书中难免有错误，敬请各位读者指正。

肖　敏

目 录

第一章　绪论 /1

第一节　急救护理技术的内容和范畴 /1

第二节　急救医疗服务体系 /3

第二章　院前急救 /5

第一节　概述 /5

第二节　院前急救的护理要点 /7

第三章　急诊科管理 /10

第一节　急诊科的设置与管理 /10

第二节　急诊科护理工作任务与管理 /13

第三节　急诊护士 /16

第四节　急诊科的护理工作 /17

第五节　急诊预检分诊 /21

第六节　急救绿色通道 /22

第四章　急救护理评估 /24

第一节　急救护理评估程序 /24

第二节　特殊人群的急救评估方法 /26

第三节　护理程序在急救护理中的应用 /27

第五章　心搏骤停与心肺脑复苏 /29

第一节　心搏骤停 /29

第二节　心肺脑复苏 /31

第三节　心肺复苏术实训指导（实训一） /42

第六章　休克 /44

第一节　概述 /44

第二节　病情评估 /46

第三节　救治与护理 /48

第七章　理化因素损伤 /52

第一节　中暑 /52

第二节　淹溺 /54

第三节　触电 /56

急救护理技术

第八章　急性中毒 /58

第一节　概述 /58
第二节　常见急性中毒救护 /64
第三节　洗胃实训指导（实训二）/73

第九章　多器官功能障碍综合征 /76

第一节　病因和发病机制 /76
第二节　病情评估 /79
第三节　救治措施 /80
第四节　护理措施 /83

第十章　重症监护 /86

第一节　重症监护病房 /86
第二节　监测系统的基本原理和分类 /94
第三节　危重病人的监护 /112

第十一章　常用救护技术 /115

第一节　简易人工呼吸机使用技术 /115
第二节　人工气道的建立 /117
第三节　外伤止血、包扎、固定及搬运 /124
第四节　常用急救技术实训指导（实训三）/134

参考文献 /145

第一章 绪 论

掌握：急救护理技术的范畴和任务。
熟悉：急诊医疗服务体系的任务。
了解：急救医疗体系管理。

急救护理学是临床护理的重要组成部分，是研究急、危、重症病人的抢救与护理的跨学科的综合性应用学科，具有专科性、综合性和实践性的特点。主要内容有院前急救、院内急救、危重症监护。随着急救医学的发展和救护设备的不断更新，急救护理学的范畴日益扩大，内容也更加丰富。而急救护理技术是急救护理学的重要支撑，学习急救护理学的主要任务是培养学生对常见急、危、重症的识别、观察和救护能力，以挽救病人生命、提高抢救成功率、促进病人康复、减少伤残率和提高生命质量。

第一节 急救护理技术的内容和范畴

一、急救护理技术的形成与发展

1. 急救护理的起源 急救护理可追溯到 1854—1856 年，英国、俄国、土耳其在克里米亚交战时，护理学的奠基人南丁格尔为减轻前线战伤士兵的痛苦，率领 38 名护士前往前线医院，克服重重困难，在战地开展救护工作。在她们的努力下，短短的几个月，使高达 42％以上的死亡率下降到了 2％，这充分说明急救护理工作在抢救急、危、重症病人中所起的重要作用。

2. 国际急救护理的发展 急救护理的发展是随着急救医学的发展而发展的。美国是急救医学的发源地。

1963 年，美国耶鲁的纽黑文急诊科首次运用了分诊技术。1966 年，美国颁发了《公路安全法案》，规定要重视现场急救，并为此培训急救人员及非医务工作者的初级急救技术，取得了较好效果。1968 年，麻省理工学院建立急救医疗服务体系。1972 年，英国皇家护理学院 A&E 护理团体（accident & emergency nursing group）成立，该团体的主要功能之一便是为 A&E 护士不断更新临床急救知识与技术，并由此形成了当今急救护理课程的雏形。20 世纪 60 年代，随着电子设备的发展，如心电示波器、电除颤器、人工呼吸机、血液透析机的出现并用于临床，使急救护理的理论和实践得到了进一步发展。1975 年 5 月，国际红十字会提出了急救事业国际化和标准化方针，要求急救车装备必要的仪器，国际统一急救电话号码及交流急救经验。在 1979 年国际上正式承认急救医学为独立的医学学科后，急救护理也成为护理学中的一门重要的学科。

3. 我国急救护理的发展 我国从 20 世纪 50 年代开始在大中城市建立急救站，20 世纪 80 年代各医院相继成立急救中心。1980 年 10 月，卫生部（现更名为国家卫生和计划生育委员会）颁发《关于加强城市急救工作的意见》，要求根据条件加强急救工作。1983 年，卫生部颁发《城市医院急诊室（科）建设方案》，这个方案规定了急诊科的任务，急诊医疗工作的方向、组织和管理，以及急诊工作的规章制度，有效地促进了急救护理在国内的兴起和发展。1986 年 11 月，通过了《中华人民共和国急救医疗法》。此后，急救工作加快发展，全国统一急救呼叫号码为"120"。20 世纪 90 年代以来，随着我国经济实力的增强和全社会对急救医学重要性认识水平的提高,许多医院的急救装备得到了更新和充实。

二、急救护理技术在护理学中的作用

1. 扩大了护理学的应用范畴 急救护理成为一门学科是近年来社会需要和医学科学发展的必然结果。而急救护理技术是急救护理的支撑。随着社会的进步,人民生活水平的提高,自然寿命的延长,健康需求的增长,威胁人类的疾病如心脑血管疾病、恶性肿瘤和创伤性疾病增多,促进了医院急诊水平和重症监护病房的迅速发展。急救护理技术在救治各类急性病、急性创伤、慢性病急性发作及危重病人中发挥了重要作用,更多的护理工作者投入研究急救护理技术,急救护理技术因此得到极大发展,在护理学中的地位越发受到重视,使整个护理的研究范畴建立在基础护理和专科护理的基础上,急救护理的研究作为一种特殊范畴而受到广泛关注。

2. 代表了现代护理水平 随着现代急救仪器的使用和救治水平的不断提高,急救护理技术在抢救急、危、重症病人中起到了重要作用。在急救医疗服务体系中护理贯穿始终,无论哪一环节出现问题都将影响救治效果。除了有高水平医疗外,还需要高质量急救护理技术才能确保急救质量。在突飞猛进的科技时代,先进的仪器不断地引入,急救技术、监护技术不断更新,救治水平不断提高,对护理人员提出了更高的要求,既要掌握急救护理的理论知识,还要不断学习急救与监护的新技术、新方法,为病人解除痛苦。

三、急救护理技术的范畴和任务

1. 院前急救 院前急救是指在医院之外的环境中启动救援体系,开展现场救护、转运及途中救护等环节。急救不仅在医院内,还包括家庭、社区、公共场所等院外环境中。把医院的急救医疗延伸到院外,对急、危、重症病人进行现场救护,并与消防、公安、军队等救援人员配合,共同完成救援任务;普及和提高广大公众的救护知识和急救基本技能,使他们在突发事件现场能够作为"第一目击者"参与初步急救。对于危急病人来说,在"第一时间"得到有效的初步救护是获取抢救时机,提高急救成功率的重要一步。

1) 任务 维持病人生命,防止再损伤,减轻病人痛苦,为进一步诊治创造条件,提高抢救成功率,减少致残率。因此院前急救首先应建立有效的循环和呼吸,视伤(病)情和条件采取输液、止痛、包扎、固定、解毒等救治措施;通过各种通信联络工具向急救中心或医院呼救并通报病人情况;转送途中连续监护,并作必要的治疗、护理,为病人争取宝贵的抢救时机。为了达到此目的必须遵循以下原则。

2) 原则 ①立即使病人脱离险区,如对电击伤的病人首先要切断电源。②先救命后治病。③争分夺秒、就地取材。④保留离断的肢体或器官。⑤加强途中监护并详细记录。

2. 急诊科救护 医院急诊科是急救医疗服务体系中最重要的中间环节,是急、重症病人最集中、病种最多的科室,是院内急救的重要场所。医院急诊科接收紧急就诊的各种病人,24 h随时应诊。

1) 任务 ①承担急救站转送的和来诊的急、危、重症病人的诊治、抢救和留院观察工作。②承担灾害性事故急救工作,当突发事件或自然灾害发生时,随时准备前往急救现场,并且在医疗监护下将病人安全地护送至医院急诊科分层继续救治。

2) 原则 ①要求独立的"小区";专门的人员;一定规模的装备;通信联络设施。②先救命后治病。③保证绿色通道的畅通。④健全的规章制度,标准化管理。

3. 危重症监护 重症监护病房(intensive care unit,ICU)是以救治急、危、重症病人为中心的医疗组织形式,是急救医疗服务系统的重要组成部分,是收治危重病人的主要场所之一。ICU的管理特点是强化与集中,ICU的工作实质是脏器功能支持和原发病控制。即集中训练有素的医生和护士,集中最先进的医疗检测和治疗设备,集中随时可能有生命危险的急、危、重症病人,对其进行持续、准确的动态监测,对生命器官功能进行紧急或延续性的支持治疗。

1) 任务 ①接收由急诊科和院内有关科室转来的危重病人。②对多种严重疾病或创伤以及继发于各种严重疾病或创伤的复杂并发症病人进行全面监护及治疗。

2) 原则 ①ICU人员、设备的配备与管理必须达到专业标准。②危重病人的监护与治疗必须达到专业标准。③ICU专科技术必须标准化。

4. 灾难救护 灾难救护是灾难医学的实践。灾难医学是综合性的医学科学,是研究当灾难发生时,如何迅速有效地救治众多伤病员的学科。其研究内容包括自然灾害(如地震、洪水、旱灾、台风、龙卷风、海啸、雪崩、火山爆发、泥石流、滑坡、虫害等)和人为灾难(如交通事故、化学毒物泄漏、放射性污染、环境巨变、流行病和战争、武装冲突等)所造成的后果及减灾的具体措施。

1) 任务 灾难事件突然发生时,对大批人员的伤亡,进行有效的分层救治。

2) 原则 ①寻找并救护伤病员。② 检伤分类,不同的伤病员给予不同的处理。③现场救护。④运输和疏散伤病员。

5. 急救医疗服务体系的完善 城市医疗救护网是在城市各级卫生行政部门和所在单位直接领导下,实施急救的专业组织。承担现场急救和途中救护以及医院急诊科抢救的全过程工作。城市应逐步建立健全急救中心、医院急诊科(室),并与社区卫生服务中心(站)等基层卫生组织相结合,形成急救网络。

6. 急救护理人才的培训和科研工作 对急救护理人员的专业知识与技术培训,提高护理人员的救护能力,是保证急救护理质量的基本条件之一。医疗机构要不断地培养急救护理人才,组织急救知识讲座、急救技术的培训等急救专业学术活动,以提高专业技术水平。同时积极开展急救专业相关的科研工作,为解决疑难问题进行科学研究,为提高急救水平、发展我国急救事业做出努力。

第二节 急救医疗服务体系

急救医疗服务体系是集院前急救、院内急诊救治、重症监护病房救治和各专科为一体的急救网络。它是把急救医疗措施迅速地送到危重病人身边或发病现场,经初步诊治处理维护其基础生命,然后安全转送到医院进一步救治的有效手段,目的是为抢救生命、提高生存质量争取关键的时间。

一、急救医疗服务体系的任务

从院前急救的初步救护到抢救危及生命的各种危象,均是急救医疗服务体系的任务;对破坏性大、群体受伤较重的、自然或人为灾害所致的意外事故,要承担其中的抢救受害者和减轻伤亡程度的任务。急救医疗服务体系的任务还包括:研究如何把急救医疗措施快速、及时、有效地送到病人身边或灾害现场;如何普及急救医学知识、培训急救专业人才;如何组成强有力的组织指挥系统和科学应急救援网络,动员一切可以借助的卫生资源,以及通信、交通、能源、建筑、保险、气象、供水等部门力量,依靠消防、公安、军队等救援人员的配合,使救援工作高效、有序进行。

1. 急救中心(站)的主要任务 现有的院前急救组织多以急救中心或急救站为主要形式存在,配备现代化的通信设备和计算机管理网络系统以及一定数量的救护车、急救设备和人员。主要任务:①急救中心(站)是在市卫生行政部门直接领导下,统一指挥全市日常急救工作;②急救中心(站)以医疗急救为中心,负责对各种急、危、重症病人及意外灾害事故受伤人员的现场和转送途中的抢救治疗;③在基层卫生组织和群众中宣传、普及急救知识,有条件的急救站可承担一定的科研、教学工作;④接受上级领导指派的临时性任务。

2. 医院急诊科(室)的主要任务 要提供高水平的医院急诊服务,急诊部门要求做到:①承担急救中心转送的和来诊的急、危、重症病人的诊治、抢救和留院观察护理;②有些城市医院的急诊科同时承担急救站的任务。

3. 急救站的主要任务 基层医疗急救单位:①在急救专业机构的指导下,学习和掌握现场救护的基本知识及技术操作;②负责所在地段单位的战伤救护、防火、防毒等知识的宣传教育工作;③一旦出现急、危、重症或意外灾害事故时,在急救专业人员到达前,及时、积极组织群众开展现场自救、互救工作。

二、急救医疗体系管理

(一)完善急救通信网络

建立健全、灵敏的通信网络,是提高急救应急能力的基础,我国设置统一号码为120的急救电话。对重要单位、重点部门和医疗机构争取设立专线电话,以确保在特急情况下随叫随通。利用通信卫星或无线

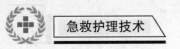

电通信系统进行通信联络,准确定位,具有快速、机动灵活、便于随时联系、调度、指挥的特点,使急诊通信半径能满足急救医疗服务的需要。

（二）保障急救运输工具

目前急救运输工具以救护车为主。在情况紧急时,有关部门应向具有以上快速运输工具的机构提出呼救请求援助,各机构应积极予以支援。各级政府和急救医疗指挥系统的指挥部在特殊危急情况下,有权调用本地区各部门和个体运输工具,执行临时性急救运送任务。各级卫生行政部门要制定急救运输工具的使用管理制度,保证其正常良好的运转。

（三）现场急救人员的组成和物资供应

1. 急救人员 现场急救人员由城市急救医疗单位人员、综合医院的各级医务人员和红十字会初级卫生人员三部分组成。急救人员要求有较丰富的临床经验和较强的应急能力,急救操作熟练,基本功过硬,具有独立操作能力。急救人员应以急诊医生和护士为主,必要时配以药剂人员,以加强药品供应和管理。

（1）最初目击者:参与实施初步急救,并及时正确进行呼救的人员。

（2）急救医疗人员:一般情况下,救护车上应配专业急救人员,随救护车参加在现场和转运途中的救护工作。

（3）医院急诊科医护人员:伤病员送到医院,立即有急诊科医护人员进行针对性诊治。

2. 急救物资供应 急救医疗的器械、仪器设备和药品,以及救护车、通信设施和相应的物资,要由卫生行政部门提出统一要求实行规范化管理;而各医疗部门应根据统一要求,物资装备齐全、完善、实用。平时准备就绪,放置于固定地点,指定专人定期检查更换,做到有备无患,处于临战状态。

（四）现场救援与转运

现场急救时,对于大批伤员要根据伤情,按危重、较重、较轻、死亡进行分类,并以红、黄、绿、黑不同颜色的标志卡别于伤员胸前,给予不同处置。应保持伤者的呼吸道通畅,必要时进行心肺复苏,控制大出血。搬运时使伤者的头、颈、躯干保持在同一水平上,尽可能减少移动,避免颠簸,以安全、快捷的方式转送。

（五）社会急救

广泛利用各种宣传媒体,普及急救知识,使广大群众掌握现场急救知识和最基本的急救技术操作,如正确的电话呼救、徒手心肺复苏、骨折固定、止血包扎、搬运等简单的现场处理方法。一旦遇到急、危、重症病人或有意外伤害事故时,专业队伍尚未到达现场之前能第一时间进行自救和互救。

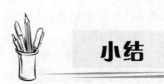

急救护理学是临床护理的重要组成部分,是研究急、危、重症病人的抢救与护理的跨学科的综合性应用学科,具有专科性、综合性和实践性的特点。主要内容是院前急救、院内急救、危重症监护。急救医疗服务体系是集院前急救、院内急诊救治、重症监护病房救治和各专科为一体的急救网络。

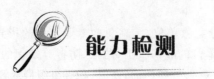

1. 急救护理学与护理学的区别在哪里?
2. 急救护理学的范畴包括哪些?
3. 急救医疗服务体系的内涵是什么?

（肖　敏）

第二章 院前急救

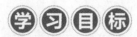
第一节 概 述

随着社会的发展和进步，人们要求在急、危、重症的发病初期就能得到及时的救治，院前急救就是在这种情况下迅速发展起来的重要学科。院前急救是急救医学的延伸和发展，是急救医学的重要组成部分，是急救医学的"先遣部队"。例如，外伤的病人如能及时、正确得到救治，将有效阻止病情的发展，减少并发症的发生，减轻伤残率，提高了院前抢救的成功率。因此，最大限度地缩短急、危、重症病人的无治疗期，将有利于病人早日康复。可以说，院前急救处于急救医学的最前沿，是急救医学的首要环节和重要基础。

一、院前急救的含义

院前急救是指急、危、重症病人进入医院之前的医疗救护。在医院之外的环境中病人出现危及生命的急症、创伤、中毒或者是灾难事故时，救护人员利用携带的医疗器械、设备和医疗物品进行现场救护，达到保全生命、缓解疼痛及防止病情恶化的目的。在日常生活和工作中，往往会有突发性疾病、意外伤害事故或突发事件的发生，均需要紧急救治，所以院前急救是急救的第一步，也是最重要的救治过程。在现场及时、有效地开展救治，达到挽救生命、减轻死亡和伤残的目的。参与院前急救的人员可以是现场伤员身边的人或是平时参加救护培训获取相关培训证书的急救员。狭义的院前急救是指由通信、运输和医疗基本要素构成的专业急救机构在伤员到达医院前实施的现场救治和途中监护的医疗活动。

二、院前急救的特点

院前急救时到达现场的医疗急救资源有限，急救环境比较差，时间有限，病情难以鉴别，决定了院前急救的特殊性。

（一）突发性强

院前急救的对象往往是人们预料之外或始料不及的突发性危及生命的急症创伤、中毒、灾难事故中出现的伤员或病人，病人何时呼救、重大事故或灾害何时发生往往是个未知数。需院前急救的病员往往是突发的，时间、地点、人员不定，涉及的学科不定，尤其是成批伤员出现时，有时会令人措手不及。因此，就增加了院前急救的难度。

（二）紧迫性强

院前急救的紧迫性主要体现在"时间就是生命"。这不仅表现在伤病员的病情急、病情重、院前急救刻不容缓，还表现在伤病员及家属心理上也十分着急。猝死的最佳抢救时间是 4 min；严重创伤的黄金抢救时间是 10 min，否则，医院设备再好，医生技术再高明，难以起死回生。不论是一般急诊病人还是危急垂

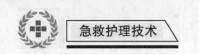

死病人都要毫不拖延地迅速运送以满足病人及其家属的要求。因此要求救护人员常备不懈、保持车辆完好，做到随叫随出。

（三）艰难性

院前急救的艰难性主要是指急救的环境无定性，条件差。院前急救的条件一般较差，有时病人所处的地方狭窄、拥挤、光线暗淡、不便操作、在将病人搬上救护车后由于车辆震动和马达噪声使诊疗工作难以进行，有时事故现场险情未排除还可能造成人员再受伤等。

（四）复杂性

呼救的病人疾病种类多样，涉及各科，而且是未经各科筛选的急症和危重症。可能是有明确诊断的病人，也可能是尚无明确诊断而且病史不详的急症病人。特别是对病史不详，缺乏客观资料的病人，要求救护人员在短时间内作出初步诊断及紧急处理，尤其是对症治疗。

（五）灵活性

院前急救的灵活性不仅体现在医护人员到达现场后需就地取材，机动灵活地寻找抢救所需的代用品，为伤病员赢得抢救时机，还表现在遇到有突发灾害事故等特殊需要时可能会超越行政医疗区域分管范围，积极参与现场救援。

三、院前急救的任务

1. 对呼救伤病员的院前急救　对呼救伤病员的院前急救是最主要和经常性的任务。一般分为两种类型：第一类为短时间内有生命危险的危重症病员，如窒息、大出血、休克、猝死、心肌梗死等。此类伤员必须进行现场急救，至生命体征平稳后方可在严密监护下转往医院救治。另一类是病情紧急但短时间内无生命危险的伤病员，如骨折、哮喘等。急救时采取初步的现场急救，病情稳定、痛苦减轻、避免并发症发生后再转往医院进行治疗。

2. 灾害时对伤员的急救　灾害包括自然灾害和人为灾害。对遇难者的急救除应做到平时急救的要求外，还需要与现场的其他救灾系统如消防、公安、交通等部门密切配合，并注意救护者的自身安全。当有大批伤员时，需加强伤员的分类和现场救护，合理分流和运送。对不能转运的危重伤病员可在就地搭建的手术棚中抢救，术后再安全转运。

四、院前急救的原则

院前急救总的任务是采取及时有效的急救措施和技术，最大限度地减少伤病员的疾苦，降低致残率，减少死亡率，为医院抢救打好基础。经过院前急救能存活的伤病员优先抢救，这是总的原则。为了更好地完成这一光荣、艰巨的任务，还必须遵守以下 6 条原则。

（一）立即使伤病员脱离险区

1. 先复苏后固定的原则　遇到有心搏骤停又有骨折者，应首先用口对口呼吸和胸外心脏按压等技术使心肺脑复苏，直到心跳、呼吸恢复后，再进行固定的原则。

2. 先止血后包扎的原则　遇到大出血又有创口者，首先立即用指压、止血带或药物等方法止血，接着再消毒创口进行包扎的原则。

3. 先重伤后轻伤的原则　遇到垂危的和较轻的伤病员时，就优先抢救危重者，后抢救较轻的伤病员。

（二）先救命后治病的原则

经过院前急救能存活的伤病员应优先救治，以救命为本，生命支持和对症治疗为主。院前急救因抢救的时间有限，环境不稳定，无更多的辅助设备和良好的技术条件作鉴别诊断，故在现场很难明确诊断，只能以对症治疗为主。当救护人员到达现场后，在短短的几分钟时间内要作出大致的诊断，并迅速而果断地处理威胁伤病员生命的伤情或症状，挽救伤病员的生命或减轻其剧烈痛苦。

（三）急救与呼救同时进行

在遇到成批伤病员时，又有多人在现场的情况下，分工合作，以尽快地争取到急救外援。

（四）搬运与医护一致性的原则

医护和抢救应任务、要求步调一致,在完成任务指标一致的情况下进行。过去在搬运危重伤病员时,搬运与医护、监护工作从思想上和行动上有分家现象。搬运由交通部门负责,途中医护是由卫生部门来协助,在许多情况下,协调配合不够,途中应该继续抢救却没有得到保障,加之车辆严重颠簸等情况,增加了伤病员不应有的痛苦和死亡。搬运和医护一致,在运送危重伤病员时,能减少痛苦,减少死亡,安全到达目的地。

（五）争分夺秒,就地取材

院前急救常在无齐备的抢救器材、药品等情况下进行,因此就地取材,机动、灵活地寻找代用品,才能为伤病员赢得抢救时机,避免给伤病员带来更大的灾难和不可挽救的恶果。

（六）加强途中监护并详细记录

为防止前后重复、遗漏和其他差错,确保现场急救措施完善,应正规填写规定的医疗文本,并妥善保管,做好交接工作,使前、后医疗急救有文字依据。

第二节　院前急救的护理要点

一、院前急救的现场分类

院前急救的现场分类的意义在于提高急救效率。现场伤员根据不同的病情,给予不同的处理。应遵循先危后重、先急后缓的原则,根据病人的生命体征、受伤部位、出血情况来判断病情的轻重,用红、黄、绿、黑色标志卡将伤员分类标记,挂于病人的胸前。

（一）红色标志卡

急危症。病情极危重,随时有生命危险的病人,包括严重中毒、窒息、大出血、休克、心室颤动、严重烧伤等。

（二）黄色标志卡

急重症。介于普通急诊和急危症之间的病人,不及时处理病情会恶化。如各种骨折。

（三）绿色标志卡

普通急诊。轻度,受伤较轻,反应灵敏,生命体征基本正常,如擦伤、挫伤。

（四）黑色标志卡

死亡伤员。

二、院前急救的救护要点

（一）现场评估

快速评估造成事故的原因,周围是否存在对急救人员、伤员或旁观者造成危害的危险因素,先脱离环境再实施救护。

（二）伤检分类

快速评估病情,可按照 A（气道情况）、B（呼吸情况）、C（循环情况）、D（神经系统障碍）、E（充分显露伤员的创伤部位）的顺序进行。在遇到重大灾害及事故发生时,要及时对伤员进行伤检分类。佩戴红色标志卡的伤员:窒息,昏迷,严重出血,严重头、颈、胸、腹部创伤或严重烧伤,异物深嵌身体重要器官等。佩戴黄色标志卡的伤员:脑外伤、腹部损伤、骨折、大面积软组织损伤、严重挤压伤。佩戴绿色标志卡的伤员:软组织损伤（皮肤割裂伤、擦伤）,轻度烧、烫伤,扭伤,关节脱位等。佩戴黑色标志卡的伤员:死亡。

（三）病人体位的放置

根据病情的轻重与不同,采取相适应的体位。原则上是在不影响急救处理的情况下,将病人安置成安全舒适的体位,如平卧位头偏向一侧或屈膝侧卧位,使病人放松并保持呼吸道通畅。注意保暖,但对于猝死、创伤、烧伤等病人要适当脱去某些部位的衣服,以免进一步污染,便于抢救和治疗。

（四）维持呼吸系统功能

护理措施包括吸氧、清除痰液及分泌物、进行人工呼吸或配合医生进行气管插管及呼吸兴奋剂的应用,最终保持呼吸道通畅。

（五）维持循环系统功能

护理措施包括测量生命体征,对于高血压急症、心力衰竭、急性心肌梗死或各种休克进行心电监护,必要时配合医生进行电除颤及体外心脏按压,及时开放静脉,尽量选用静脉留置套管针,选择较大的静脉穿刺,固定牢靠,使病人在烦躁或搬运时,针头不易脱出血管外或刺破血管,保证液体快速而通畅地进入体内。

（六）对症处理

护理措施包括协助医生进行止血、包扎、固定及搬运,应用药物或其他方法,进行止痉、止痛、止吐、止喘、止血等对症处理。

（七）心理护理

要注意对清醒病人不要反复提问,不要在病人面前讨论病情,给予安慰性语言,应尽量使病人能安静休息并减轻其心理压力。

三、转运与途中监护

转运包括搬运与运输。转运的途中必须遵循的原则是安全和迅速两个原则。

（一）目的

经过初步救护后,尽快用合适的交通工具将病人安全、迅速地送往医院进行进一步的抢救治疗。

（二）常用的搬运方法

1. 担架搬运法 最常用的搬运方法,适用于病情较重、路途较长的病人,由3～4人组成一组,在担架后面的人随时观察病人的病情,担架员步伐一致,向高处抬时,前面的担架员要放低,后面的要抬高,使担架保持水平状态;向低处抬时,则相反。

2. 徒手搬运法 若抢救现场无担架,并且路途较近、病情较轻的病人可采用徒手搬运法。

（三）搬运的注意事项

（1）搬运之前,对伤员进行初步的急救处理后再搬运,如骨折、大出血的伤员,应先行固定、止血后再搬运。

（2）按照受伤的情况及条件,选择合理的搬运工具、方法及体位。

（3）在搬运的过程中,动作轻巧、敏捷、步伐一致,避免震动,尽量减少病人的痛苦。

（4）搬运的过程中,随时观察病人的病情及受伤部位的情况。

 小结

由于院前急救工作越来越受关注,院前急救护理也备受重视。院前急救的时间有限,怎样才能在最短的时间里取得最好的救护效果,是值得我们每一位医护工作者深思的问题。作为急救医疗服务体系（EMSS）的首要环节,不仅要抢救生命,还需要为病人和家属提供服务,减轻其心理和精神负担。通过本章学习,熟悉和掌握院前急救的基本内容及工作程序,同时加强评判性思维和临床综合实践能力的培养,才能够在院前急救中使所学的知识发挥更大的作用。

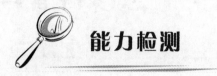

能力检测

1. 何为院前急救?它有何重要意义?

2. 结合院前急救的工作特点,谈谈如何体现院前急救中的"急"和"救"?

3. 转运和途中监护是院前急救的重要内容,若转运的时机与监护不到位,病人随时会出现生命危险,作为现场救护人员如何才能把握好转运的时机?

(乔燕平)

急诊科管理

学习目标

掌握：急诊科的主要工作制度,急救绿色通道的相关制度以及急诊病人资料收集的方法,分诊技巧,各种急诊病人的处理。

熟悉：急诊科的任务、急诊工作质量要求以及急诊病人的心理特点、护理要点。

了解：急诊科的设置及布局。

急诊科是医院急、危、重症病人诊疗的首诊场所,也是社会医疗服务体系的重要组成部分。医院的急诊科实行 24 h 开放,承担来院急诊病人的紧急诊疗服务,为病人及时获得后续的专科诊疗服务提供支持和保障。2009 年 5 月 25 日卫生部医政司为指导和加强医疗机构急诊科的规范化建设和管理,促进急救医学的发展,下发了《急诊科建设与管理指南(试行)》(以下简称《指南》),明确了急诊科的设施、管理、工作任务、护士职责。

第一节 急诊科的设置与管理

一、急诊科的布局及设施

急诊科(室)设在医院内便于病人迅速到达的区域,一般位于医院的一侧或前部,应该是一个独立或相对独立的急诊急救区域,要求候诊区宽敞明亮,通风良好,有明显的路标和醒目的标志,建筑格局和设施应当符合医院感染管理的要求。夜间有指路灯标,交通便利,方便病人就诊。设有救护车通道和专用停靠处,设有无障碍通道,方便平车、轮椅出入,有独立的进出口,门厅宽敞,便于病人、家属、工作人员等出入,有条件的可分设急诊病人和救护车出入通道;急诊科要求设施齐全,设备完好,布局合理,有畅通无阻的急救绿色通道,急诊抢救环境宽阔、明亮并相对封闭、便于抢救,就诊流程便捷、通畅;急诊科(室)面积应与全院总床位数及急诊就诊总人数成合理比例。

急诊科设置分医疗区和支持区:医疗区包括预检分诊室、诊察室、抢救室、治疗室、观察室、处置室,综合医院应当设置急诊手术室、急诊监护室、洗胃室等。支持区包括急诊挂号处、急诊收费处、急诊化验室、急诊药房等。医疗区和支持区应当布局合理,标志明确,最大限度地满足急诊病人的抢救和治疗以及检查的需要。急诊科儿科急诊应当根据儿童的特点,提供适合患儿的就诊环境。

（一）预检分诊室的布局与设施

（1）作为急诊病人就诊的第一站,分诊室应设立在急诊科入口的明显位置,要求标志清楚,光线充足,通风良好,便于对急诊病人进行预检、分诊。

（2）为方便病人分诊,预检分诊室内应设有诊查床、候诊椅,设有急诊通信装置(电话、传呼机、对讲机)。有条件的医院可建立急诊临床信息系统,为医疗、护理、感染控制、医技、保障和保卫等部门及时提供信息,并逐步实现与卫生行政部门和院前急救信息系统的对接。

（3）应备有体温表、血压计、听诊器、手电筒、压舌板等简单的医疗检查器械等。

（4）为方便病人还应备有平车、轮椅、饮用水、陪检服务、导医服务等。

（5）备有各种表格如急诊病人就诊登记本、急诊病历、传染病报告登记本和其他表格等。

（二）诊察室的布局与设施

（1）根据医院承担的医疗任务和急诊病人量,综合性医院急诊科设有内、外、妇、儿、骨科等诊察室,并按各专科特点备齐急诊所需的各科器械和抢救用品。

（2）外科诊室应设在清创室、急诊手术室附近。

（3）诊室的医生最好由急诊科固定医生值班,也可由急诊科固定医生和各科派的医生轮流值班。

（三）急诊抢救室的布局与设施

（1）急诊抢救室应设在临近急诊分诊处,根据需要设置相应数量的抢救床,每床净使用面积不少于 $12 \ cm^2$,应有足够的空间和照明。

（2）抢救室内应当备有急救药品、器械及心肺复苏、监护等抢救设备,并应当具备必要时施行紧急外科处置的功能。抢救床最好是可移动、可升降的多功能病床,床旁配有环形静脉输液架、遮挡帘,床头设中心给氧装置、中心吸引装置等。

（3）有条件的医院设专职的急救人员负责抢救工作。

（四）急诊手术室的布局与设施

急诊手术室位置应与抢救室、外科诊察室相邻,以方便急诊手术,也便于在手术中出现危险时能及时予以抢救。急诊手术室应备有相应的手术包、手术器械以及必要的麻醉、抢救设备等。

（五）观察室的布局与设施

（1）根据急诊病人流量和专业特点设置观察床,观察室内的设备基本与普通病房相似,护理工作程序也大致与医院内普通病房相同。

（2）观察床数量根据医院承担的医疗任务和急诊病人量确定,观察床位一般可按医院总床数的 4％～5％设置。

（3）收住需要在急诊临时观察的病人:暂时不能确诊,病情有潜在危险性的病人,或经处置后,需住院进一步治疗的病人。

（4）急诊病人留观时间原则上不超过 48 h。

（六）治疗室的布局与设施

根据各医院具体条件不同,治疗室可分为准备室、注射室、输液室、处置室等,应靠近护士办公室,是进行无菌技术操作的场所,室内安装紫外线灯,并定期消毒。各室内应有相关配套设施。

（七）急诊重症监护室

（1）急诊重症监护室位置最好和急诊抢救室相近,是对在急诊科诊断未明、生命体征不稳定、暂时不能转送的危重病人或急诊术后病人进行加强监护的场所。

（2）急诊重症监护室应有中心监护站,内设中心监护仪,包括心电、血压、呼吸、体温、血氧饱和度等多种功能的监测,并备有除颤器、起搏器、呼吸机等相关的急救设备与器材。

（3）床位数设置主要由医院急诊人数、危重病人所占比例,以及医院有无其他专科 ICU 等条件来确定。一般以 4～6 张病床为宜,平均每张床占地面积为 15～20 m^2。

（八）急诊隔离室

综合性医院应设急诊隔离室,用于接诊疑似传染病病人,并配专用厕所,病人的排泄物等应及时处理,凡确诊为传染病的病人,应及时转送传染病科或传染病医院。

（九）急诊洗胃室

用于急诊中毒病人的洗胃、急救,室内备有洗胃用物、洗胃机,同时备有吸氧、吸痰等用物。

二、急诊科的主要仪器、设备、器材和药品

1. 急诊科主要的仪器、设备 心电图机、心脏起搏器、除颤器、心脏复苏机、呼吸机、床旁血滤机、便携

式超声诊断仪、心电监护仪、吸引器、给氧设备、洗胃机、输液泵、微量泵、多参数监护仪、快速血糖仪、床旁X线机等。

2. 常用的急救器材　气管插管用品、面罩、简易人工呼吸机、输血器、输液注射器、洗胃用品、抢救包、导尿包、气管切开包、静脉切开包、胸穿包、腹穿包、中心静脉导管、无菌手套等。

3. 常用急救药品　抗休克药、抗心律失常药、强心药、中枢兴奋药、血管活性药、止血药、解毒药、镇静镇痛药、利尿药、脱水药、降压药、平喘药、激素、纠正酸碱失衡及电解质紊乱的药物、局部麻醉剂、常用的液体等。常用的急救药品、物品应放在便于操作的急救车内,利于随时取用。药品基本配置见表3-1。

表 3-1　急救药品基本配置

药 品 名	规 格	数 量
盐酸肾上腺素	1 mg/支	10
异丙肾上腺素	1 mg/支	10
去甲肾上腺素	1 mg/支	10
可拉明(尼可刹米)	0.375 g/支	10
洛贝林(山梗菜碱)	3 mg/支	10
阿拉明(间羟胺)	10 mg/支	10
多巴胺	20 mg/支	10
多巴酚丁胺	20 mg/支	10
硝酸甘油	5 mg/支	5
纳洛酮	0.4 mg/支	10
西地兰(去乙酰毛花苷)	0.4 mg/支	5
呋塞米(速尿)	20 mg/支	10
杜冷丁(哌替啶)	100 mg/支	3
吗啡	10 mg/支	2
氨茶碱	250 mg/支	5
阿托品	0.5 mg/支	10
止血敏	0.25 g/支	10
立止血	1 U/支	10
地塞米松	5 mg/支	10
地西泮(安定)	10 mg/支	10
苯巴比妥	0.1 g/支	5
利多卡因	50 mg/支	10
异搏定	5 mg/支	5
胃复安(灭吐灵)	10 mg/支	5
654-2	10 mg/支	10
氯磷定	0.25 g/支	5
复方氨基比林	2 mL/支	2
25% 硫酸镁	10 mL/支	5
催产素	10 U/支	5
10% 氯化钾	10 mL/支	5

药 品 名	规 格	数 量
10％葡萄糖酸钙	10 mL/支	5
50％葡萄糖	20 mL/支	5
5％葡萄糖	250 mL/袋	5
0.9％氯化钠	250 mL/袋	5
复方氯化钠	500 mL/袋	2
20％甘露醇	250 mL/袋	5
5％碳酸氢钠	250 mL/袋	2
硝酸甘油片	0.5 mg/片	10
肠溶阿司匹林片	0.1 g/片	10
心痛定片	10 mg/片	10

第二节　急诊科护理工作任务与管理

一、急诊科护理工作质量要求

急诊病人流动性大,危重病人多,急诊救治工作时间性强,急诊护理质量的管理是急诊护理管理的核心,是保证病人生命安危和抢救成功的基础。急诊科护理工作质量具体要求如下。

(1)制定并严格执行分诊程序及分诊原则,按病人的疾病危险程度进行分诊,对可能危及生命安全的病人应当立即实施抢救,使预检分诊正确率≥95％。

(2)急诊实行首诊负责制,不得以任何理由拒绝或推诿急诊病人,对危重急诊病人按照"先及时救治,后补交费用"的原则救治,确保急诊救治及时有效。使急诊诊断正确率≥90％。

(3)为应对突如其来的危重病人急救,设立针对不同病情急诊病人的停留区域,保证抢救室危重病人生命体征稳定后能及时转出,危重病人抢救成功率≥85％。

(4)病历、护理书写记录及时、准确、完整,记录诊疗的全过程和病人去向,合格率100％,优良率≥85％,急、危、重症病人抢救记录和监护记录合格率≥95％。

(5)急救设施、器材、药品齐全,摆放合理,定期检查和维护,完好率100％;常备的抢救药品应当定期检查和更换,保证药品在使用有效期内。麻醉药品和精神药品等特殊药品,应按照国家有关规定管理。

(6)建立健全各项规章制度、岗位职责和相关诊疗技术规范、操作规程,并严格遵守执行,尽量减少差错,杜绝责任事故的发生。

(7)建立各种突发事件、灾害事件的应急预案。遵循《医院感染管理办法》及相关法律法规的要求,加强医院感染管理。

二、急诊科护理工作的任务和工作制度

(一)急诊科护理工作的任务

1. 担任急诊护理工作　接诊病情紧急的急性病人,做好预检分诊工作,并及时诊治和处置。

2. 担任急救护理工作　负责对急诊和院外转送到急诊科的危及生命的病人及时组织抢救。制定各种急诊抢救的实施方案。对成批伤员做好上传下达工作,立即组织人力、物力进行及时、有效的抢救。对急诊留观的重症病人应配合医生及时救治。

3. 担任灾害救护工作　制定各种突发事件和重大灾害的应急预案,当突发事件或自然灾害发生时,

医护人员应第一时间有组织地前往第一现场,进行有序的指挥、组织、协调,积极进行抢救工作。

4. 担任急诊护理人员的培训、教学工作 建立健全各级各岗位急诊护理人员的岗位职责、规章制度和技术操作规范,总结常见急、危、重症的抢救流程,制定处置预案,不断提高急诊护理人员的抢救水平,加速急诊护理人才的成长。

5. 担任急诊护理科研工作 积极收集急诊、危重病人病情发生、发展过程的第一手资料,认真总结护理方面的工作经验,从而可总结诊治、护理等方面的规律,做好护理科研工作,提高急诊护理质量。

（二）急诊科工作制度

为规范急诊科的设置和医疗工作,加强管理,提高急诊医疗水平,保证医疗质量和医疗安全,根据《执业医师法》、《医疗机构管理条例》等有关法律法规,制定急诊工作制度,包括急诊科工作制度、首诊负责制度、预检分诊制度、急诊抢救制度、急诊留观制度、急诊值班制度、疑难与死亡病例讨论制度、消毒隔离制度、医疗设备仪器管理制度、出诊抢救制度、重大突发事件呈报制度等。下面只介绍几个最主要的工作制度。

1. 急诊科工作制度

（1）由科主任和护士长负责急诊科的日常工作。各科参加急诊工作的医务人员应服从医务科和急诊科的领导和指挥。

（2）医务人员必须坚守工作岗位,不得脱岗、审岗、迟到、早退。遇特殊情况医院传呼时,休假的医务人员也应及时到位,参加抢救工作。

（3）认真填写急诊日志和门诊病历。对抢救及留观病人应严密观察病情,记录要及时、详细,处置要正确。危重病人应就地抢救,待病情稳定后方可搬动。

（4）严格执行急诊首诊负责制、值班及交接班制度、会诊制度、疑难危重及死亡病例讨论制度、留观病历书写制度、急诊科病人入院护送制度和各种危重病人抢救流程等相关制度,确保绿色通道畅通。

（5）抢救器械、药品齐全完备,随时处于应急状态,并做到定人保管、定位放置、定量储存。值班人员必须熟悉各种器械、仪器的性能及使用方法。一切抢救物品不得外借。

（6）保持急诊手术室清洁,严格执行无菌技术。急诊手术室所有敷料、针筒及器械均应灭菌消毒。随时处于应急状态。

（7）加强观察病人的管理、观察病人留观时间一般不超过3天。留观中发现可疑传染病,必须做好床边隔离,并严格执行疫情报告制度。对疑难病员,应及时请上级医师会诊或多科会诊。

（8）急诊检验、影像等检查要做到迅速、及时、准确。

（9）工作中做到礼貌待人、态度和蔼、耐心解答、简化流程、尽心尽责地为群众服务。

（10）保持环境清洁、室内安静、秩序良好。做好健康教育、计划生育、科普知识的宣传工作。

（11）加强安全管理。遇重大问题:如重大伤亡事件、集体中毒、甲类传染病、重大事故纠纷等及时向有关领导、部门报告。

2. 首诊负责制度

（1）第一次接诊的医师或科室为首诊医师和首诊科室,首诊医师对病人的检查、诊断、治疗、抢救、转院和转科等工作负责。

（2）首诊医师必须详细询问病史,进行体格检查、必要的辅助检查和处理,并认真记录病历。对诊断明确的病人应积极治疗或提出处理意见;对诊断尚未明确的病人应在对症治疗的同时,及时请上级医师或有关科室医师会诊。

（3）首诊医师下班前,应将病人移送交接班医师,把病人的病情及需注意的事项交代清楚,并认真做好交接班记录。

（4）对急、危、重症病人,首诊医师应采取积极措施负责实施抢救。如为非所属专业疾病或多科疾病,应组织相关科室会诊或报告医院主管部门组织会诊。危重病人如需检查、住院或转院者,首诊医师应陪同或安排医务人员陪同护送;如接诊医院条件所限,需转院者,首诊医师应与所转医院联系安排后再予转院。

（5）首诊医师在处理病人,特别是急、危、重症病人时,有组织相关人员会诊、决定病人收住科室等医疗行为的决定权,任何科室、任何个人不得以任何理由推诿或拒绝。

3. 急诊抢救制度

（1）凡遇重大抢救，立即报告站长和有关部门，组织有关人员，在限定时间内赶到抢救现场。

（2）对急诊危重病人应以高度的责任心迅速查清病情，采取治疗措施，对疑难、危重病人应请示上级医师会诊，必要时要请站外医师会诊，做好会诊记录。

（3）严密观察危重病人病情的变化，医护人员要严格执行技术操作常规，按护理级别定时测量血压、脉搏、呼吸、出入量。随时记录病情及处理经过，认真仔细地做好交接班的工作。

（4）急救所需之各类药品及器械必须专人管理，急救药品及器械实行定品种、定数量、定位置、定期检查，不得随意挪用和外借，用后均需及时清理、消毒。消耗部分应及时补充、更新维修，以保证随时可用。

（5）热情耐心地做好家属的思想工作，取得其家属的积极支持和配合，严格执行保护性医疗制度，以利于病员的身心康复。

（6）每次抢救完毕，要组织医务人员进行总结讨论，并做好记录，以吸取经验教训，改进工作，提高急救技能。

4. 急诊科疑难与死亡病例讨论制度

（1）急诊科每月至少进行一次危重、疑难、死亡病例讨论，认真做好记录，交医务科备案。

（2）遇危重及三次诊治不能确诊的病例或死亡病例，应随时会诊，及时讨论，以便总结经验，提高对危重、疑难等病例的诊断正确率和抢救成功率。

（3）讨论由急诊科各相关人员参加，不得无故缺席。

（4）重点对病因、病理、病情、诊断、鉴别诊断及救治要点及各科协调配合等进行讨论评价，特别对不足之处应及时整改。

（5）必要时应随时邀请相关科室人员参加抢救和讨论，被邀请的科室人员不得无故推诿。

（6）讨论时注重新技术、新方法在急诊、危重、疑难病例诊断和治疗中的应用，并及时总结经验、推广应用。

5. 急诊观察室工作制度

（1）急诊观察对象　①因病情需要住院，但无床位，病人病情允许留观者；②病情复杂难以确诊，离院后病情有可能发生突然变化者；③某些疾病，经治疗后病情尚未稳定者。

（2）值班医师和护士，要严密观察病情变化，严格执行医嘱，及时填写急诊观察病历，随时记录病情和处理经过，认真做好交接班。

（3）急诊观察室医师应早、晚各查房一次，重症病人随时查看。主治医师每日查房一次，及时修订诊疗计划。

（4）急诊观察室值班护士，要随时主动巡视病人的病情、输液、给氧等情况。发现病情变化，立即报告医师并及时记录。

（5）加强基础护理，预防压疮、肺炎等并发症的发生。

（6）留观时间一般不超过 48 h。

6. 救护车管理制度

（1）每班护士应检查救护车内的抢救设备和药品，做到及时更换和补充，并做好交班、登记。

（2）科主任、护士长应对救护车进行严格管理，救护车只能用于医疗救护，不得挪作他用。

（3）救护车司机必须保持车况良好、车容整洁，接到电话 5 min 内必须出车。有出车登记制度，记录出车时间、地点、到达时间、随车人员等。

7. 涉及法律问题的伤病员的处理办法

（1）对于涉及法律问题的伤病员，医护人员应实行人道主义精神，积极救治，同时应增强法制观念，提高警惕。

（2）预检护士应立即通知急诊科主任并报告治安部门。

（3）病历书写应实事求是，力求准确、清楚，检查应全面仔细，病历要注意保管，切勿遗失或被涂毁。

（4）开具验伤单及诊断证明时要实事求是，并经过上级医师核准。对医疗工作以外的问题不随便发表自己的看法。

（5）若是服毒病人，须将病人的呕吐物、排泄物留下送毒物鉴定。

（6）若病人昏迷，需与陪送人员共同检查其财物，应在有第三者在场的情况下，将财物交给家属，若无家属，由值班护士代为保管，但应同时有两人签写财物清单。

（7）涉及法律问题的伤病员在留观期间，应有家属或公安人员陪守。

第三节　急诊护士

一、急诊护理人员的编制组成

卫生部颁布的《指南》中详细阐述了对急诊科人员的具体要求。

（1）急诊科应当根据每日就诊人次、病种和急诊科医疗和教学功能等安排医护人员，一般应设有一名业务副院长分工负责急诊科的工作，实行科主任负责制。

（2）护士长负责本科的护理管理工作，是本科护理质量的第一责任人。由具备主管护师以上任职资格和 2 年以上急诊临床护理工作经验的护士担任。

（3）急诊科配备足够数量的医护人员，受过专门训练，掌握急救医学的基本理论、基础知识和基本操作技能，具备独立工作能力。

（4）急诊护士应当固定，且不少于在岗护士的 75％，护士年龄、学历结构梯队合理。

二、急诊护士的职责

（1）在急诊室护士长领导下进行工作。

（2）做好急诊病员的检诊工作。按病情决定优先就诊，有困难时请示医师决定。

（3）急症病员来诊，应立即通知值班医师，在医师未到以前，遇特殊病员，可行必要的急救处置，随即向医师报告。

（4）准备各项急救所需用品、器材、敷料，在急救过程中，应迅速而准确地协助医师进行抢救工作。

（5）经常巡视观察室病员，了解病员病情、思想和饮食情况，及时完成治疗和护理工作，严密观察与记录留观病员的情况变化，发现异常及时报告。

（6）认真执行各项规章制度和技术操作常规，做好查对和交接班工作，努力学习业务技术，不断提高分诊业务能力和抢救工作质量，严防差错事故。

（7）准备各项急救所需药品、器材、敷料。

（8）护送急、危、重症病人及手术病员到病房或手术室。

三、急诊护士的角色和素质

（一）急诊护士的角色要求

护士在护患关系中扮演多种角色，除照顾者、管理者、教育者、协调者、合作者、示范者、咨询者等角色外，急诊护士还需要具有多重角色以保证急诊病人的安全。

1. 社会工作者的角色　急诊科是抢救伤病员的场所，亦是一个缩小的社会环境，面对成批的、突发的急、危、重症病人的同时，也必须面对不同知识修养、不同文化背景、不同生活习俗、不同经济能力的形形色色的人。因此，急诊护士必须首先扮演社会工作者的角色，用高尚的敬业精神，丰富的社会工作经验，较强的组织协调能力来协调与病人、家属、肇事方、警察和保险人员等各方关系，能有预见地、有序地、有效地与各医技科室合作，创造一个高效救治环境，为病人赢得宝贵的后续治疗时间。急诊护士必须有较强的法律法规意识，在紧张的工作环境中尤其要注意自己的言行对病人及其家属的效应，避免不必要的纠纷。

2. 专业工作者的角色　急诊学是一门独立的学科，急诊护士必须树立专业工作者的意识，掌握本专业技能，具备独立判断病情的能力和对各种危险信号的鉴别能力及突出的应变能力。熟练掌握急救复苏技术，迅速正确地使用各种急救监护器材，熟悉各专科急、危、重症病人的抢救程序，具有解决护理上具体疑难问题的知识和技巧,能回答病人及家属提出的相关问题,有预见地对病人实施整体护理,提高配合医生抢救病人的成功率。

3. 心理工作者的角色 急诊护士直接面对突发的急、危、重症病人,抢救工作紧张繁忙,有时甚至不能按时下班,病人及其家属难以面对残酷的现实,情绪不稳或失常,因此急诊护士必须具有良好的心理素质,善于控制和消除来自自身的不良情绪及压力,自我牺牲、无私奉献、乐观开朗,善于调节病人及其家人情绪,能取得病人、家属、同事和其他协作者的信任、支持及配合。对病人个人感受表示理解并认同,通过耐心解释,真诚劝导,热情鼓励,细致关心,周到服务,使病人身心受到裨益。

(二)急诊护士的素质要求

1. 良好的心理素质 急诊科工作头绪繁杂,紧急情况多,病人的病情变化多端,思想长期处于高度紧张状态,假如出现急救病人,护士心理准备不足,稍有惊慌失措,就不可能坦然自如地发挥自己的操作技术,直接影响到急救效果。所以急诊护士一定要具备健康的、良好的心理素质,乐观、开朗、处变不惊,具有自信、自尊、自立、自强的品格。能和谐人际关系,默契配合医生,随时保持清醒的头脑,沉着冷静,快速准确地实施抢救方案和护理措施。

2. 健康的身体素质 急诊护士要有良好的身体素质,充沛的精力,能处乱不惊,从容应对,应仪表端庄、大方、稳重,随时应对繁重而复杂的急、危、重症病人的抢救工作。

3. 娴熟的专业技能 急诊护士应具备敏捷的动作和娴熟的技术,具备扎实的医学理论基础和丰富的临床工作经验,知识结构全面,掌握多专科疾病的医疗护理知识和临床各种急救技术以及抢救药品的应用,熟悉抢救仪器及监护仪等设备的性能并掌握其使用方法,正确分析常用的监测数据,掌握急诊科应急预案操作程序,抢救护理紧急、快速、及时、准确。

4. 高尚的职业道德 急诊护士必须树立乐于奉献的思想品质,端正医德医风,遵守社会公德和医疗道德,遵守劳动纪律,工作认真负责。履行"救死扶伤,实行革命人道主义"的真诚信念和道德责任感,急病人之所急,一切为病人着想,以饱满的信心和热情投入到护理工作中,不计较个人得失,满足病人生理、心理、安全、舒适、求和、爱美的需要,忙而不乱地做好抢救和各项护理工作。

5. 较强的组织协调能力和团队意识 急诊抢救工作是一个团队工作,尤其是在发生重大灾害、突发事件或群体伤员的时候,抢救工作涉及科内各专业、院内各专科、病人家属等方方面面,急诊护士不仅要负责抢救病人,还必须做好各科室沟通、协调及病人和家属的说服解释工作,所以急诊护士应有良好的组织协调和沟通能力,才能保证急救的顺利进行。

总之,急诊护士的职业要求和心理素质,需要有一个较长的过程进行完善。只有坚持不懈地努力,才能保证急诊工作的顺利进行,把急救工作提升到新的高度,为成功抢救病人奠定良好的基础。

第四节 急诊科的护理工作

一、急诊科护理工作流程和急诊病人的心理护理

(一)急诊科护理工作流程

1. 接诊 急诊护士看到急诊病人来诊,应立即起身迎接,并快速为病人安排诊查床位。对危重病人应根据不同病情合理安置就位。

2. 分诊 分诊是指对来院急诊就诊病人,快速、重点地收集资料,并将资料进行分析、判断,分类、分科,同时按轻、重、缓、急安排就诊顺序,同时登记入册(档),一般应在 2~5 min 完成。分诊的目的是安排就诊顺序,优先处理危重症,提高急诊工作效率,有效控制急诊室内就诊人数,增加病人对急诊工作的满意度,使病人得到及时救治,提高急诊病人抢救成功率。

1)病情分级

Ⅰ级(危急症):如心搏骤停、昏迷、休克、大出血、持续严重的心律失常、严重的呼吸困难、急性重度中

毒、致命性的创伤、反复抽搐、大面积烧伤等病人如得不到紧急救治，很快会危及生命者，应开放绿色通道和安置进抢救室。目标反应时间为即刻，即每个病人都应在目标反应时间内得到治疗。

Ⅱ级（急重症）：如胸痛怀疑心肌梗死，外科危重急腹症、严重创伤、烧伤、严重骨折、突发剧烈头痛、高热等有潜在的危及生命的可能，需要紧急处理与严密观察的病人，应在各诊室优先就诊。目标反应时间少于 10 min，即在 10 min 内给予处理，能在目标反应时间内处理 95% 的病人。

Ⅲ级（亚紧急）：如闭合性骨折、小面积烧伤等生命体征尚稳定、无严重的并发症，一般急诊病人。可在各诊室候诊。目标反应时间少于 30 min，应能在目标反应时间内处理 90% 的病人。

Ⅳ级（非紧急）：如轻、中度发烧，皮疹，皮擦伤等病情允许等候，也可到门诊诊治的病人。可在急诊候诊或去门诊候诊。目标反应时间少于 180 min，应能在目标反应时间内处理 90% 的病人。

2）收集资料

（1）问诊　问诊是急诊护士分诊时最重要的也是最必需的手段。护士接诊病人后应询问病人的主诉及相关的伴随症状，同时了解病人对疾病的感受、心理状态与行为反应及社会情况；询问与现病史有关的既往史、用药史、过敏史等。在问诊过程中，护士要注意态度和蔼，使收集的资料尽可能真实全面。

（2）观察　护士运用眼、耳、鼻、手感官来收集病人的客观资料，即主要的体征。

用眼观察病人的意识、精神状态、表情、面容、肤色、颈静脉、体位及发音等；观察排泄物和分泌物的色、量、质的改变；用耳听病人的呼吸音、咳嗽音、心音、肠鸣音等；用鼻去辨别病人发出的特殊气味所代表的意义（如"大蒜味"、"烂苹果味"各自代表什么）；用手触摸检测病人的脉搏，了解其频率、节律及充盈度，触摸疼痛部位，了解疼痛范围与程度，触摸病人的皮肤（有无破溃），了解病人体温等。

（3）查体　必要时护士要对病人的头部、颈部、胸部、腹部、骨盆、脊柱及四肢进行重点检查或全身系统检查。根据具体情况可借助体温计、血压计、听诊器、压舌板、手电筒等进行护理查体，还可用心电图机、快速血糖仪等仪器进行检查，使收集到的资料全面、真实、有用。

3）分诊技巧　临床上将常用分诊技巧概括为如下分诊公式。

（1）SOAP 公式　收集资料的主要方法，是四个英文单词第一个字母的缩写。

S（subjective，主观感受）：收集病人的主观感受的资料，如主诉和伴随症状等。

O（objective，客观现象）：收集病人的客观资料，如体征和异常征象。

A（assess，估计）：将收集的资料进行综合分析、判断，得出初步结论。

P（plan，计划）：根据判断结果，进行专科分诊，按轻、重、缓、急有计划地安排就诊。

（2）PQRST 公式　主要是收集疼痛的相关资料，适用于疼痛的病人。PQRST 五个字母相连，刚好是心电图的五个波形字母顺序，因而极易记忆和应用。

P（provoke，诱因）：评估疼痛发生的诱因和加重与缓解的因素。

Q（quality，性质）：评估疼痛的性质，如绞痛、钝痛、电击样、刀割样、针刺样、烧灼样等。

R（radiate，放射）：评估有无放射痛及放射部位。

S（severity，程度）：评估疼痛的程度，判断标准（如果把无疼痛到不能忍受的疼痛用 1～10 的数字来分级，评估疼痛相当于哪个数字的程度）。

T（time，时间）：评估疼痛开始、持续、终止的时间。

（3）CRAMS 评分　主要是采用循环、呼吸、运动、语言 4 项生理变化加解剖部位的一种简易快速、初步判断伤情的方法。为便于记忆，以 CRAMS 为代表，每项正常记 2 分，轻度异常记 1 分，严重异常为 0 分，总分≤8 为重伤。CRAMS 记分是总分越小，伤情越重。

C（circulation，循环）：循环系统的判断方法，毛细血管充盈正常和收缩压大于 100 mmHg 为 2 分，毛细血管充盈延迟和收缩压 85～99 mmHg 为 1 分，毛细血管充盈消失和收缩压小于 85 mmHg 为 0 分。

R（respiration，呼吸）：呼吸系统的判断方法，正常为 2 分，呼吸急促、浅或呼吸频率＞35 次/分为 1 分，无自主呼吸为 0 分。

A（abdomen，腹胸部）：胸腹部受伤病人的判断方法，查体如无压痛为 2 分，有压痛为 1 分，有肌紧张、连枷胸或有穿通伤为 0 分。

M（motor，运动）：病人运动能力的判断方法，如果运动自如为 2 分，对疼痛有反应为 1 分，无反应或不能动为 0 分。

S(speech,语言):病人语言能力的判断方法,正常为 2 分,谵妄为 1 分,言语不利为 0 分。

3. 处置

1)急、危、重症病人 Ⅰ 级(危急症)和 Ⅱ 级(急重症)病情危急的病人根据病情情况,立即送入抢救室紧急抢救,或进入急诊手术室施行急诊手术。在紧急情况下,医生未到达之前,护士应先采取必要的应急措施如给氧、建立静脉通道、吸痰、气管插管、人工呼吸、胸外心脏按压、除颤等,甚至可紧急给药,以争取抢救时机,挽救病人的生命。

2)一般病人 Ⅲ 级(亚紧急)和 Ⅳ 级(非紧急)病人由各专科急诊医生检查处置后,根据病人病情不同分别给予急诊观察室观察、收入相应科室住院或带药离院处理。

3)涉法病人 涉法病人是指因交通事故、吸毒、自杀等涉及法律问题来院的病人,急诊人员在进行相应的抢救治疗处理的同时,应立即通知 110、120 等有关部门。

4)三无人员 无身份(姓名和居住地)、无家属或单位、无经济来源的病人(主要包括以下三类:一是流落街头的盲流、乞丐、智障病人、精神病人等;二是群众拨打 120 急救电话的突发急症的病人;三是交通事故中受伤的病人)。急诊护士接诊后应仔细询问并记录送诊人员病人的基本情况,包括发病现场情况、当时的病情甚至病人的体位等,以便为诊断和治疗提供最确切的依据。同时详细记录送诊者的姓名、工作单位、家庭地址、联系电话等,以便及时寻找和查证病人的身份。如情况允许,可留下 1 人随时了解情况。急诊人员应及时采取相关的急救护理措施并详细记录医疗护理文件,要求详尽、真实、完整,以便妥善处理善后事宜、避免纠纷的发生。

5)成批伤病员 遇车祸、食物中毒等成批伤病员就诊时,急诊人员首先应向上级报告,并积极抢救,做好登记、协调工作,使病人尽快分流,得到妥善处理。

6)传染病病人 如疑为传染病病人,尤其在 SARS、禽流感等传染病流行期间,急诊人员接诊后应将其进行隔离,确诊后及时转入相应病区或转入传染病医院,同时做好传染病报告工作与消毒隔离措施。

7)途中转运 对病情危重的病人,如需做辅助检查、急诊住院、转送 ICU、去急诊手术室或转院时,途中均须由医护人员陪送监护,必要时携带氧气、液体、监护设备、除颤设备、简易气囊、呼吸机等急救设备以确保病人生命安全,并做好交接工作。

8)登记记录 对急诊病人接诊分诊后,应及时做好各项记录。执行口头医嘱时,应复述一次医嘱内容方可执行;用药时必须经两人核对后方可给药;采取的任何抢救措施,在抢救结束后值班医生应即刻开出书面医嘱,未做的记录,应及时补上,要求书写规范清楚,并做好交接工作,危重病人应进行床头交接班。

9)清洁、消毒 按规定要求做好用物、场地、空间清洁消毒以及排泄物的终末消毒处理工作。

(二)急诊病人的心理护理

1. 急诊护理工作的特点

1)急 急诊病人发病急骤、来势凶险,病情变化迅速,一切工作突出一个"急"字,要求急诊人员分秒必争、高速度、高效率地迅速处理。

2)忙 急诊病人来诊时间、人数、病种及危重程度均很难预料,病情变化快,随机性大、可控性小,急诊工作十分繁忙,尤其遇到交通事故、集体中毒事件、矿难、地震、传染病流行等突发公共卫生事件时,病人常集中就诊,要求急诊人员做到抢救工作紧张有序。

3)杂 所谓杂是指急诊病人疾病谱广,病种复杂,几乎涉及临床各科疾病,常需多科室医生会诊、协作诊疗。因此要有高效能的指挥组织系统和协作制度。

4)涉法及暴力事件多 如遇到服毒自杀、车祸、打架斗殴等病人时,病人及家属多情绪激动,要求急诊人员遵守医疗法规,还要有高度的自控力,防止发生医患冲突。

5)易感染性 遇到急诊病人患有传染病而又没有告知医务人员时,尤其在外伤等紧急抢救情况下极易造成交叉感染。因此,要求急诊人员特别注意无菌操作和严格执行消毒隔离制度。

2. 急诊病人的心理特点

1)烦躁与忧虑心理 急诊病人及家属多认为自身的疾病严重,急于获得有效救治,以解除病痛和不适,甚至希望医务人员守护在自己身边,对于一些必要的辅助检查却表现为不耐烦、不合作,接诊时稍有不

慎,病人就会怨言很多、脾气暴躁易怒。

2）恐惧与紧张　由于病人发病突然或突遭意外伤害或病情急剧恶化时,躯体的疼痛,医院环境的陌生,抢救设备、抢救技术的陌生,医务人员紧张的工作态度等无形中让病人感到焦虑、恐惧不安,甚至有濒死感。身边病人的影响,遇到抢救或死亡时也会加剧病人的紧张、恐惧感。表现为焦虑不安、反复询问病情、过分依赖家属等等。

3）焦虑与无助　多由于疾病复杂,诊断不清,需反复多科的会诊、检查等,病人及家属如果较长时间得不到医疗结果,容易产生焦虑与无助感。

4）否认与抵抗　多见于服毒自杀、伤残病人,表现为易激动,拒绝治疗,不与医护人员合作等。

5）悲观与绝望　因车祸、工伤等致残或突然失去亲友,受到过度的意外打击,不敢或不愿意接受现实,表现为情绪极度低落、表情淡漠、对周围的刺激无反应、不言语、无主诉、拒答等。

3. 急诊病人的心理护理

（1）急诊护士接诊后应对急诊病人做出快速、准确地分诊、分流,使其尽快就诊。病人多暂时不能即刻就医时,在保证病人安全的前提下,应对病人及家属耐心解释,说明原因,以取得病人或家属的理解和认同,避免出现不必要的纠纷。

（2）急诊医护人员在抢救病人时应沉着、冷静、认真、有条不紊、忙而不乱,娴熟的医疗操作技术和严谨的工作作风,是得到病人及家属的信任、增强病人战胜疾病的信心、取得病人及家属的配合、提高救治效果的最有效的方法。

（3）根据急诊病人不同病情及具体情况,急诊护士应加强与病人的有效沟通,采取相应的心理护理措施,如主动向病人及家属介绍急诊科病人的就诊特点、急诊科的设施与布局、有关治疗和作息的安排以及医院的相关规定,使他们尽快熟悉环境,配合诊疗和自觉遵守医院的规定。但在沟通的过程中,应有法律意识,注意掌握分寸,不随意承诺或保证治疗、预后效果,以避免今后的不良后果或被动的局面。

（4）尊重病人及家属的知情权、隐私权,适时、恰当地向病人或家属说明病情、治疗方案和预后的变化。耐心倾听病人或家属的想法,及时解答病人疑问,涉及隐私的内容不追问、不传播,消除其顾虑,在不影响治疗的情况下,尽量让家属陪伴,消除病人孤独、无助感,稳定病人心理,使病人及家属乐于配合治疗,理解医疗护理行为。

（5）为病人创造安静、舒适的休息环境,了解病人心理,尽量将检查、治疗和护理操作安排在相对集中的时间段内进行,以减少病人的痛苦与潜在危险,缓解病人紧张情绪,有预见性地防范或阻止病人的过激行为。

（6）对病情危重、可能抢救无效的病人,应事先告知家属,使他们有一定的心理准备并做好必要的善后准备。对抢救无效死亡的病人,应做好家属的心理疏导工作,严肃、认真地做好死者的善后护理,尽可能地提供家属所需的物品如热水、剪刀等,体现出对死者的关爱、同情与尊重。

二、急诊科的接诊范围

2013 年,国家卫计委发布《需要紧急救治的急危重伤病标准及诊疗规范》。规范中指出,针对各种若不及时救治病情可能加重甚至危及生命的疾病,其症状,体征,疾病符合急、危、重伤病标准的急、危、重伤病,院前急救人员必须及时、有效地对上述急、危、重症病人实施急救,不得以任何理由拒绝或拖延救治。其中包括休克、呼吸困难、呕血等多项急症以及心搏骤停、呼吸衰竭、烧烫伤、电击伤等危重症疾病。急救流程包括接到指挥调度中心指令后 2 min 内派出救护车转运至相关医院等。在急诊救治中,规范指出,急诊救治范围主要针对急症病人中的危重症,即濒危和危重病人。包括无呼吸无脉搏病人,急性意识障碍病人,或可能导致严重致残者,应尽快安排接诊,并给予病人相应的处置及治疗。

（1）心搏骤停。

（2）各种危象。

（3）体温:35 ℃以下,38.5 ℃以上。

（4）急性外伤,如脑、胸、腹、脊柱、四肢等部位的创伤、烧伤、骨折等。

（5）急性大出血,如外伤性出血、咯血、呕血、便血、鼻出血、妇科出血、可疑内出血等。

（6）急性心功能衰竭、心肌梗死、心律失常、心动过速、心动过缓。

（7）昏迷、昏厥、抽搐、休克、急性肢体运动障碍及瘫痪等。

（8）呼吸困难、窒息、中暑、溺水、触电、刎颈、自缢者。

（9）急性腹痛。

（10）急性感染。

（11）气管、支气管、食管、耳道、鼻道、咽部、眼内异物。

（12）急性过敏性疾病、严重哮喘、急性喉炎等。

（13）各种急性中毒、服毒。

（14）急性尿潴留、眼观或镜检血尿、急性尿闭。

（15）急性眼睛疼痛、红肿，突然视力障碍，眼外伤等。

（16）可疑烈性传染病者。

（17）其他经预检医护人员认为符合急诊条件者。

上述规定，不可机械执行，以免耽误病人诊病。如病情模糊难定应由医师根据病人的全面情况斟酌决定。

第五节　急诊预检分诊

一、急诊预检分诊的含义及方法

（一）含义

预检分诊是根据病人主诉及主要症状和体征，区分疾病的轻、重、缓、急及隶属专科进行初步诊断，安排救治程序及分配专科就诊的过程。

（二）方法

病情分诊和学科分诊。

（1）经初步评估，根据病情决定优先诊治的顺序。对需要抢救的急、危、重症病人开放绿色通道，并立即通知有关医师进行急救。病情稳定后再挂号收费。

（2）给予病人初步的救护措施，如止血、吸氧等。

（3）根据病情，优先安排病人进行简单的化验检查，缩短病人就诊时间。

二、急诊预检分诊的功能

（1）根据病情的轻、重、缓、急安排病人的就诊次序，优先处理危急症。

（2）有效控制急诊室内的就诊人数，维护急诊室内秩序并安排适当的诊治地点。

（3）尽快进行初步的急救程序及适当的护理措施。

（4）与病人建立可信关系，及时沟通。安抚及稳定病人的紧张情绪，并提供适当的健康指导。

（5）运用分诊技术，给病人进行病情分级。

三、急诊预检分诊制度

（1）预检分诊工作由有经验的高年资护士担任，护士须在 5 min 内对病人进行处置，判断病情危重程度并确定相应首诊科室，安排病人挂号或进入抢救室，及时通知有关医师尽快接诊。

（2）对患有或疑患有呼吸道、肠道等传染病的病人，均应到相应门诊就诊，同时对预检处采取必要的消毒措施。经排除传染病后再进行二次分诊。

（3）必要时，挂号、交款、取药等均可由医护人员或陪伴者代办。（急、危、重症病人应先通知医师抢救，后补办手续）。

（4）执行首诊负责制，各有关科室接到分诊护士通知后应及时接诊，不得以任何借口推诿病人。

（5）遵守绿色通道制度，遇符合绿色通道的病人应立即按急诊绿色通道管理制度执行。遇大批伤病员或突发事件时，应立即报告科主任、医务科或总值班室，同时通知相关部门协同抢救。遇涉及法律等问题应向公安部门报告。

（6）对无急诊值班的专科要请有关专科医生参加会诊。

（7）对不符合急诊条件的病人要作妥善处理，并做好解释工作，不能轻率从事，以免延误病情。

（8）分诊有困难时，应由护士长组织护士共同会诊解决，以提高分诊质量，分诊符合率应在90%以上。亦可请医师协助分诊。

（9）做好各项病人信息登记工作，如病人姓名、性别、年龄、工作单位、接诊时间、初步诊断、去向等。无陪护的病人应及时与家人或单位取得联系。

第六节　急救绿色通道

急救绿色通道也称急救绿色生命安全通道，是指对急、危、重症病人一律实行优先抢救、优先检查和优先住院，有效缩短救治时间，降低伤残率和病死率，提高生命的救治成功率和生存质量，是救治急、危、重症病人最有效的机制。急救绿色通道管理规程制定的目的是系统地规范急、危、重症病人的接诊、分诊、检查、诊断、抢救全程医疗服务行为，使急、危、重症病人得到及时、规范、高效、周到的医疗服务，减少医疗风险，提高抢救成功率。

一、建立急救绿色通道的要求

（一）急救绿色通道制度

1. 急救绿色通道实行首诊负责制　由首诊医护人员根据病情决定是否启动急救绿色通道，及时报告科主任和护士长或相关院领导，在适当的时候通知病人家属和陪护人员补办医疗手续，涉及其他科室时，应在询问病史、体格检查、写好病历并进行必要的紧急处置后，邀请有关科室会诊或转科。急诊科主任和护士长应随叫随到，组织领导抢救工作。

2. 急救绿色通道记录制度　纳入急救绿色通道的病人的住院单、处方、辅助检查申请单等单据上须加盖"急救绿色通道"章作为标志，以保证病人抢救运输的畅通。详细登记病人的姓名、性别、年龄、就诊时间、住址、陪护人员及联系电话、生命体征情况和初步诊断等，以备必要时查询。

3. 急救绿色通道转移护送制度　纳入急救绿色通道的病人在转送前，首诊医护人员应先电话通知相应环节人员，并在途中陪同护送，以防途中抢救。交接时，应向接诊医生明确交接已发生或可能发生的各种情况、治疗、处理经过以及各种注意事项。

4. 急救绿色通道备用药品管理制度　急诊绿色通道应备有常规抢救药物，并设有专人负责保管和清点，定期检查、更换，以保证药物齐备，随时可用，用后应及时补充；抢救急救绿色通道病人时，根据当时具体情况可按先抢救、后交款，先住院、后手续的流程处理，对无法确定身份和（或）不能及时交付费用，但须急诊处理的病人必须先进行抢救。

（二）人员要求

设立急救绿色通道抢救小组，一名医院业务院长直接领导，由急诊科主任、护士长和各相关科室领导具体负责，由具有两年以上急诊工作经验的临床医生和护士参加。急救绿色通道内工作人员必须24 h值班，随时准备投入抢救，应熟悉工作内容及各环节与流程。院内急会诊要求10 min内到位。

（三）硬件要求

（1）急救绿色通道流程图放置在急诊大厅的显著位置，要求图示简单明了，方便病人及家属能快速熟悉并进入急救绿色通道的各个环节。

（2）急救绿色通道的各个环节均应有醒目的标志，并采用绿色或红色的标牌和箭头，保证夜间效果，包括预检台、抢救通道、抢救室、急诊手术室、急诊化验室、急诊影像中心、急诊药房、急诊留观室和急诊输液室等。

（3）设立急救绿色通道专线，24 h 接收院内、外的急救信息。根据具体情况，选配有线或移动电话、对讲机、可视电话等通信设备。

（4）一般应备有可移动的推车或床、可充电或带电池的输液泵、常规心电图机、多功能监护仪、气管插管设备、除颤起搏设备、简易人工呼吸机、面罩、机械通气机、固定和移动吸引设备等。

二、急诊绿色通道的收纳范围

原则上是所有生命体征不稳定，和预见可能危及生命的各种急、危、重症，需立即抢救病人。根据各医院的医疗人力资源、医疗配置、医疗水平、急救制度、病人结构等的不同，而有所区别。这些疾病包括但不限于以下情况。

（1）急性创伤引起的体表开裂出血、开放性骨折、内脏破裂出血、颅脑出血、高压性气胸、眼外伤、气道异物、急性中毒、电击伤等及其他可能危及生命的创伤。

（2）急性心肌梗死、急性肺水肿、急性肺栓塞、大咯血、休克、严重哮喘持续状态、消化道大出血、急性脑血管意外、昏迷、重症糖尿病酮症酸中毒、甲亢危象等。

（3）宫外孕大出血、产科大出血。

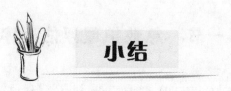

小结

急诊科的救护是 EMSS 的重要环节，是医院急、危、重症病人抢救最常规化的科室，因此，急诊科的医护人员需要而且也必须能提供快速、高效的服务。本章重要介绍了急诊科的设置、工作的特点、流程及相关制度，通过本章的学习旨在加强急诊工作的重要性，提高对急诊科的认识及急诊救护质量。

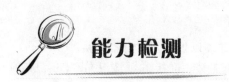

能力检测

1. 简述急救绿色通道的含义。
2. 简述急诊护理工作的特点及流程。
3. 急诊分诊有哪些技巧？

（陈艳梅）

第四章

急救护理评估

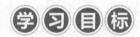

掌握:急救护理评估程序。

熟悉:特殊人群的急救评估方法。

了解:护理程序在急救护理中的应用。

护理程序是整体护理的核心,护理评估是实施护理程序的第一步,利用评估技巧从不同的来源获取尽可能多的信息,检查信息的可靠性和准确性,以便最终作出准确的护理诊断。急救护理评估与救护的优先次序是基于病人伤情的危重程度和生命征象来决定的。

第一节 急救护理评估程序

急救护理评估程序包括初级评估(primary assessment)和次级评估(secondary assessment),初级评估包括从病人、家属、警察、消防员或专业救护人员处获得的信息,是为了快速、准确地决策,发现致命性的问题并加以处理,以维持稳定的生命体征为目的进行急救复苏,之后进行详细的次级评估以确定救护方案。

一、初级评估

初级评估在于发现致命性问题并加以处理,具体内容为:A(airway),呼吸道及颈椎;B(breathing),呼吸及换气功能;C(circulation),循环功能(包括出血情况);D(disability,disorder of consciousness),神志情况。

(一)呼吸道维护和颈椎保护

1. 检查病人能否说话及发音是否正常 清醒的、能讲话的病人呼吸道通畅,通过与病人沟通也可获得病人主述、受伤或生病机制、既往病史等,但仍须重复评估,并注意发音与年龄是否匹配。不能讲话的病人,检查是否有异物、面部骨折、气管、喉部损伤等原因引起气道阻塞。

2. 评估呼吸道是否通畅及清除呼吸道异物 检查可能造成呼吸道阻塞的原因,诸如口、鼻、咽、喉部异物、呕吐物、血块、黏痰、牙齿脱落等,解开伤员的衣领、腰带,清除伤员呼吸道异物,对舌后坠造成的阻塞,可立即将舌牵出固定,或用口咽通气管。

3. 保护颈椎 检查病人头颈部是否有外伤,活动是否受限,呼吸有无影响。对于外伤病人打开呼吸道应使用托下颌法,并使用颈托等器具维持颈椎固定。

(二)呼吸和通气

(1)一旦气道通畅得以建立,就应立即评价病人是否有自主呼吸。

(2)观察通气和氧合情况:注意呼吸频率、节律、深浅度等变化,视诊胸廓随呼吸运动的起伏情况,两侧起伏是否对称;听诊双侧肺部呼吸音有无减弱,叩诊肺部是否有气体或血液潴留,胸部触诊可以发现连枷胸的节段或肋骨骨折的征象,这些会影响通气量。此外,体检发现捻发音或软组织内有气体可提示气胸,开放性胸部伤口或气管损伤,这些都会使通气受限。迅速使通气减弱的损伤包括张力性气胸、连枷胸伴肺挫伤、大量血胸和开放性气胸,所有这些损伤应在初级评估中得到确认。呼吸停止者立即行人工呼吸。

（三）循环功能

1. 判断意识状态 当身体循环血量降低时,脑部血流灌注将显著变差而导致意识改变。

2. 观察肤色 皮肤苍白或花斑,此时失血量可能已达全身血量30％以上。

3. 检查脉搏 外周脉搏细弱,快速和降低都是低血容量的表现。这些病人需要建立大口径静脉输液通道,积极复苏。持续的外出血应在初级评估中迅速确认和控制,适宜用直接的压迫,尽可能避免使用止血钳,维持有效灌注。潜在性的内出血可发生在胸腔、腹腔、骨折处及有穿刺伤的肌肉组织中。维持合理的血压是衡量组织灌注的标志,切忌纠正休克后再手术,及时手术止血才是最根本的抗休克措施。除骨盆骨折大出血或合并腹内脏器伤应立即处理外,对脊柱、四肢、骨关节损伤先临时止血、固定,待脑、胸、腹部致命伤经急救处理,病情稳定后再施行确定性手术。

（四）神经系统评估

1. 评估病人意识水平 病人是否清醒、对声音有无反应、对疼痛刺激有无反应。

2. 检查瞳孔大小和反射 观察其瞳孔是否等大、等圆,瞳孔对光反射、压眶反射、角膜反射是否存在。

3. 神经系统初查 初查绝不意味着对神经系统损伤应进行全面评估,如果时间允许,应对病人进行格拉斯哥昏迷指数评分(Glasgow coma scale,GCS),昏迷程度以昏迷指数表示。睁眼反应、语言反应、运动反应三者分数总和即为昏迷指数,得分值越高,提示意识状态越好,14分以上属于正常状态,8分以下为昏迷,昏迷程度越重者的昏迷指数越低,3分多提示脑死亡或预后极差。

注意病人的体温监控以及保暖,监测排尿量,适度降温,可降低脑组织氧耗,保护血、脑脊液屏障,减轻脑水肿,抑制内源性毒性产物的释放,减轻脑细胞结构的破坏,促进脑功能修复,是最重要的治疗措施之一。颅内温度维持在32～34 ℃,周身体温35～37 ℃。

二、次级评估

在初级评估完成、病人生命体征稳定后开始次级评估,次级评估也称为从头到脚的评估(head to toe assessment),是由上到下、由外到内的评估,目的在于发现病人所有的异常或者外伤,评估时需要去除衣物,依次检查以下部位。

（一）头面部

1. 头皮及头部 有无出血、血肿、撕裂伤、挫伤、骨折等。

2. 眼睛 视力、瞳孔大小、对光反射、有无结膜及眼底出血、穿刺伤、晶状体移位,有无因眼眶骨折造成的眼球活动受限。

3. 鼻、耳、口腔 有无出血,有无脑脊液鼻漏、耳漏,有无眼眶周围淤血、耳后乳突区淤血等颅底骨折之征象,牙齿有无松动、脱落及咬合不全。

（二）颈椎及颈部

1. 颈椎 检查颈椎及颈部有无伤口。

2. 颈部 通过视诊、触诊、听诊,判断有无颈椎压痛、气管偏移、喉管骨折、皮下气肿等。

（三）胸部及背部

1. 视诊 观察病人有无伤口、有无开放性气胸及大范围连枷胸、呼吸频率及呼吸深度是否异常,如发生肋骨骨折时,胸式呼吸减弱。胸廓不对称可能提示有连枷胸。

2. 触诊 完整触摸整个胸廓,包括锁骨、肋骨及胸骨,锁骨骨折或肋骨软骨分离,胸骨加压可能会疼痛,如有大量胸腔积液、气胸可出现一侧胸廓扩张降低、语音震颤减弱或消失。

3. 叩诊 呼吸音降低、叩诊呈高度鼓音提示张力性气胸的可能,必须立即做胸部减压处理。

4. 听诊 对于气胸可于前胸部高位听出,而血胸可于后底部听出,心音遥远、脉压减小可能提示心脏压塞,心脏压塞及张力性气胸可出现颈静脉怒张,而低血容量可使颈静脉怒张降低或消失。

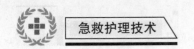

（四）腹部

1. 视诊 观察腹部是否对称,有无伤口、淤血、开放性伤口,腹式呼吸减弱或消失常见于急性腹痛、消化性溃疡穿孔所致的急性腹膜炎。

2. 听诊 肠鸣音是否正常,肠鸣音亢进次数多且呈响亮、高亢的金属音为机械效率肠梗阻的表现。

3. 叩诊 肝浊音消失代之以鼓音是急性胃肠道穿孔的重要体征。胆囊区叩击痛是胆囊炎的重要体征。

4. 触诊 检查腹部有无疼痛、反跳痛,位于脐与右髂前上棘连线中、外 1/3 交界处的麦氏点压痛为阑尾病变的标志。

（五）会阴、直肠、阴道

1. 会阴 检查是否有挫伤、血肿、撕裂伤及尿道出血,由于骨盆骨折可造成骨盆容量增加,引起难以控制的血液流失并导致致命性的失血,必须及时予以评估并处置。髂骨、耻骨、阴唇或阴囊出现淤血要怀疑骨盆骨折,对于清醒病人,骨盆环触压疼痛是骨盆骨折的一项重要体征,对于昏迷病人,采用前后压迫方式,用手轻柔地压髂前上棘及耻骨联合,若造成骨盆活动则要考虑骨盆环分离。

2. 直肠 放尿管之前应先作直肠指检,检查肠道管腔内有无血液、有无前列腺损伤、骨盆骨折、直肠壁损伤,以及检查肛门括约肌张力。

3. 阴道 女性病人要检查阴道穹隆有无血液,查看有无阴道撕裂伤,对于所有生育年龄的妇女应行妊娠试验检查。

（六）脊柱、关节、四肢

1. 脊柱 视诊脊柱有无侧突、畸形,有无脊柱活动度异常,脊柱触诊有压痛及叩击痛多见于脊椎外伤或骨折。明显的肢体外伤也有可能在 X 线片上并未发现骨折。

2. 关节 检视肢体有无挫伤或变形,触摸骨骼,检查有无压痛或不正常的活动。韧带破裂会造成关节不稳定,肌肉及肌腱的损伤会影响受创结构的主要活动。

3. 四肢 如果出现感觉功能障碍或丧失肌肉自主收缩能力,可能因为神经受损或缺血,或由于筋膜间隔综合征引起。手部、腕部、足部等骨折在急诊室再次评估中通常不能被诊断出,只有在病人已经恢复意识以后,或其他主要的伤害已经解决,病人才能指出这些区域的疼痛。

（七）神经系统

（1）运动及感觉评估。

（2）评估病人意识、瞳孔大小,对病人进行格拉斯哥昏迷指数评分,检查早期神经状况改变。感觉丧失、麻痹或无力可提示脊柱或周边神经系统可能有重大伤害。使用颈部固定仪器的病人,必须持续使用,直到脊髓损伤已经排除。

第二节　特殊人群的急救评估方法

一、婴幼儿急救评估特点

婴幼儿由于年龄小、肠胃消化功能不成熟、对症状的表述不明显,易患的疾病与成人有显著差别,患急性感染性疾病往往起病急、来势凶,易并发败血症。我国儿科急救医学在近几年来也取得了飞速的发展,常见的儿科急症有神经系统急症、意外伤害、呼吸系统急症、消化系统急症等。评估婴幼儿时,应充分考虑到其在解剖结构、生理和心理等方面和成年人的不同,不能把他们看成是缩小了的成年人;可让其边玩玩具边接受检查;给予简单、易懂的指令,疼痛部位放在最后检查。

1. 生命体征(vital sign) 正常范围随年龄的变化而变化,低血压在休克后出现较晚,可能在循环血量降低到 50% 时才出现,测量血压时应使用大小合适的袖带。测量脉搏以肱动脉或在心尖部测心率为宜。

2. 人工气道(artificial airway) 新生儿需采用经鼻人工呼吸,建立人工气道,选用口径足够小的经鼻插管,插管周围用软纸衬垫保护。

3. 颈椎制动(cervical fixation) 值得注意的是,婴幼儿的头部占身体的比例较成年人大,故受损危险性更大,应注意颈椎制动。

4. 呼吸支持(breathing support) 给予呼吸支持应该考虑婴幼儿的特点,肋间肌不全、胸部薄、肺储备不足,需要较高的供氧量。

5. 循环支持(circulation support) 婴幼儿有较强的代偿能力,能在较长时间内维持心排血量;但心肌收缩力和顺应性较弱;循环血容量较成年人少。

6. 体表温度(skin temperature) 婴幼儿体温可迅速下降,对婴儿应特别注意头部保温。

二、老年人急救评估特点

据2010年11月第六次全国人口普查数据,我国65岁及以上总人口为1.19亿人,早已进入老龄化社会。老年人口众多给卫生医疗服务提出许多新的和更高的要求,老年人由于疾病多,且沟通状况不良,易发生多种急症,主要为呼吸系统、心血管、消化系统、神经系统急症。正确的处理是对于每一个主诉均应给予检查,检查时要注意减少老年人的体能消耗,由于肾排泄功能下降,老年人容易发生药物中毒和副反应。

1. 皮肤 皮肤脆弱,易发生溃疡,皮肤弹性降低可造成脱水的错觉,应该通过检查两侧脸颊确定是否有水肿。

2. 气道 气道适应性降低和抵抗力增加。

3. 颈椎 皮下脂肪丢失,骨质疏松,关节僵硬。

4. 呼吸系统 胸肌肌力减弱,肺顺应性降低,肺活量降低,胸廓前后径增大。

5. 循环系统 心排血量减少,血流减慢,动脉硬化。

6. 神经系统 脑血流减慢,功能性神经元丢失,脑萎缩,神经传导降低。

第三节 护理程序在急救护理中的应用

护理的主要功能就是帮助服务对象处理对健康问题的反应,满足服务对象的需求,随着卫生保健体制的改革及医学科学技术的发展,在护理临床实践中应用护理程序是必不可少的。护理程序包括护理评估、护理诊断、护理计划、护理措施、护理评价五个步骤。急救状况下,护理人员要结合急救护理工作的特点,恰当地使用护理程序。

（一）识别有关资料

评估过程中,护士必须识别不同来源的资料,排除无关资料,主观资料多为病人的主观感觉,护士通过病人的主诉或从其家属处获得,从而迅速了解病人对疾病的感受及其心理状态、行为反应等。客观资料通过分诊护士对病人的观察及进行体格检查或医疗仪器检查获得,重点是应用望、触、叩、听的检查方法进行全身或局部体检,例如:通过病人来诊时的方式、步态、精神状况、面色、皮肤黏膜及生命体征可判断疾病的轻重缓急,急诊分诊护士是护理评估的主要实施者,对病情做简单迅速的评估是急诊分诊护士的主要任务。

（二）形成正确的护理诊断

评估时,收集的资料必须支持护理诊断,护理对象提供的主观资料和客观资料有冲突时,护士应通过其他途径获取资料,形成正确的护理诊断。为避免资料收集过早或过于仓促结束,避免形成不正确的护理诊断,护士必须列出所有可能的护理诊断,排除无效的护理诊断,确认有效的护理诊断。急诊护理诊断中应该注重现存的和危险性的护理诊断,对于威胁病人生命安全的护理诊断应该是首先干预的项目。

（三）制订合理、个性化的护理计划

将所作出的护理诊断按照轻、重、缓、急确定先后顺序,确定首优问题、中优问题、次优问题。对于首优问题,即威胁病人生命的问题,比如气体交换受损、心输出量减少等是需要立即解决的问题。急诊环境中,护理计划的制订需充分考虑可操作性,通过与急诊医技人员的配合能够达到切实可行的效果,鼓励护理对象及其家属参加护理计划的制订过程,有助于更好地理解护理计划的意义和功能,更好地接受与配合护理活动,获得最佳的护理效果。护理对象存在个性化差异,制定护理计划必须考虑每个护理对象的具体情况,针对每个护理对象采取不同的护理措施,提供个性化的护理。

（四）护理措施要及时、有针对性

理论上讲,护理措施是在护理计划制定以后实施的,但是面对急救护理的特殊情境,特别是在急、危、重症病人抢救过程中,实施通常先于计划之前,此时护士往往根据初步护理计划,立即采取护理措施,事后再书写完整的护理计划。急诊护理人员应将护理计划内的护理措施进行分配和实施,对于抢救性的措施要立即执行,护理记录应在实施以后进行准确记录。护理记录不仅便于其他医护人员了解护理对象的健康问题及其进展情况,而且能为处理医疗纠纷提供依据。

（五）护理评价持续进行

通过评价护理目标是否达到,护士能够确定哪些护理措施是有效的,哪些护理措施需要进一步修订,通过不断地评价护理过程可以帮助护士满足服务对象的需求。

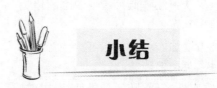

小结

本章介绍了急救护理评估的概念、意义、内容及程序。同时针对儿童和老人的生理特点、患病因素,强调其评估要点,护理评估与护理程序的关系,其在急救护理中的作用以及相关要求。

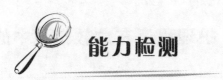

能力检测

1. 简述急救评估中的初级评估的原则及评估要点。
2. 急救评估的次级评估主要包括哪些内容?
3. 婴幼儿及老年人急救评估有哪些特点?
4. 结合临床实际,谈谈急救中如何落实护理程序。

（杜成芬）

第五章 心搏骤停与心肺脑复苏

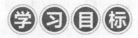

掌握: 心搏骤停的诊断依据及心肺脑复苏操作流程。

熟悉: 心搏骤停的临床表现。

了解: 心搏骤停的原因。

心搏骤停(sudden cardiac arrest,SCA)是指各种原因引起的心脏射血功能突然终止,引起全身组织、器官严重缺血、缺氧的临床急症。应尽早进行高质量的心肺复苏,建立和维持有效的气道、呼吸和循环,以提高病人存活的机会,改善复苏后的生存质量。

第一节 心搏骤停

一、心搏骤停的原因

心搏骤停的原因通常分为两大类:一类为心源性心搏骤停,因心脏本身的病变所致;另一类为非心源性心搏骤停,因其他疾病或因素影响到心脏所致。

(一)心源性原因

1. 冠状动脉粥样硬化性心脏病　急性冠状动脉供血不足或急性心肌梗死常引发室颤或心室停顿,是造成成人心搏骤停的主要病因。由冠心病所致的心搏骤停,男女比例为(3～4)∶1,大多数发生在急性症状发作1 h内。

2. 心肌病变　急性病毒性心肌炎及原发性心肌病常并发室性心动过速或严重的房室传导阻滞,导致心搏骤停。

3. 主动脉疾病　主动脉瘤破裂、夹层动脉瘤、主动脉发育异常,如马凡氏综合征、主动脉瓣狭窄。

(二)非心源性原因

1. 呼吸停止　如气管异物、溺水和窒息等所致的气道阻塞,烧伤或烟雾吸入致气道组织水肿,脑卒中、巴比妥类等药物过量及头部外伤等均可致呼吸停止。此时气体交换中断,心肌和全身器官组织严重缺氧,导致心搏骤停。

2. 严重的电解质与酸碱平衡失调　体内严重低钾血症和高钾血症均可致心搏骤停。血钠和血钙过低可加重高血钾的影响。严重高钙血症可致传导阻滞、室性心律失常甚至发生室颤。严重高镁血症也可引起心搏骤停。酸中毒时细胞内钾外移,减弱心肌收缩力,又使血钾增高,可发生心搏骤停。

3. 药物中毒或过敏　锑剂、氯喹、洋地黄类、奎尼丁等药物的毒性反应可致严重心律失常而引起心搏骤停。在体内缺钾时,上述药物毒性反应引起心搏骤停常以室颤多见。静脉内较快注射苯妥英钠、氨茶碱、氯化钙、利多卡因等,可导致心搏骤停。青霉素、链霉素、某些血清制剂发生严重过敏反应时,也可导致心搏骤停。

4. 电击、雷击或溺水　电击伤因强电流通过心脏而引起心搏骤停。强电流通过头部,可引起生命中枢功能障碍,导致呼吸和心搏停止。溺水多因氧气不能进入体内进行正常气体交换而发生窒息。淹溺较

常引起室颤。

5. 麻醉和手术意外　如呼吸道管理不当、麻醉剂量过大、硬膜外麻醉药物误入蛛网膜下腔、肌肉松弛剂使用不当、低温麻醉温度过低、心脏手术等也可能引起心搏骤停。

6. 其他　某些诊断性操作如血管造影、心导管检查,某些疾病如急性胰腺炎、脑血管病变等均可致心搏骤停。

二、心搏骤停的类型

根据心脏活动情况及心电图表现,心搏骤停的心电图可表现为心室颤动、心脏停搏和无脉性电活动。

1. 心室颤动(ventricular fibrillation,VF)　心室颤动又称室颤,占心搏骤停的 80%。心室肌发生极不规则的快速而又不协调的颤动,心电图表现为 QRS 波群消失,代之以大小不等、形态各异的颤动波,频率为 250～600 次/分(图 5-1)。若颤动波波幅高并且频率快,较容易复律;若波幅低并且频率慢,则电复律可能性小,多为心脏停顿的先兆。

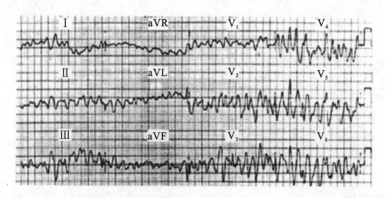

图 5-1　室颤

2. 心脏停搏(ventricular standstill)　又称心室静止。心房、心室肌完全失去电活动能力,心电图上房室均无激动波可见,呈一直线,或偶见 P 波(图 5-2)。

3. 无脉性电活动(pulseless electrical activity,PEA)　PEA 过去称为心电-机械分离(electromechanical dissociation,EMD),其定义是心脏有持续的电活动,但失去有效的机械收缩功能。心电图可呈缓慢(20～30 次/分)、矮小、宽大畸形的心室自主节律(图 5-2),但无心搏出量,即使采用心脏起搏,也常不能获得效果,为死亡率极高的一种心电图表现,易被误认为心脏仍在跳动。

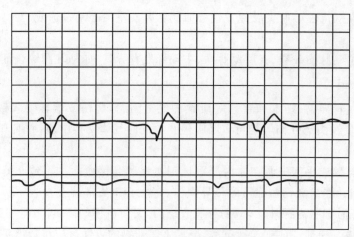

图 5-2　心脏停搏和无脉性电活动

以上三种类型,虽在心电和心脏活动各有其特点,但共同结果是心脏丧失有效收缩和射血功能,使全身血液循环停止而引起相同的临床表现。其中,以室颤最常见,室颤多发生于急性心肌梗死早期和严重心肌缺血时,是冠心病猝死的常见原因,其复苏的成功率最高。心脏停搏多见于麻醉、外科手术及其他疾病导致缺氧、酸中毒、休克等。无脉性电活动,多为严重心肌损伤的结果,常为左心室泵衰竭的终期表现,也可见于人工瓣膜急性功能不全、张力性气胸和心包填塞时。

三、心搏骤停的临床表现与诊断

(一)临床表现

心搏骤停后,全身组织器官严重缺血、缺氧,由于脑组织对缺氧最敏感,临床上以神经系统和循环系统的症状最为明显,具体表现如下。

(1)意识突然丧失,或全身短暂性抽搐。

(2)心音消失、脉搏摸不到、血压测不出。

(3)呼吸断续,呈叹息样或短促痉挛性呼吸,随后呼吸停止。

(4)面色苍白或发绀。

(5)瞳孔散大、固定。如果呼吸先停止或严重缺氧,则表现为进行性发绀、意识丧失、心率逐渐减慢,随后心跳停止。

(6)心电图表现为室颤、无脉性电活动等。

(二)诊断依据

心搏骤停时,出现较早而且最可靠的临床征象是意识丧失伴大动脉搏动消失。成人通常是检查颈动脉搏动,儿童检查股动脉搏动,时间不超过 10 s。因为心搏骤停后,复苏开始的迟早是抢救成功与否的关键,必须分秒必争。用脉搏作为评价心搏骤停的指标:特异性为 90%,敏感性为 55%,正确率为 65%,错误率为 35%。现在不强调检查脉搏的重要性,急救者切勿花太长时间检查脉搏,如果 10 s 不能肯定脉搏是否存在,就按大动脉搏动消失处理,应立即实施人工循环。

第二节　心肺脑复苏

心肺复苏(cardiopulmonary resuscitation,CPR)是针对心搏、呼吸停止所采取的抢救措施,即应用胸外心脏按压或其他方法形成暂时的人工循环并恢复心脏自主搏动和血液循环,用人工呼吸代替自主呼吸并恢复自主呼吸,达到恢复苏醒和挽救生命的目的。脑复苏是心肺功能恢复后,主要针对保护和恢复中枢神经系统功能的治疗,其目的是在心肺复苏的基础上,加强对脑细胞损伤的防治和促进脑功能的恢复,此过程决定病人的生存质量。

为成功挽救心搏骤停病人的生命,需要诸多环节环环相扣,1992 年 10 月,美国心脏协会正式提出"生存链"(chain of survival)的概念。根据国际 CPR 与 ECC 指南,成人生存链(adult chain of survival)是指对突然发生心搏骤停的成年病人通过遵循一系列规律有序的步骤所采取的规范有效的救护措施,将这些抢救序列以环链形式连接起来,就构成了一个挽救生命的"生命链"。2010 年美国心脏协会新心血管急救成人生存链包括以下 5 个环节:①立即识别心搏骤停并启动急救反应系统;②尽早进行心肺复苏,着重于胸外心脏按压;③快速除颤;④有效的高级生命支持;⑤综合的心搏骤停后治疗。

完整的心肺脑复苏是指对心搏骤停病人采取的使其恢复自主循环和自主呼吸,并尽早加强脑保护措施的紧急医疗救治措施。它包括基础生命支持、进一步生命支持和延续生命支持三部分,心肺脑复苏的成功率与抢救是否及时、有效有关。若能在心搏骤停 4 min 内进行心脏除颤,则存活率可达 40%,越早抢救,复苏成功率越高。

一、基础生命支持

基础生命支持(basic life support,BLS)又称初期复苏处理或现场心肺复苏,是用于发病或致伤现场实施的急救措施。BLS 立即识别心搏骤停和启动急救反应系统、早期心肺复苏、快速除颤、终止室颤,归纳为初级(第一轮)C、A、B、D 四步,即 C(circulation)循环支持、A(airway)开放气道、B(breathing)人工呼吸、D(defibrillation)电除颤。

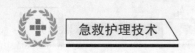

（一）判断并启动 EMSS

1. 查看现场环境是否安全　确认现场环境对伤员、抢救人员或者旁人无安全危害的情况下进行。

2. 判断病人反应　在判定事发地点易于就地抢救后，急救人员在病人身旁快速判断有无损伤，是否有反应。可轻拍或摇动病人，并大声呼叫。以上检查应在 10 s 以内完成，不可太长。摇动肩部不可用力过重，以防加重骨折等损伤。如果病人有头颈部创伤或怀疑有颈部损伤，切勿轻易搬动，以免造成进一步损伤。对有脊髓损伤的病人不适当搬动可能造成截瘫。

3. 复苏体位　病人平卧在平地或硬板上，如果病人面朝下，应将病人整体翻转，即头、肩、躯干同时转动，避免躯干扭曲，头、颈部应与躯干始终保持在同一个轴面上。将双上肢放置于身体两侧。

4. 启动 EMSS　一旦判定病人意识丧失，非专业人员无论能否肯定有无循环，都应立即实施心肺复苏；专业人员需确认病人意识丧失和无动脉搏动，实施心肺复苏。同时立即呼救，呼喊附近的人参与急救或帮助拨打当地的急救电话启动 EMSS。

（二）循环支持（circulation，C）

1. 判断大动脉搏动　非专业人员无需检查大动脉搏动，专业人员应检查大动脉有无搏动。检查颈动脉搏动，时间不要超过 10 s。成人检查颈动脉，方法是病人仰头后，急救人员一手按住前额，将另一手的示指和中指并拢，从病人的气管正中部位向旁滑移 2～3 cm，在胸锁乳突肌的内侧即可触及颈动脉（图 5-3），儿童及婴幼儿可检查其股动脉或肱动脉。如果触摸不到动脉搏动，说明心脏已经停搏，应立即进行胸外心脏按压。

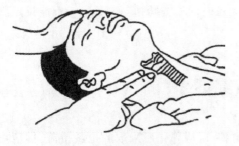

图 5-3　触摸颈动脉搏动

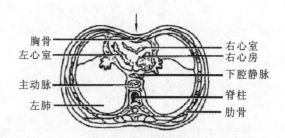

图 5-4　胸外心脏按压解剖示意图

2. 胸外心脏按压　心搏骤停病人的胸廓有一定弹性，胸骨和肋软骨交界处可因受压而下陷。因此当按压胸骨时，对位于胸骨和脊柱之间的心脏产生直接压力，引起心室内压力的增加和瓣膜的关闭，主动脉瓣、肺动脉瓣开放，使血液流向肺动脉和主动脉，在按压松弛期，肺动脉血回流至右心房，二尖瓣开放，左心室充盈，此为"心泵机制"。而"胸泵机制"提示胸外心脏按压时，胸廓下陷，容量缩小，使胸膜腔内压增高并平均地传至胸廓内所有大血管。由于动脉不萎陷，动脉压的升高全部用以促使动脉血由胸腔内向周围流动；而静脉血管由于两侧肋骨和肋软骨的支持，回复原来位置，胸廓容量增大，胸膜腔内压减小，当胸膜腔内压低于静脉压时，静脉血回流至心脏，心室得到充盈。如此反复，可建立有效的人工循环（图 5-4）。具体操作如下。

1）病人体位　按压时病人应保持平卧位，头部位置尽量低于心脏，使血液容易流向头部。如果病人躺卧在软床上，应将心脏按压板垫于其肩背下，以保证按压的有效性，但不要为了找木板而延误抢救时间。

2）急救者体位　急救者紧靠病人一侧，为保证按压时力量垂直作用于胸骨，急救者可根据个人身高及病人所处位置的高低，采用脚踏或跪式等不同体位。

3）确定按压部位　成人按压部位在胸部正中，胸骨的下半部，两乳头连线之间的胸骨处（图 5-5）。婴儿按压部位在两乳头连线之间的胸骨处稍下方。救护者靠近病人足侧手的示指和中指沿病人肋弓下缘上移至胸骨下切迹，上移两横指之上即正确的按压部位。

4）胸外心脏按压方法　操作者在病人一侧，一只手的掌根部放在胸部两乳头连线处，另外一只手叠加在其上，两手手指交叉紧紧相扣，手指尽量上翘（图 5-6），避免触及胸壁和肋骨，减少按压时发生肋骨骨折的可能性。按压者身体前倾，双肩在病人胸骨正上方，双臂绷紧伸直，按压时以髋关节作为支点，应用上半身的力量垂直向下用力按压（图 5-7）。

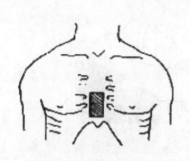

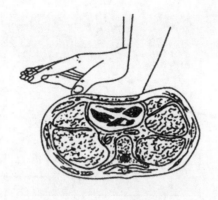

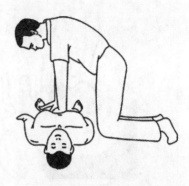

图 5-5 胸外心脏按压部位　　　　图 5-6 胸外心脏按压的手法　　　　图 5-7 胸外心脏按压的姿势

　　按压频率每分钟不少于 100 次,胸骨下陷至少 5 cm,胸骨下压时间和放松时间基本相等,放松时应保证胸廓充分回弹,但手掌根部不能离开胸壁。尽量减少胸外心脏按压间断,或尽可能将中断控制在 10 s 以内。按压与通气之比为 30∶2,此要求适用于单人(儿童除外)心肺复苏。

　　8 岁以下儿童病人按压深度至少达到胸廓前后径的 1/3,婴儿大约为 4 cm,幼儿大约为 5 cm。双人心肺复苏时,儿童和婴儿的按压与通气比是 15∶2。

　　5)按压注意事项

　　(1)按压部位要准确:如部位太低,可能损伤腹部脏器或引起胃内容物反流;部位太高,可伤及大血管;若部位不在中线,则可能引起肋骨骨折、肋骨与肋软骨脱离等并发症。

　　(2)按压要均匀适度:过轻达不到效果,过重易造成损伤。

　　(3)按压姿势要正确:注意肘关节伸直,双肩位于双手的正上方,手指不应加压于病人胸部,在按压间隙的放松期,操作者不加任何压力,但手掌根仍置于胸骨中下半部,不离开胸壁,以免移位。

　　(4)病人头部应适当放低以避免按压时呕吐物反流至气管,也可防止因头部高于心脏水平而影响血流。

　　(5)心脏按压必须同时配合人工呼吸。在气道建立前,无论是单人或是双人 CPR,按压与通气之比均要求为 30∶2。一人操作时,可先行口对口人工呼吸 2 次,再做胸外心脏按压 30 次。

　　(6)双人 CPR 时,一人实施胸外心脏按压;另一人进行人工通气,保持气道通畅,并监测颈动脉搏动,评价按压效果。当按压者疲劳时,两人可相互对换,交换可在完成一组按压、通气的间隙中进行,尽量缩短抢救中断时间。

　　(7)按压期间,密切观察病情,判断效果。胸外心脏按压有效的指标是:按压时可触及颈动脉搏动及股动脉搏动,收缩压≥60 mmHg;有知觉反射、呻吟或出现自主呼吸。

　　(三)开放气道(airway,A)

　　1. 清除口腔异物　急救者一手拇指及其他手指抓住病人的舌和下颌,拉向前,可部分解除阻塞,然后另一手的示指伸入病人的口腔深处直至舌根部,掏出异物,本法仅适合于病人意识丧失的场合使用(图 5-8)。

　　2. 打开气道　病人无意识时,肌张力下降,舌体和会厌可能使咽喉部阻塞(图 5-9)。舌后坠又是造成呼吸道阻塞最常见的原因,有自主呼吸,吸气时气道内呈负压,也可将舌、会厌或两者同时吸附到咽后壁,产生气道阻塞。可采用以下手法打开气道。

　　(1)仰头举颏法　此方法是临床最常使用的方法。应把一只手放在病人前额,用手掌把额头用力向后推,使头部向后仰,另一只手的手指放在靠近颏部的下颌骨的下方,向上抬颏,使下颌角、耳垂连线与地面垂直(图 5-10)。但操作中勿用力压迫下颌部软组织,否则有可能造成气道梗阻,还应避免用拇指抬下颌。

　　(2)仰头抬颈法　使病人平卧,救护者一手抬起病人颈部,另一手以小鱼际肌侧下按病人前额,使其头部后仰,颈部抬起(图 5-11)。

　　(3)托颌法　病人平卧,救护者位于病人头侧,双手拇指置于病人口角旁,其他四指托住病人下颌部,

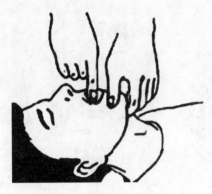

图 5-8　清除口腔异物

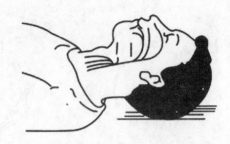

图 5-9　舌后坠堵塞气道

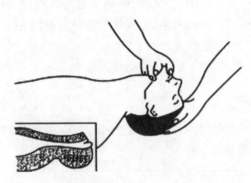

图 5-10　仰头举颏法

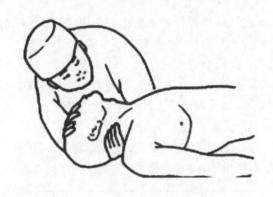

图 5-11　仰头抬颈法

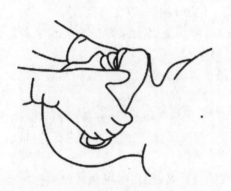

图 5-12　托颌法

在保证头部、颈部固定的前提下,用手将病人下颌向上抬起(图5-12)。疑似头颈部损伤者,此法开放气道比较安全,但具有一定的技术难度,需要接受培训。

（四）人工呼吸(breathing,B)

若病人没有呼吸或不能正常呼吸(或仅仅是叹息),应立即进行人工呼吸。常用的呼吸支持方法包括口对口人工呼吸、口对鼻人工呼吸、口对气管套管呼吸、口对通气防护装置呼吸、口对面罩人工呼吸、球囊面罩装置、环状软骨压迫法等。

1. 检查呼吸　开放气道后,先将耳朵贴近病人的口鼻附近,感觉有无气息,仔细听有无气流呼出的声音,再观察胸部有无起伏动作。若无上述体征,可确定无呼吸。判断及评价时间不得超过 10 s。多数呼吸或心搏骤停病人均无呼吸,偶有病人出现异常或不规则呼吸,或有明显气道阻塞征的呼吸困难,这类病人开放气道后即可恢复有效呼吸。开放气道后发现无呼吸或呼吸异常时,应立即实施人工通气,如果不能确定通气是否异常,也应立即进行人工通气。

2. 人工呼吸的方法　人工呼吸是用人工方法(手法或机械)借外力来推动肺、膈肌或胸廓的活动,使气体被动进入或从肺脏排出,以保证机体氧的供给和二氧化碳排出。

（1）口对口人工呼吸　口对口人工呼吸是一种快捷有效的通气方法。人工呼吸时,要确保气道通畅。捏住病人的鼻孔,防止漏气,急救者用口唇把病人的口全罩住,呈密封状,缓慢吹气,确保呼吸时胸廓起伏(图5-13)。每次吹气量为 500～600 mL,吹气时间应持续 1 s 以上。吹气完毕,急救者稍抬起头并侧转换气,同时捏鼻孔的手松开,让病人的胸廓及肺依靠其弹性自动回缩,排除肺内二氧化碳。首次人工呼吸2次。

（2）口对鼻人工呼吸　在病人不能经口呼吸时(如牙关紧闭不能开口、口唇创伤、口对口人工呼吸难以实施者),应推荐采用口对鼻人工呼吸。救治溺水者最好应用口对鼻人工呼吸方法,只要病人头一露出水面即可行口对鼻人工呼吸。口对鼻人工呼吸时,将一只手置于病人前额后推,另一只手抬下颌,使口唇紧闭。用口罩住病人鼻,深吹气后口离开鼻,让呼气自动排出。必要时,间断使病人口开放,或用拇指分开口唇。对于有部分鼻腔阻塞的病人呼气非常重要。在对婴儿进行人工呼吸时,抢救者的嘴必须将婴儿的口及鼻一起盖严。

(3)口对面罩人工呼吸 在保持气道通畅的前提下,急救者用合适的面罩扣住病人的口、鼻,对着面罩人工呼吸。

(4)使用简易人工呼吸机进行人工呼吸 简易人工呼吸机由一个有弹性的皮囊、三通呼吸活门、衔接管和面罩组成。在皮囊后面空气入口处有单向活门,以确保皮囊舒张时空气能单向流入;其侧方有氧气入口,在有氧气的条件下可以自此输氧 10～15 L/min,可使吸入氧气浓度达到 40%～60%。在保持气道通畅的前提下,急救者用简易人工呼吸机面罩扣住病人的口鼻,通过挤压气囊进行人工呼吸(图 5-14)。

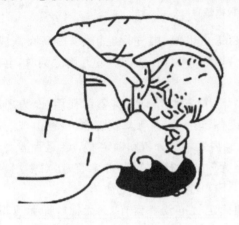 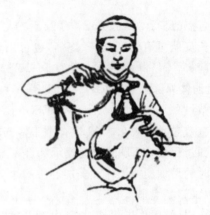

图 5-13　口对口人工呼吸　　　　　　图 5-14　使用简易人工呼吸机进行人工呼吸

(五)电除颤(defibrillation,D)

心搏骤停时,最初发生的心律失常最常见的是室颤,终止室颤最迅速、最有效的方法是电除颤,电除颤具有时间效应,随着时间的推移,电除颤的成功率会随之迅速下降。因此,心搏骤停后,有条件时应尽早实施电除颤。室颤发生后 1 min 内电除颤的成功率最高,迟于 4 min 成活率仅为 4%。

1．非同步电除颤

1)操作步骤

(1)在准备电击除颤的同时,做好心电监护以确诊室颤。

(2)有交流电源(220 V,50 Hz)时,接上电源线和地线,并将电源开关转至"交流"位置,若无交流电源,则用机内电池,将电源开关转至"直流"位置。近年来,以直流电击除颤为常用。

(3)按下胸外除颤按钮和非同步按钮,准备除颤。

(4)按下充电按钮。

(5)电功率的选择。一般成人单向波首次能量选择为 360 J,双向波首次能量选择为 120 J(直线双向波)或 150 J 或 200 J(双向指数截断波形)。

(6)将电极板涂好导电膏或包上浇有生理盐水的纱布。标准的部位是一个电极置于胸骨右缘锁骨下方,另一个电极置于左乳头的外侧,电极的中心在腋中线上。另一种电极放置方法是将心尖电极放于心前区左侧,另一个电极(胸骨电极)放在心脏后面、右肩胛下角区(图 5-15)。必须注意电极应该很好地分隔开,其间的导电膏或生理盐水等物质不能沿胸壁外流,否则可能会形成一个经胸壁的电流,而不流经心脏。对安有永久性起搏器的病人行电转复或除颤,电极勿靠近起搏器,因为除颤会造成其功能损害。

(7)嘱其他人离开病人床边。操作者两臂伸直固定电极板,使自己的身体离开床缘,然后双手同时按下放电按钮,进行除颤。

(8)放电后立即观察心电示波,了解除颤效果。

2)注意事项　①除颤前应详细检查器械和设备,做好一切抢救准备。②电极板放的位置要准确,并应与病人皮肤密切接触,保证导电良好。③电击时,任何人不得接触病人及病床,以免触电。④对于细颤

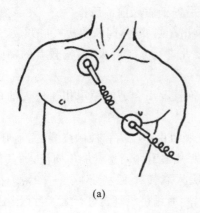
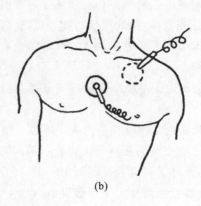

(a)　　　　　　　　　　　　　　　(b)

图 5-15　胸外除颤电极板位置

型室颤者,应先进行心脏按压、氧疗及药物等处理后,使之变为粗颤,再进行电击,以提高除颤成功率。⑤电击部位皮肤可有轻度红斑、疼痛,也可出现肌肉痛,3～5 天后可自行缓解。⑥开胸除颤时,电极直接放在心脏前、后壁。除颤能量一般为 5～10 J。

2. 自动体外除颤器(AED)　AED 是一种便携式、易于操作,稍加培训即能熟练使用,专为现场急救设计的急救设备,从某种意义上讲,AED 不仅是一种急救设备,更是一种急救新观念,一种由现场目击者最早进行有效急救的观念。AED 有别于传统除颤器,可以经内置电脑分析和确定发病者是否需要予以电除颤。除颤过程中,AED 的语音提示和屏幕显示使操作更为简便易行。AED 非常直观,对多数人来说,只需几小时的培训便能操作。美国心脏病协会认为,学用 AED 比学用 CPR 更简单。

使用 AED 需急救人员逐步操作。首先在除颤前必须确定被抢救者具有"三无征",即无意识、无脉搏、无呼吸。具体操作步骤是:打开电源开关,将两个电极固定在病人胸前,机器自动采集和分析心律失常,操作者可获得机器提供的语音或屏幕信息。一经明确为致命性心律失常(室性心动过速、心室颤动),语音即提示急救人员按动除颤键,如不经判断并按除颤键,机器不会自行除颤,以免误电击。

(六)心肺复苏效果的判断

1. 瞳孔　复苏有效时,可见瞳孔由散大开始回缩。如瞳孔由小变大、固定,则说明复苏无效。

2. 面色及口唇　复苏有效时,可见面色由发绀转为红润。若变为灰白,则说明复苏无效。

3. 颈动脉搏动　按压有效时,每次按压后就可触到一次搏动。若停止按压后搏动停止,表明应继续进行按压。如停止按压后搏动继续存在,说明病人自主心搏已恢复,可以停止胸外心脏按压。

4. 神志　复苏有效时,可见病人有眼球活动,睫毛反射与对光反射出现,甚至手脚开始抽动,肌张力增高。

5. 自主呼吸出现　自主呼吸的出现并不意味着可以停止人工呼吸,如果自主呼吸微弱,仍应坚持人工辅助呼吸。

6. 当有下列情况时可考虑终止复苏

(1)心肺复苏持续 30 min 以上,仍无心搏及自主呼吸,现场又无进一步救治和送治条件,可考虑终止复苏。

(2)脑死亡,如深度昏迷、瞳孔固定、角膜反射消失,将病人头向两侧转动,眼球原来位置不变等,如无进一步救治和送治条件,现场可考虑停止复苏。

(3)当现场危险威胁到抢救人员安全以及医学专业人员认为病人死亡,无救治指征时。

二、进一步生命支持

进一步生命支持(advanced cardiac life support,ACLS)主要是在 BLS 基础上应用辅助设备及特殊技术,建立和维持有效的通气和血液循环,识别及治疗心律失常,建立有效的静脉通道,改善并保持心肺功能及治疗原发疾病。它是心搏骤停后 5～10 min 的第二个处理阶段,一般在医疗单位中进行。归纳为高级(第二轮)A、B、C、D 四步,即 A(airway)人工气道、B(breathing)机械通气、C(circulation)建立静脉输液通道及使用药物治疗、D(differential diagnosis)诊断心搏骤停的可能原因。

（一）呼吸道管理

可采用口咽气道、鼻咽气道以及其他可选择的辅助气道维持呼吸道通畅。

1. 口咽气道　口咽气道主要应用于浅昏迷而不需要气管插管的病人，但应注意其在口腔中的位置，因为不正确的操作会将舌推至下咽部而引起呼吸道梗阻。清醒病人用口咽气道可引起恶心、呕吐，甚至喉痉挛。

2. 鼻咽气道　鼻咽气道在牙关紧闭、咬伤、妨碍口咽气道置入的颌面部创伤时是很有用的。对于疑有颅骨骨折的病人使用鼻咽气道要谨慎。对于浅昏迷病人，鼻咽气道比口咽气道的耐受性更好。但鼻咽气道置入可引起鼻黏膜的损伤而致出血，如果导管过长，可刺激声门反射引起喉痉挛、恶心及呕吐，操作中应尽量注意避免损伤。

3. 可选择的辅助气道　对于有些病人不宜行气管插管或急救人员经验太少时，可选气道导管盲法插入气道，包括食道气管导管（esophageal tracheal catheter，ETC）、喉罩气道（laryngeal mask airway，LMA）等。

（1）ETC：ETC有两个腔及气囊，盲法将其置入声门，确定远端开口的位置，病人即可通过近端开口通气。其构造是一个腔在下咽部侧孔进行通气，远端为封闭的盲端，另一个腔的远端开口类似气管导管。当咽部的气囊在舌与软腭间膨起，ETC滑入预定位置，从舌咽部进入下咽部。因为导管的硬度、弧度、形状以及咽部的结构，导管一般首先进入食道。当导管上的刻度位于牙齿之间时插管完成，然后使喉部与远端的球囊膨胀，使其位于在口咽部上面和食管下面的球囊之间。与气管插管相比，使用ETC同样具有隔离气道、可降低误吸及更可靠的通气等优点，而学习和掌握置管技巧较气管插管容易。ETC致命的并发症是其在食管或气管的远端腔的位置不正确，另外可能发生的并发症是食管损伤。

（2）LMA：喉罩由一根通气导管和远端一个卵圆形可充气罩组成，LMA被置入咽部，在远端开口进入下咽部感觉有阻力时，向罩内注入适量空气，密封喉部，即可进行通气。与面罩相比，喉罩通气更安全可靠，误吸、反流发生率低。与气管插管相比，LMA同样可提供通气，且置放更为简单。对于可能存在颈部损伤或为进行气管插管所必需的位置达不到时，LMA可能具有更大的优势。但因为置管与通气没有保证，对于部分病人即使置入LMA，也不能通过LMA通气。

4. 气管插管　有条件时，应尽早作气管插管，因其能保持呼吸道通畅，防止肺部吸入异物和胃内容物，便于清除气道分泌物，并可与简易人工呼吸机、麻醉机或通气机相接以行机械人工呼吸。

5. 环甲膜穿刺　遇到有插管困难而严重窒息的病人，可用16号粗针头刺入环甲膜，接上T形管输氧，可立即缓解严重缺氧的情况，为下一步气管插管或气管造口术赢得时间，为完全复苏奠定基础。

6. 气管造口术　采用该手术是为了保持较长期的呼吸道通畅，易于清除气道分泌物，减少呼吸阻力和呼吸道解剖无效腔，主要用于心肺复苏后仍然长期昏迷的病人。

（二）氧疗和人工通气

1. 简易人工呼吸机法　简易人工呼吸机由一个有弹性的皮囊、三通呼吸活门、衔接管和面罩组成。在皮囊后面空气入口处有单向活门，以确保皮囊舒张时空气能单向流入；其侧方有氧气入口，有氧气的条件下可自此输氧10～15 L/min，可使吸入氧气浓度增至75%以上。

2. 机械人工呼吸和机械人工循环　气管插管呼吸机加压给氧呼吸可减少呼吸道无效腔，保证足够供氧，呼吸参数易于控制，是最有效的人工呼吸，院内复苏应予以提倡使用。为了减少急救者的体力消耗，解决人力不足的问题，应提供更适当的挤压频率、深度和时间的胸外机械按压装置。现有电动的、气动的和手动控制的胸外机械压胸器，有的更兼施机械人工呼吸，有利于长途转运中继续进行胸外心脏按压术。

（三）开胸心脏按压

实验证实开胸心脏按压心排出量高于胸外心脏按压约一倍，心脑灌注也高于后者。大量临床资料表明胸外心脏按压效果不满意，最终仅10%～14%完全康复，而开胸心脏按压的长期存活率却高达28%。因此，开胸心脏按压术又重新受到重视。

1. 适应证　①胸部创伤引起心搏骤停者，胸廓畸形或严重肺气肿、心包填塞者。②经常规胸外心脏

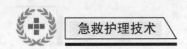

按压 10～15 min(最多不超过 20 min)无效者。③动脉内测压条件下,胸外心脏按压时的舒张压小于 40 mmHg(5.33 kPa)。

2. 方法 采用左前外侧第 4 肋间切口,以右手进胸。进胸后,右手大鱼际肌和拇指置于心脏前面,另四个手指和手掌放在心脏后面,以 80 次/分的速度,有节律地挤压心脏。也可用两手法,将两手分别置于左、右心室同时挤压。

(四)药物治疗

用于心肺复苏的药物变化较多,包括肾上腺素、利多卡因、阿托品、碳酸氢钠等。到目前为止,肾上腺素仍是首选药物。

1. 用药目的

①提高心脏按压效果,激发心脏复跳,增强心肌收缩力;②提高周围血管阻力,增加心肌血流灌注量和脑血流量;③纠正酸血症或电解质失衡,使其他血管活性药物更能发挥效应;④降低除颤阈值,为除颤创造条件,同时防止室颤的发生。

2. 给药途径

(1) 静脉给药(IV):静脉给药为首选给药途径。心搏骤停前,如无静脉通道,应首选建立周围静脉(肘前或颈外静脉)通道,或经肘静脉插管到中心静脉。对已建立静脉通道者,优先选择中心静脉给药。建立静脉通道时不要中断 CPR。

(2) 气管给药(ET):如在静脉通道建立之前已完成气管插管,某些药物可经气管插管或环甲膜穿刺注入气管,可迅速通过气管、支气管黏膜吸收而进入血循环。常用药物有肾上腺素、利多卡因、溴苄胺、阿托品、纳洛酮及安定等。其剂量应为静脉给药的 2～3 倍,至少用 10 mL 生理盐水或蒸馏水稀释后,以一根稍长细管自气管导管远端推注,并接正压通气,以便药物弥散到两侧支气管。其吸收速度与静脉注入速度相近,而维持作用时间为静脉给药的 2～5 倍。但药物可被气管内分泌物稀释或因气管黏膜血循环不足而吸收减慢,需用大剂量。因而,其作为给药的第二途径选择。

(3) 骨内给药(IO):如果无法建立静脉通道,可选择骨内通道进行液体复苏、给药,其效果相当于中心静脉通道。

3. 常用药物

(1) **肾上腺素** CPR 首选药物,能兴奋 α、β-肾上腺素受体。主要作用是可以升高主动脉压,提高心率,增加冠状动脉灌注压和脑血流量,使心室纤颤由细颤转化为粗颤,提高除颤的成功率。新的复苏指南介绍了三种剂量模式。①推荐常规用量 1 mg 周围静脉推注,随之 20 mL 生理盐水推注确保药物直达中心循环。3～5 分/次。在心搏骤停时肾上腺素 1 mg 加 0.9％生理盐水 250 mL,1 μg/min 至 3～4 μg/min 持续静脉点滴。② 大剂量递增法:每次 1 mg、3 mg、5 mg 递增至总量 15 mg 或 5 mg 起始量,间隙使用至总量 15 mg 或 0.1 mg/kg。③环甲膜穿刺给药为静脉量的 2～3 倍。对于非心搏骤停的病人,如心动过缓,在使用阿托品和经皮起搏无效时可考虑用肾上腺素。1 mg 肾上腺素＋5％GS 500 mL 静脉点滴,初始剂量为 1～10 μg/min,达到有效的血流动力学效应。目前较一致的意见是大剂量肾上腺素虽可能增加自主循环的恢复,但不能增加出院存活率及神经系统、脑功能的恢复率,甚至大剂量的肾上腺素因增加心肌氧耗,影响心内、外膜血流,导致心肌收缩带的坏死,产生迟发性心律失常。肾上腺素的副作用:增加心肌代谢和氧耗;易引起高钾血症和代谢性酸中毒;注入心肌内导致心律失常;糖尿病、甲亢、洋地黄中毒者忌用。

(2) **血管加压素** 血管加压素是非肾上腺素能血管收缩药,也能引起冠状动脉和肾血管收缩,有利于恢复自主循环。CPR 时,可使用血管加压素 40U 替代第一或者第二剂肾上腺素,经静脉或骨内给药。

(3) **胺碘酮** 用于治疗对 CPR、除颤和血管加压药物无反应的室颤或者无脉性室速,是一种可影响钠、钾和钙通道的合成药物,具有阻滞 α、β-肾上腺素受体的特性。胺碘酮用法是首次 300 mg,缓慢静脉注射。如无效,给予 150 mg 静脉推注或维持滴注。

(4) **利多卡因** 可选择性地作用于心肌传导纤维,提高心室肌在舒张时的电兴奋阈,缩短动作电位时程和有效不应期。但对心收缩力、房室传导、心输出及收缩压几乎无影响。一般静脉给药后 1～2 min 起效,维持 10～20 min。初始剂量为 1.0～1.5 mg/kg 静脉注射,30 s 至 1 min 注完,如无效则每 5～10 min

静脉注射 1 次,每次 0.5～0.75 mg/kg。起效后可用 5％的葡萄糖溶液 100 mL 加利多卡因 100 mg,1～4 mg/min 静脉滴注维持,但 1 h 内总剂量不可超过 200 mg。从周围静脉推注时应将其稀释成 20 mL,以保证药物能够到达心脏。利多卡因气管内给药吸收作用良好,剂量至少应是静脉内给药的 2 倍,并用 10 mL 生理盐水或蒸馏水稀释。

(5)阿托品 阿托品是 M 胆碱受体阻断剂,可干扰乙酰胆碱和拟胆碱药的作用,降低胃肠平滑肌的张力和蠕动。大剂量应用可抑制胃酸及消化酶,增加膀胱括约肌的活力,解除迷走神经对心脏的抑制,加快心率,解除小血管痉挛。总剂量 3 mg(约 0.04 mg/kg)的阿托品可完全阻滞迷走神经,逆转心脏停搏。在补充血容量的基础上,可改善微循环,使回心血量增加,有效血容量增加,血压得以回升,尿量增加。首剂 1.0 mg 静脉注射,若疑为持续性心脏停搏,应在 3～5 min 重复给药;如仍为缓慢性心律失常,可每间隔 3～5 min 静脉注射 1 次(0.5～1.0 mg),至总量 0.04 mg/kg 体重(约 3 mg)。可静脉或气管内给药,应与肾上腺素同时或交替使用。

(6)碳酸氢钠 早期认为心搏骤停时由于严重酸中毒可以降低心肌收缩力、降低儿茶酚胺的生理效应,所以心肺复苏时应常规使用碳酸氢钠纠正酸中毒。然而近年来人们认为心搏骤停早期酸中毒的原因是低血流和组织 CO_2 滞留,此时通过调整通气量就可纠正。当心搏骤停时间较长时,才会出现乳酸增多的代谢性酸中毒。用碳酸氢钠并不能改善复苏效果,静脉注射碳酸氢钠可与 H^+ 起反应而释放出二氧化碳,如果这时通气不足,释放出的二氧化碳就会在体内蓄积起来,并迅速穿透细胞膜,进入心肌细胞和脑细胞,加重细胞内酸中毒,影响其功能的恢复。碳酸氢钠还可以使血红蛋白氧解离曲线左移,抑制氧的释出。使用剂量过大,可产生高钠血症、高渗状态、碱中毒及低钾血症等。因此,碳酸氢钠的选择和应用需严格掌握时机与剂量。在用药过程中密切观察病人的酸碱状态,避免由于用药不当造成碱中毒,诱发低钾血症。

三、延续生命支持

延续生命支持(prolonged life support,PLS)又称持续生命支持,此阶段的重点是脑保护、脑复苏及复苏后疾病的防治,即除了积极进行脑复苏,应严密监测心、肺、肝、肾、凝血及消化器官的功能,一旦发现异常立即采取有针对性的治疗,从而提高病人在复苏成功后的生活质量。归纳为高级(第三轮)A、B、C、D 四步,即 A(airway)保证气道通畅、B(breathing)持续机械通气、C(circulation)维持循环功能、D(differential diagnosis)病因及并发症的诊断。

(一)脑完全性缺血缺氧的病理生理

心搏骤停时因缺血、缺氧,最易受损的是中枢神经系统。复苏的成败,在很大程度上与中枢神经系统功能能否恢复有密切关系。临床数据表明,心搏骤停病人恢复自主循环后 1/3 未能得到脑复苏而死亡,1/3 长期存活者可遗留运动、认知障碍,其中仅 1％～2％能生活自理。近年来对于心搏骤停后神经系统受损的严重性和正确的治疗方法已越来越引起临床专家的关注。一项临床统计资料值得重视,经"复苏存活"而住院但最终死亡的病人,由于明显的神经系统损伤者占 59％。心搏骤停缺氧首当其冲是对脑的损害。脑组织耗氧量高,能量储存少,无氧代谢能力有限。因此,脑组织对缺氧很敏感,在正常体温下,心脏停搏 3～4 min,即可造成"不可逆转"的脑损伤。脑复苏是复苏的最终目的,直接关系到整个复苏的成败。现已证实,神经细胞的损害发生在心跳恢复后,即缺血后再灌注损害。近年来对这种脑缺血后再灌注损害的机制进行了大量的研究,提出了诸多的学说,包括能量衰竭、离子内环境尤其是钙离子紊乱、花生四烯酸代谢异常、酸碱平衡紊乱、氧自由基学说、兴奋毒性学说、基因突变等。这些研究对提高脑复苏成功率具有指导意义。

缺氧对脑组织造成的损害:①脑血管自动调节机能丧失,脑血流量减少;②微血管管腔狭窄,微循环灌注受限;③脑细胞代谢紊乱、脑水肿;④二氧化碳蓄积,渗透压升高,加重脑水肿。有的学者将复苏后的脑损伤称为"复苏后综合征",大致可以分为三期:①充血期,这是最初很短暂的时期,灌流可以超过正常时期,但是分布不均匀。目前尚不清楚这些增加了的血流是否确切灌注了微循环。②低灌流期(无再灌流期),经过充血 15～30 min 后,开始发生细胞水肿,同时出现血凝块,红细胞凝集,血流呈泥流状,血小板聚集。此外,还可能存在颅压增高、脑血管收缩、毛细血管周围红细胞肿胀等。最终发生脑血管痉挛,此时脑

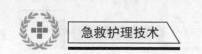

血流显著淤滞。这一低灌流现象在脑组织各部的严重程度并不一致,一般可持续18~24 h。③后期,低灌流期以后,经过救治,脑组织可能部分恢复功能,并逐渐完全恢复(这与抢救是否及时及所采取的措施是否得当有密切关系);或持续性低灌流,导致长时间或永久性昏迷,甚至脑死亡。

(二)脑复苏

1. 治疗措施

1)维持血压　循环停止后,脑血流的自主调节功能丧失,而依赖于脑灌注压,故应维持血压于正常或稍高于正常水平,以恢复脑循环和改善周身组织灌注,同时应防止血压过高而加重脑水肿,防止血压过低而加重脑及其他脏器组织缺血、缺氧。

2)呼吸管理　大脑缺氧是脑水肿的重要根源,又是阻碍恢复呼吸的重要因素。因此在心搏骤停开始时应及早加压给氧,以纠正低氧血症。应用呼吸机过度通气,使 $PaCO_2$ 降低,从而使脑小动脉平滑肌收缩,脑血容量缩减,有利于防止颅内压升高及"反跳"现象。一般采用中等程度控制过度换气。纠正低氧血症和过度换气对缺氧性损伤的恢复,保证脑组织充分供氧是非常必要的。

3)降温　脑组织的代谢率决定脑局部血流的需求量。体温每升高1 ℃,脑代谢率约增加8%,复苏后,体温升高可导致脑组织氧供需关系的明显失衡,从而影响到脑的康复。相对而言,低温是降低大脑代谢率的一种有效方法,曾广泛应用于心血管外科手术中,但低温对心搏骤停复苏后的病人可以产生明显的副作用,包括可增加血液黏滞度、降低心排血量和增加感染的易感性。最近研究表明,轻度低温(34 ℃)对于减轻脑缺血损伤有很好的疗效,而且损害作用也较小。正常脑组织中,脑部温度每降低1 ℃,大脑代谢率可降低7%。

(1)降温开始时间:产生脑细胞损害和脑水肿的关键性时刻,是循环停止后的最初5 min。因此降温时间越早越好,争取在抢救开始后5 min内用冰帽降温。

(2)降温深度:不论病人体温正常或升高,均应将体温(脏表或鼻腔温度)降至亚冬眠(35 ℃)或冬眠(32 ℃)水平。脑组织温度降至28 ℃,脑电活动明显呈保护性抑制状态,但体温降至28 ℃易诱发室颤等严重心律失常,所以宜采用头部重点降温法。降温可保护缺氧的脑组织,阻止颅内充血(或出血)。脑部的温度每降低1 ℃,颅内压下降5.5%。脑水肿病人要求在30 min内将体温降至37 ℃以下,在数小时内达到预期的降温目的。

(3)降温持续时间:持续时间根据病情决定,一般需2~3天,严重者可能要1周以上。为了防止复温后脑水肿反复和脑耗氧量增加而加重脑损害,故降温持续至中枢神经系统皮层功能开始恢复,即以听觉恢复为指标。然后逐步停止降温,让体温自动缓慢上升,绝不能复温过快,一般以每24 h体温提升1~2 ℃为宜。

(4)降温方法:①物理降温,除在颈部两侧、前额、腋下(两侧)、腹股沟(两侧)应用冰袋降温外,还必须在头部放置冰帽;②药物降温,是应用冬眠药物进行冬眠疗法。物理降温必须和药物降温同时进行,方能达到降温的目的和要求。

(5)护理要点:及早降温,平稳降温,深度降温,持续降温,缓慢升温。①及早降温:产生脑细胞损害和脑水肿的关键时刻是循环停止后的最初5 min,因此降温越早越好,在不影响CPR的情况下,应尽早采取有效的降温措施,争取在抢救开始后5 min内用冰帽头部降温。以最快的速度,力争在半小时内使体温降至37 ℃以下,于数小时内逐级降至要求的体温。②头部温度要求28 ℃,肛温要求32~34 ℃。③足够的低温时间:降温应持续到病情稳定、神经功能恢复、出现视觉反应为止。④降温过程要平稳,及时处理副作用,为防止寒战和控制抽搐,可用小量肌松剂或镇静剂。⑤逐渐升温:先自下而上撤冰袋,保持每24 h体温上升1~2 ℃为宜。

4)脑复苏药物的应用

(1)冬眠药物:主要目的在于消除低温引起的寒战,解除低温时的血管痉挛,改善循环血流灌注和辅助物理降温。可选用冬眠Ⅰ号(哌替啶100 mg、异丙嗪50 mg、氯丙嗪50 mg)或Ⅳ号(哌替啶100 mg、异丙嗪50 mg、乙酰丙嗪20 mg)分次肌内注射或静脉滴注。

(2)脱水剂:为了防止脑水肿,在降温和维持血压平稳的基础上,宜及早应用脱水剂,通常选用呋塞米或20%甘露醇。20%甘露醇250 mL静脉注射或快速静脉滴注,30 min滴完;呋塞米20 mg静脉注射,视病情重复使用。也可选用20%甘露醇与50%葡萄糖交替使用。

(3) 激素的应用:肾上腺皮质激素除能保持毛细血管和血脑屏障的完整性,减轻脑水肿和降低颅内压外,还有改善循环功能,稳定溶酶体膜,防止细胞自溶和死亡的作用。最好选用作用强而水、钠潴留作用较弱的皮质激素制剂,地塞米松常为首选药物。

(4) 促进脑细胞代谢药物的应用:ATP可供应脑细胞能量,恢复钠泵功能,有利于减轻脑水肿。葡萄糖为脑获得能量的主要来源。此外辅酶A、细胞色素C、多种维生素等与脑代谢有关的药物均可选用。

(5) 巴比妥类药物的应用:巴比妥是镇静、安眠、止痉的药物,对不完全性脑缺血、缺氧的脑组织具有良好的保护作用。

(6) 钙离子通道阻滞剂:由于脑缺血再灌注损害主要是由于细胞内钙离子增高触发一系列病理生理反应所致,所以应用钙离子通道阻滞剂有望明显减轻脑损害。这在大量动物实验中已得到证实,然而在心搏骤停复苏病人中应用钙离子通道阻滞剂利多氟嗪后并无显著效果。钙离子也可降低钙内流,离体实验发现其具有强大的脑保护作用,但在整体实验,尤其在人类中的效果有待评价。

(7) 氧自由基清除剂与铁离子螯合剂:由于氧自由基及其触发的生物膜脂质过氧化反应在缺血性脑损害中起重要作用,所以应用氧自由基清除剂与铁离子螯合剂可抑制氧自由基的产生、扩散,中和氧自由基,阻抑脂质过氧化反应的进行,从而减轻缺血后脑损害。氧自由基清除剂包括酶类的超氧化物歧化酶、过氧化氢酶及谷胱甘肽过氧化物酶等以及非酶类的 α-维生素E、维生素C、还原型谷胱甘肽、辅酶Q_{10}、甘露醇等;铁离子螯合物,包括去铁胺、EMHP等。这些药物在动物实验中已证实其对脑缺血有保护或治疗作用,但在临床上应用效果尚不肯定。

(8) 兴奋性氨基酸受体拮抗剂:近年来的研究显示,缺血性脑损伤与脑细胞外兴奋性氨基酸水平升高,使细胞膜上的兴奋性氨基酸受体兴奋增强有关。应用兴奋性氨基酸受体拮抗剂能明显减轻缺血引起的脑损害,为临床治疗缺血性脑损害提供了重要途径。这类药物包括竞争性NMDA受体拮抗剂如CPP,非竞争性NMDA受体拮抗剂如MK-801以及AMPA受体拮抗剂如NBQX等。但是,这类药物应用到临床尚有诸多问题有待解决。

5) 高压氧的应用　高压氧(hyperbaric oxygen,HBO)能快速、大幅度地提高组织氧含量和储备,增加血氧弥散量及有效的弥散距离。显然HBO对纠正细胞缺氧,尤其是脑水肿条件下的细胞缺氧有效。近年来从分子生物学角度证实,HBO能提高缺氧细胞线粒体和细胞器中酶的合成功能,增强细胞功能与活力,因而具有脑缺氧时生物能、生命合成和解毒的合适调节作用。正因其迅速纠正组织缺氧,打破能量危机所致的瀑布氧反应,从而抓住了脑复苏的关键。同时在无灌流阶段,脑内部分区域会出现"低氧少血"状态,尤其在脑水肿情况下更为严重;而HBO的"压力效应"有利于侧支循环的开放与重建。若配合药物的应用,对防止无灌注及低灌注有利,可减轻脑的继发性损害。在复苏后期,由于HBO具有增强组织活力及生命合成的功能,促进侧支循环形成和重建,对神经细胞的恢复及脑循环的重建有治疗作用。

(1) 应用时间:心跳停止时间越短及开展HBO治疗越早,效果越好。

(2) 应用要求:CPCR病人心脏复跳后,只要心率在60次/分以上,血压用升压药能维持,即使呼吸未恢复,也应及时进行HBO治疗。最好在24 h内进行,即在脑水肿及感染高峰出现前进行,可减轻神经损伤,且有利于受损神经细胞的恢复。

(3) 综合治疗:HBO在复苏中能起到其他任何治疗不能代替的重要作用,但不是唯一治疗,应该强调以HBO为重点的综合治疗。

2. 转归　脑缺血后的恢复进程,基本按照解剖水平自下而上恢复,首先复苏的是延髓,恢复自主呼吸,自主呼吸恢复所需的时间可反映出脑缺血、缺氧的严重程度。自主呼吸多在心搏恢复后1 h内出现,继之瞳孔对光反射恢复,提示中脑开始有功能,接着是咳嗽、吞咽、角膜和痛觉反射恢复,随之出现四肢屈伸活动和听觉。听觉的出现是脑皮质功能恢复的信号,呼唤反应的出现意味着病人将清醒。最后是共济功能和视觉的恢复。不同程度的脑缺血、缺氧,经复苏处理后可能有四种转归。

(1) 完全恢复。

(2) 恢复意识,遗有智力减退、精神异常或肢体功能障碍等。

(3) 去大脑皮质综合征,即病人无意识活动,但保留着呼吸和脑干功能。眼睑开闭自由,眼球无目的地转动或转向一侧,有吞咽、咳嗽、角膜和瞳孔对光反射,时有咀嚼、吮吸动作,肢体对疼痛能回避。肌张力增高,饮食靠鼻饲,大小便失禁。多数病人将停留在"植物性状态"。

(4) 脑死亡。包括脑干在内的全部脑组织的不可逆损害。对脑死亡的诊断涉及体征、脑电图、脑循环和脑代谢等方面,主要包括:①持续深昏迷,对外部刺激全无反应;②无自主呼吸;③无自主运动,肌肉无张力;④脑干功能和脑干反射大部或全部丧失,体温调节紊乱;⑤脑电图呈等电位;⑥排除抑制脑功能的其他可能因素,如低温、严重代谢和内分泌紊乱、肌松药和其他药物的作用等。一般需观察 24~48 h 方能做出结论。

(三) 维持循环功能

心搏恢复后,往往伴有血压不稳定或低血压状态,为判定有无低血容量及掌握好输液量和速度,宜行中心静脉压(CVP)监测,可将 CVP、动脉压和尿量三者结合起来分析以指导输液治疗。动脉压低、CVP高、尿少,提示心肌收缩乏力,以增加心肌收缩力为主。如心率慢(<60 次/分),可滴注异丙肾上腺素或肾上腺素(1~2 mg,溶于 500 mL 液体内);如心率快(>120 次/分),可静脉注射西地兰 0.2~0.4 mg。维持血压通常以多巴胺为常用,将 20~40 mg 多巴胺溶于 5% 葡萄糖溶液 200 mL 中滴注。如体内液体相对过多,在给予强心药的同时,可适当给予呋塞米 20~40 mg 静脉注射,以促进液体排出,减轻心脏负荷。

(四) 维持呼吸功能

心搏恢复后,自主呼吸未必恢复,或即使恢复但不正常,故仍需加强呼吸管理,继续进行有效的人工通气,及时行血气监测,促进自主呼吸尽快恢复正常。自主呼吸出现的早晚,提示脑功能的损害程度,若长时间不恢复,应设法查出危及生命的潜在因素。给予相应的治疗,如解除脑水肿、改善脑缺氧等。注意防治肺部并发症,如肺炎、肺水肿导致的急性呼吸衰竭。除了加强抗感染治疗外,应用机械通气。对通气参数和通气模式要选择合适,在氧合良好的前提下,使平均气道压尽可能低,以免阻碍静脉回流,加重脑水肿或因胸膜腔内压增高而导致的心排血量减少等不良影响。

(五) 纠正酸中毒

心脏停搏时间长的病人,在复苏后随着微循环改善,组织内堆积的酸性代谢产物可能不断被带入血液,造成"代谢性酸中毒",或由于较长时间的低血压和缺氧,代谢性酸中毒仍继续发展。应根据动脉血气、酸碱分析酌情决定碳酸氢钠的用量。一般如能很好地保护肾功能和心、肺功能,酸碱失衡应不难纠正,故重点还在于维持循环和呼吸功能。

(六) 防治肾功能衰竭

每一个复苏病人均应留置导尿管,监测每小时尿量,定时检查血、尿尿素氮和肌酐浓度,血、尿电解质浓度,鉴别尿少系因肾前性、肾后性或肾性功能衰竭所致,并依此给予相应的治疗。更重要的是心跳恢复后,必须及时稳定循环、呼吸功能,纠正缺氧和酸中毒,从而预防肾功能衰竭的发生。

(七) 积极治疗原发病

如外伤病人需清创、止血、扩容;中毒病人应用解毒剂等。

第三节 心肺复苏术实训指导(实训一)

心肺复苏术是指使心搏骤停的病人恢复自主呼吸及自主循环的急救技术。

【目的】

使心搏骤停的病人恢复自主呼吸及自主循环。

【适应证】

各种原因造成的循环及心搏骤停。

【禁忌证】

胸壁开放性损伤,肋骨骨折,胸廓畸形或心包填塞,凡已明确心、肺、脑等重要器官功能衰竭无法逆转者。

【用物准备】

治疗车、治疗盘、弯盘、心肺复苏模型、舌钳、开口器、纱布、电筒。

【操作步骤及要求】

(1) 评估环境:环境无危险因素,符合抢救要求。

(2) 判断意识:轻拍病人双肩,分别对双耳呼叫,时间3～5 s,判断有无反应。

(3) 呼救:指定专人呼叫"120"。

(4) 体位:病人去枕平卧,头、颈、躯干在一条直线上,双手放于躯干两侧。

(5) 判断颈动脉:用右手的示指、中指从气管正中环状软骨划向近侧颈动脉搏动处。

(6) 心脏按压:操作者采用站姿或跪在病人一侧,双臂绷直,与肩部垂直,在胸骨中下 1/3 处垂直按压,放松后掌根部紧贴胸骨,保持正常位,按压深度 5 cm 以上,按压频率大于 100 次/分(按压与放松时间各 50%)。

(7) 打开气道,清除口腔异物:用仰头举颏法或托颌法(头颈部外伤)打开气道,使病人下颌、耳廓的连线与床面垂直。

(8) 人工呼吸:保持病人气道开放→口张开→操作者用压前额手的手指捏鼻翼→深吸气后口对口密闭缓慢吹气 2 次。

(9) 判断复苏效果:按心脏按压与人工呼吸之比 30：2,连续完成 5 个轮回后,评估复苏是否有效(口述有效指征为自主呼吸恢复、颈动脉搏动恢复、瞳孔由大缩小、面色、口唇、甲床红润、意识恢复等)。

(10) 整理记录。

【注意事项】

(1) 胸外心脏按压定位要准确,按压力度要适宜。

(2) 吹气量不宜过大,看到胸廓起伏即可。

(3) 按压频率大于 100 次/分,深度大于 5 cm,按压/放松＝1/1,按压与通气比为 30：2。

(4) 救护者相互替换,可在完成一组按压、通气后的间隙中进行,每次更换尽量在 5 s 内完成。

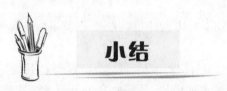

小结

本章介绍了心搏骤停的病因、类型、临床表现,以及心肺脑复苏的基础生命支持、进一步生命支持和延续生命的基本内容和程序,重点强调基础生命支持的重要性。早期高质量的心肺复苏,是提高病人生命质量的关键。

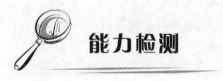

能力检测

1. 如何判断心搏骤停?

2. 基础生命支持的具体操作步骤有哪些?

3. 心肺复苏的效果判断包括哪些步骤?

(金松洋)

第六章

休　克

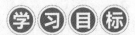

掌握：休克病人的救治原则、护理要点。

熟悉：休克病人的临床观察、病情判断要点。

了解：休克的病因、分类及病理生理。

　　休克(shock)是由各种致病因素引起、以有效循环血容量锐减、组织灌注不足、细胞代谢紊乱和器官功能受损为主要病理生理改变的临床综合征。休克是一个序贯性事件，是一个从亚临床阶段的组织灌注不足向多器官功能障碍综合征发展的连续过程。因此，应根据休克不同阶段的特点采取相应的救护措施。

第一节　概　　述

一、病因

　　1. 失血　如急性大量出血、严重失水、失血浆等，使有效血容量急剧减少。

　　2. 创伤　由严重的创伤、骨折等所引起内脏、肌肉和中枢神经系统的损伤，同时可伴有失血的因素存在。

　　3. 感染　由细菌、病毒、真菌、立克次体、衣原体、原虫等微生物严重感染所致，多由革兰氏阴性菌的内毒素所致。

　　4. 过敏　抗原与致敏机体的相应抗体发生Ⅰ型变态反应所致，某些药物（常见如青霉素等）或生物制品引起过敏反应，使血管扩张、血管通透性增加、循环血容量迅速减少所致。

　　5. 心源性因素　各种原因引起心输出量急剧降低所致，常继发于急性心肌梗死、严重的心律失常、心肌炎、心肌病、风湿性心脏病、先天性心脏病等心脏疾病。

　　6. 内分泌性因素　由某些内分泌紊乱引起的疾病，在一定条件下可发生休克，如嗜铬细胞瘤、黏液性水肿、脑垂体前叶功能低下引起的循环衰竭性休克等。

　　7. 神经源性因素　剧痛、脑脊髓损伤、麻醉意外等可引起血管紧张度的突然丧失，造成反射性周围血管扩张，有效血容量减少。

二、分类

　　（一）按病因分类

　　可分为低血容量性休克、感染性休克、心源性休克、神经源性休克和过敏性休克等。

　　（二）按病理生理学分类

　　1. 低血容量性休克　基本机制为循环血容量减少。外源性因素包括失血、烧伤或感染所致的血容量丢失，呕吐、腹泻、脱水、利尿等原因所造成的水、电解质丢失。内源性因素主要为血管通透性增高，可由感染、过敏和一些内分泌功能紊乱引起。

　　2. 心源性休克　基本机制为心泵功能衰竭。病因主要为急性心肌梗死、急性二尖瓣关闭不全、室间隔破裂、心力衰竭、心律失常等。

3. 分布性休克 基本机制为血管收缩、舒张调节功能异常。一部分表现为体循环阻力正常或增高，主要是由于血管容量扩张、循环血量不足所致。常见原因为神经节阻断、脊髓休克等神经损害或麻醉药物过量。另一部分是以体循环阻力降低为主要表现，导致血液重新分布，主要是感染因素所致，即感染性休克。

4. 梗阻性休克 基本机制为血流的主要通道受阻，如腔静脉梗阻、心包填塞、肺动脉栓塞及主动脉夹层动脉瘤等。

（三）按休克时血流动力学特点分类

1. 低动力型休克 又称为低排高阻型休克或冷休克，其血流动力学特征是心输出量降低，总外周阻力增高。本型休克临床最为常见，低血容量性、创伤性、心源性和大部分感染性休克病例均属于此类。

2. 高动力型休克 又称为高排低阻型休克或暖休克，血流动力学特征是心输出量增高，总外周阻力降低。常见于革兰氏阳性球菌感染性休克。两型的发病机制不同，治疗和预后亦不同，故应注意予以鉴别。

三、病理生理

休克发生、发展的病理生理基础是循环血量减少、组织灌注不足，以及产生微循环障碍、代谢改变及继发性器官损害，按微循环的改变可将休克人为划分为三个时期（图6-1）。

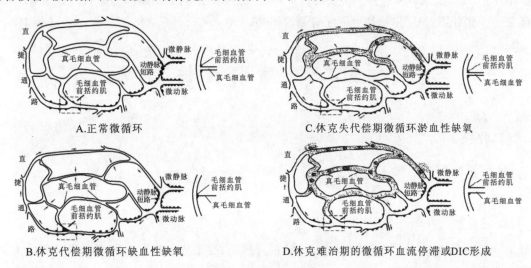

图 6-1　休克微循环示意图

1. 微循环的改变

（1）微循环收缩期（缺血期）　休克早期，由于循环血量减少，血压下降刺激主动脉弓和颈动脉窦的压力感受器引起加压反射，同时交感-肾上腺轴兴奋释放大量儿茶酚胺类物质，肾素-血管紧张素分泌增加，引起心跳加快、心排血量增加；内脏血管平滑肌及毛细血管前括约肌受儿茶酚胺等物质的影响发生收缩，使得外周循环血量减少，回心血量增加，以保证心、脑等重要器官的血供。因流经微循环的血量减少，使组织处于低灌注、缺氧状态。此期为休克的代偿期。若此阶段去除病因，迅速补充血容量，则休克容易得到纠正。

（2）微循环扩张期（淤血期）　随着微循环血量的减少，组织灌注严重不足，细胞处于无氧代谢状态，乳酸类物质、组胺、缓激肽等堆积，使毛细血管前括约肌扩张，而后括约肌因敏感性降低仍处于收缩状态，使血液滞留在微循环内，进一步使回心血量减少。此期为休克的失代偿期。

（3）微循环衰竭期（弥散性血管内凝血期）　病情继续进展，毛细血管通透性增加，血浆外渗，血液浓缩。淤滞在微循环内的黏稠血液在酸性条件下处于高凝状态，红细胞和血小板凝集在血管内形成微血栓，引发弥散性血管内凝血（DIC），并继发严重的出血倾向，引起广泛的组织损害及多器官功能受损。此期为休克晚期。

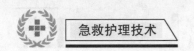

2. 代谢变化　组织灌注不足和细胞缺氧,使葡萄糖以无氧酵解为主,产生的三磷酸腺苷(ATP)减少,而丙酮酸和乳酸堆积,发生酸中毒。儿茶酚胺和肾上腺皮质激素的升高,抑制蛋白合成、促进蛋白分解,促进糖异生、抑制糖酵解,导致血糖升高。

3. 脏器的继发损害

(1) 心　冠状动脉的血流减少,心肌因缺血、缺氧功能受损。当心肌的微循环内有血栓形成时,可引起心肌的局灶性坏死和心功能不全。

(2) 肺　缺血、缺氧使肺毛细血管内皮细胞和肺泡上皮损害,肺泡表面活性物质减少,肺泡萎缩、水肿出现氧弥散功能障碍,通气/血流值失调,病人出现呼吸困难和缺氧,严重时发生急性呼吸窘迫综合征(ARDS)。

(3) 脑　脑血流量和灌注压的下降导致脑缺血、缺氧,CO_2潴留和酸中毒,引起脑血管通透性增加,出现脑水肿和颅内压增高,出现神经系统功能紊乱及意识障碍。

(4) 肾　肾血流减少,肾小球滤过率降低出现少尿,休克时肾血流重新分布,皮质血流较少,随着缺血时间延长,出现肾小管坏死而发生急性肾功能衰竭(ARF)。

(5) 肝　肝缺血、缺氧破坏了肝脏的合成和代谢功能,同时,肝脏的解毒功能降低引起内毒素血症,进一步加重肝的代谢紊乱和酸中毒。肝缺血使肝小叶中央出血、肝细胞坏死,出现肝功能障碍,严重时可致肝性脑病和肝功能衰竭。

(6) 胃肠道　缺血、缺氧使肠黏膜上皮的屏障功能受损,肠道内的细菌和毒素侵入血液,形成肠源性感染或毒血症。此外,黏膜屏障损伤可引起应激性溃疡。

第二节　病情评估

一、资料收集

(一) 健康史

了解引起休克的各种原因。

(二) 临床观察

关键是早期发现休克,对严重损伤、大量出血、重度感染、过敏病人和有心脏病史有可能发生休克者,临床应重点监测以下内容。

1. 精神状态　脑组织血液灌注和全身循环情况的反映。休克早期,脑组织的血液灌注量并没有明显减少,缺氧还不十分严重,神经系统处于兴奋状态,病人表现为烦躁不安、焦虑或激动。当休克进一步加重时,神经系统反应性降低,病人表现为表情淡漠、反应迟钝、意识障碍甚至昏迷。

2. 皮肤黏膜　体表灌注情况的标志。应注意病人面颊部、口唇和甲床的颜色、温度和湿度。休克病人的皮肤和黏膜常呈苍白颜色,温度降低;重度休克时,皮肤出现发绀,四肢厥冷。还可进行皮肤毛细血管苍白试验,即在前额、耳缘或胸骨柄部的皮肤,用一手指轻压 2～3 s,移去后观察皮肤由苍白逐渐恢复的时间,正常人于 5 s 内苍白即消失而呈红润,休克时若转白反应不很明显,是皮层下小血管收缩的表现,如苍白恢复时间显著延长,是休克的表现。

3. 脉搏　休克早期脉搏变弱、变快,常超过 120 次/分,其变化多出现在血压下降之前,故常作为判断休克的体征之一。休克晚期心功能障碍时,脉搏可变为慢而细。除观察脉率外,脉搏是否有力也很重要,有时血压较低,但脉搏可触及,说明微循环灌注尚可或休克好转。脉搏不整齐,通常表示有心肌损害。

4. 血压　休克最重要、最基本的监测手段,包括无创和有创两种方法。但它并不是反映休克程度最敏感的指标,应兼顾其他指标综合、连续地分析判断。通常认为收缩压<90 mmHg、脉压<30 mmHg 是休克存在的表现;血压回升、脉压增大则提示休克好转。

5. 尿量 反映肾功能血液灌注的指标。尿少通常是早期休克和休克复苏不完全的表现。尿量少于 17 mL/h 应警惕发生急性肾功能衰竭的可能。当尿量维持在 30 mL/h 以上时，一般说明休克已纠正。

6. 呼吸 休克早期，呼吸浅而快，多有代偿性过度通气。出现代偿性呼吸性酸中毒时，呼吸深而快。严重的代谢性酸中毒时，呼吸深而慢。休克晚期发生心功能衰竭时，可出现呼吸困难或潮式呼吸。

7. 体温 感染性休克时可出现寒战、高温、多汗。皮肤温度也可反映外周循环血液灌注情况。有条件时可监测中心温度和外周温度差，正常情况下相差 0.5～1 ℃，如相差 2～3 ℃ 及以上提示外周循环收缩，皮肤循环血流灌注不足。

（三）辅助检查

1. 实验室检查

（1）血液检查 红细胞计数、血细胞压积与血红蛋白值增高表示血液浓缩，但失血性休克时则降低；休克晚期血小板计数下降，出、凝血时间延长。

（2）尿液检查 尿量减少，尿比重增高表示血容量减少；尿渗透压降低，尿/血渗透压值降低；发生急性肾功能衰竭时，尿比重由初期的偏高转为低而固定。

（3）血生化检查 休克晚期尿素氮升高，甚至出现高胆红素血症，提示肝、肾功能受损；动脉血乳酸盐测定值升高；电解质测定中，血钠多偏低，血钾高低不一。

（4）动脉血气分析 主要表现为动脉血 pH 和氧分压（PaO_2）降低，$PaCO_2$ 明显升高。

（5）DIC 的检测指标 血小板计数低于 $80×10^9/L$，凝血酶原时间较对照组延长 3 s 以上，纤维蛋白原低于 1.5 g/L 或进行性降低，鱼精蛋白副凝试验阳性，血涂片中破碎细胞超过 2% 等，结合临床症状可确诊 DIC。

2. 影像学检查 创伤引起的休克，应进行相应部位的影像学检查，排除骨骼、内脏或颅脑的损伤。

3. 血流动力学监测

（1）中心静脉压（CVP） CVP 代表右心房或胸腔段腔静脉内压力的变化，反映全身血容量与右心功能的关系，正常值为 5～10 cmH_2O（1 $mmH_2O≈9.8$ Pa）。CVP 降低表示血容量不足，CVP 增高表示心功能不全，当 CVP>20 cmH_2O 时表示存在充血性心力衰竭。

（2）肺毛细血管楔压（PCWP） PCWP 是反映肺静脉、左心房和左心室功能的指标，正常值为 6～15 mmHg。PCWP 增高表示肺循环阻力增高，PCWP 降低表示血容量不足。

（3）心排血量（CO）和心脏指数（CI） 成人 CO 正常值为 4～6 L/min；CI 正常值为 2.5～3.5 $L/(min·m^2)$。休克时，CO 降低，但有些感染性休克时可增高。

（4）休克指数 脉率与收缩压（mmHg）的比值。用于判断是否存在休克及其轻重程度。休克指数为 0.5 多提示无休克；在 1.0～1.5 提示有休克；>2.0 为严重休克。

二、病情判断

（一）休克分期的判断

1. 休克代偿期 主要表现如下：①口渴，面色苍白，皮肤厥冷，口唇或四肢末梢轻度发绀；②神志清楚，伴有轻度兴奋、烦躁不安；③血压正常，脉压较小，脉快、弱；④呼吸深而快；⑤尿量较少；⑥眼底动脉痉挛。

2. 休克抑制期 主要表现如下：①全身皮肤、黏膜发绀，四肢厥冷，冷汗淋漓；②神志淡漠或昏迷；③体温不升；④脉细弱，血压低或测不到，心音呈单音；⑤呼吸衰竭；⑥无尿；⑦全身有出血倾向；⑧眼底视网膜出血或水肿。

（二）休克程度的判断

在确定病人是否处于休克状态的同时，还必须鉴别休克的严重程度。临床上常将休克分为轻、中、重三度，详见表 6-1。

表 6-1 休克程度的判断

临 床 表 现	轻 度 休 克	中 度 休 克	重 度 休 克
神志	清楚,精神紧张	表情淡漠	意识模糊,甚至昏迷
口渴	口渴	很口渴	非常口渴,但无主诉
皮肤色泽	开始苍白	苍白	显著苍白,肢端青紫
皮肤温度	正常,发凉	发冷	冰冷
脉搏	>100 次/分,有力	100~120 次/分	速而减弱,或摸不清
血压	正常或稍低	平均动脉压下降	平均动脉压<50 mmHg
周围循环	正常	毛细血管充盈迟缓	毛细血管充盈非常迟缓
尿量	略减少	尿少	尿少或无尿
失血量	<800 mL	800~1600 mL	>1600 mL

(三)病因鉴别

有明确失血失液、呕吐、腹泻史,或有急腹症且血红蛋白进行性下降或合并休克者应考虑低血容量性休克;如有喉头水肿、哮鸣音以及用药或虫咬史,应高度怀疑过敏性休克;有颈静脉怒张、心音低、肝大者应考虑心源性休克;有颈椎损伤、四肢瘫痪,应考虑神经源性休克。四种常见休克的临床鉴别见表 6-2。

表 6-2 四种常见休克的鉴别

项 目	低血容量性休克	感染性休克	心源性休克	神经源性休克
皮肤颜色和温度	苍白、发凉	有时红、暖	苍白、发凉	红润、温暖
外周静脉充盈度	萎陷	不定	萎陷	充盈良好
血压	↓	↓	↓	↓
脉率	↑	↑	↑或↓	正常或↓
尿量	↓	↓	↓	正常或↓
中心静脉压	↓	↑或↓	↑	正常
PaO$_2$	初期↑,晚期↓	↓	↓	正常
PaCO$_2$	↓	↑或↓	初期↓	正常或↓
pH	↓	↓	↓	不定
血细胞比容	↑或↓	正常	正常	正常

注:↓表示降低、减慢或减少;↑表示升高或加快。

(四)高动力型休克与低动力型休克鉴别

高动力型休克(高排低阻型)病人外周血管扩张、阻力降低,心排血量正常或增高。病人神志清醒,皮肤潮红,毛细血管充盈时间短,脉压>30 mmHg,尿量>30 mL/h,皮肤比较温暖、干燥,又称为暖休克。低动力型休克(低排高阻型)病人外周血管收缩,微循环淤滞,病人神志淡漠,皮肤苍白或发绀,毛细血管充盈时间延长,尿量<25 mL/h,皮肤湿冷,又称为冷休克。冷休克较多见,革兰氏阳性菌感染引起的早期休克多为暖休克。

第三节　救治与护理

一、救治原则

治疗原则:去除病因;尽快补充血容量;增强心功能,改善微循环;恢复正常代谢,防止发生多器官功能障碍综合征。主要治疗措施如下。

（一）急救

采用抗休克体位，即头和躯干抬高 20°～30°，下肢抬高 15°～20°。大出血的止血方法有加压包扎、上止血带、血管钳等，必要时使用抗休克裤。保持呼吸道通畅，早期鼻导管或面罩给氧，对于严重呼吸困难者，可行气管插管或气管切开。同时注意保暖。

（二）补充血容量

及时、快速、足量地补充血容量是纠正休克引起的组织低灌注和缺氧的关键。根据监测指标指导补液，扩容液体有晶体液和胶体液，一般先输入晶体液，后输入胶体液。

（三）积极处理原发病

外科疾病引起的休克，如内脏大出血、消化道穿孔等，多须手术处理原发病。原则上应在迅速扩容、血压正常并稳定后再手术。但危重情况下，应在积极抗休克的同时及早手术，以免延误抢救时机。

（四）纠正酸碱失衡

休克时应积极防治因机体代谢紊乱引起的以代谢性酸中毒为主的酸碱平衡失调。休克早期因过度换气，可暂时出现低碳酸血症、呼吸性碱中毒，不需特殊处理。

（五）血管活性药物的应用

补充血容量后未能恢复血流动力学的稳定是使用血管活性药物的指征。血管活性药物包括血管收缩剂、血管扩张剂和强心剂。

1. 血管收缩剂　可使小动脉收缩以升高血压，但组织缺血缺氧更为严重，因此仅限用于严重低血压（<50 mmHg）和血管源性休克的病人。常用的血管收缩剂包括肾上腺素、间羟胺、多巴酚丁胺等。

2. 血管扩张剂　可使痉挛的动、静脉舒张以改善微循环灌流。其应用的指征是血容量已基本补足，CVP、血压虽维持在正常范围，但仍存在四肢冰冷、皮肤苍白、尿少、血乳酸盐升高等外周阻力增高的症状。常用血管扩张剂如酚妥拉明、硝普钠、硝酸甘油等。

3. 强心剂　可以增强心肌的收缩力，增加心排血量，并降低肺毛细血管压。当血容量已补足，而动脉压较低，CVP>15 cmH$_2$O 时使用。常用的药物有兴奋 α 受体和 β 受体的多巴胺和多巴酚丁胺等，还有强心苷，如毛花苷 C（西地兰）等。临床上常与缩血管和扩张血管药物联合应用。

（六）改善微循环

早期使用抗血小板黏附和聚集的阿司匹林、双嘧达莫和低分子右旋糖酐等。已发生 DIC 者，可用肝素抗凝，一般为 1.0 mg/kg，每 6 h 一次。DIC 后期，使用抗纤溶药如氨甲苯酸、氨基己酸。

（七）皮质类固醇的应用

皮质类固醇可用于感染性休克和其他较严重的休克。皮质类固醇可以扩张血管，降低外周阻力，改善微循环；保护细胞内溶酶体；增强心肌收缩力；促进糖异生，减轻酸中毒；增强线粒体功能和防止白细胞凝集等。一般应短期大剂量静脉滴注，即冲击治疗。

（八）各型休克的处理要点

1. 低血容量性休克　及时补充血容量、积极处理原发病和制止继续失血、失液是治疗的关键。但补充血容量并不需要全部补充血液，而应及时增加静脉回流，可首先静脉快速输入平衡盐溶液和胶体溶液，同时应积极治疗原发病。

2. 过敏性休克　立即以 0.1% 肾上腺素 0.5～1.0 mL，皮下注射。根据情况，可在 5～10 h 重复给药。必要时可用 0.1% 肾上腺素 0.1～0.2 mL 以生理盐水稀释到 5～10 mL 静脉注射。迅速开放静脉进行扩容，注意补充胶体溶液。静脉滴注去甲肾上腺素可提高血压，应使收缩压保持在 80 mmHg 以上。可给予肾上腺皮质激素，如地塞米松 10～20 mg，静脉滴入。应用抗过敏药物，如苯海拉明 50～100 mg，异丙嗪 12.5～25 mg，氯苯那敏 5～20 mg，肌内注射。保持呼吸道通畅，必要时行气管插管给病人吸氧。心搏骤停者，立即行心肺复苏。

3. 感染性休克　原则是休克未纠正前,着重治疗休克,同时治疗感染;休克纠正后,着重治疗感染。控制感染的主要措施是应用抗菌药物和处理原发病灶。对病原菌不明的病人,可根据临床判断最可能的致病菌种应用抗菌药物,或选用广谱抗菌药物。已知致病菌时,可选用敏感抗菌药物。同时纠正酸碱失衡,可短期、大量使用肾上腺皮质激素。

4. 心源性休克　治疗目的是重建冠状动脉血液,恢复梗死区心肌血氧供给,减轻受累心肌负荷。主要救治措施包括给氧、补充血容量、纠正酸中毒,合理应用血管活性药物、强心剂和利尿剂,运用机械辅助循环及在此基础上施行冠状动脉血运重建术,包括早期溶栓、经皮腔内冠状动脉成形术和冠状动脉旁路移植术。

5. 神经源性休克　治疗原则是根据不同的临床表现进行相应的处理。首先纠正休克,再仔细询问病史,查清病因进行治疗。发现病人突然倒地,判断为休克者应立即使用升压药。了解有无颅脑和脊髓外伤史,使精神紧张者保持安静,必要时给予安定、多塞平、巴比妥类镇静药。对功能性神经源性休克经常发作者,可给予神经营养药,如谷氨酸、γ-酪氨酸、能量合剂、维生素及胞磷胆碱和脑活素等。也可给予神经调节药谷维素。

二、护理要点

(一)维持生命体征平稳,密切监测病情

1. 观察生命体征、神志、尿量等的变化　病情危重时每 15 min 记录 1 次,待病情稳定后,每 30 min～1 h 记录 1 次。监测血流动力学变化,每 4～6 h 监测 1 次,及时了解呼吸功能及血气分析结果。

2. 监测重要生命器官的功能　注意观察出血现象,一旦皮肤黏膜有出血点或血凝异常,如采血标本长时间不凝固,或凝固时间明显延长,抽血过程中血液迅速凝固于注射器或针头内,或者静脉滴注过程中针头频繁堵塞,要考虑到 DIC 发生的可能。快速补液时应注意有无肺水肿及心力衰竭的表现,如咳嗽、咯粉红色泡沫痰等。如发现重要器官的损害,应及时处理。

(二)迅速补充血容量,恢复有效循环血量

1. 建立静脉通道　迅速建立 2 条以上的静脉输液通道。如周围血管萎陷和肥胖病人静脉穿刺困难时,应选择中心静脉穿刺置管,同时监测中心静脉压。

2. 合理补液　根据病人的失血和失液量、血压、中心静脉压等监测指标,以及心、肾等器官的功能,调整输液量和输液速度。当血压和中心静脉压较低时,应快速补液;当中心静脉压>15 cmH$_2$O 时限制补液量。

3. 观察病情变化　密切监测呼吸、脉搏、体温、血压及中心静脉压的变化。观察病人的意识表情、皮肤及口唇的色泽。当病人从烦躁转为平静,口唇色泽红润,血压升高,尿量增多时提示休克好转。

4. 准确记录出入量　应有专人对液体的种类、数量、时间做记录。详细记录 24 h 的出入量,作为进一步治疗的依据。

(三)改善组织灌注

1. 取休克体位　以增加回心血量,保证重要器官的供血。

2. 使用抗休克裤　抗休克裤常用于出血病人的紧急处理。抗休克裤充气后在腹部和腿部加压,使血液回流到心脏,同时可控制腹部和下肢的出血。休克纠正后,由腹部开始缓慢地放气,每 15 min 测一次血压,防止放气太快加重休克。

3. 用药护理　血管活性药物使用从低浓度、慢速开始;同时用心电监护仪监测血压,开始每 5～10 min 测 1 次,当血压维持在 90/60 mmHg 左右时 15～30 min 测 1 次;并根据血压测定值调整药物浓度和滴速;缩血管药液应深部注射,严防外渗导致皮下坏死;血压平稳后,血管活性药物应逐渐减量,避免突然停药引起不良反应;对于心功能不全的病人,用强心剂时密切观察病人的心率及药物的不良反应。

4. 维持有效的气体交换　吸氧可提高肺静脉血氧浓度。鼻导管给氧时,氧浓度为 40%～50%,氧流量为 6～8 L/min。严重呼吸困难者,可行气管插管或气管切开,并尽早使用呼吸机辅助呼吸。及时清理呼吸道分泌物,及时吸痰,保持呼吸道通畅,如病情允许,鼓励病人深呼吸和有效地咳嗽。监测呼吸功能,观察呼吸形态,发现病人出现呼吸衰竭时,立即报告医生,并做好抢救准备。昏迷病人的头应偏向一侧或置入口咽通气管,避免发生误吸或窒息。

（四）观察和防治感染

休克时病人的免疫力降低,容易继发感染,应加以预防。严格执行无菌技术操作规则;合理应用抗菌药物;避免误吸引起肺部感染;加强留置导尿管的护理,防止泌尿系统的感染;加强创面或伤口护理,使其保持清洁和干燥。

（五）维持正常体温

密切观察体温的变化,每4 h测一次体温。体温较低时应加盖棉被或室内升温保暖,切忌体表加温（如热水袋、电热毯等）,避免烫伤或因皮肤血管扩张加重休克。对于高热休克的病人应用物理降温,定时通风,及时更换浸湿的衣物和被单,做好皮肤护理,必要时使用药物降温。库存血必须复温后再输入。

（六）预防皮肤受损和意外受伤

如果病情允许,为病人每2 h翻身一次,按摩受压部位的皮肤,预防压疮形成;适当约束烦躁不安的病人,防止发生意外伤害。

（七）心理护理

休克原发病的强烈刺激,加上抢救措施紧急,仪器设备繁多,医务人员紧张的工作,常使病人感到自己病情危重而面临死亡,出现恐惧、焦虑、紧张等情绪。若其家属的心理承受能力和应变能力也不足,可严重影响与抢救工作的配合。因此应注意做好以下护理:①保持安静、整洁和舒适的病室环境,保证病人休息;②护士应进行有预见性的护理,主动配合抢救;③保持镇静,做到忙而不乱、快而有序地工作,稳定病人和家属的情绪;④及时做好安慰和解释工作,指导病人和家属配合抢救,树立其战胜疾病的信心。

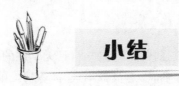

小结

本章从休克的病因与分类、病理生理与临床特点、病情评估及急救护理方面详细地介绍了休克的相关知识,并注重培养急救人员的评判性思维和临床判断能力,使急救护理人员在救治休克中发挥积极的作用。

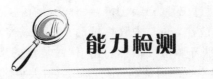

能力检测

1. 简述休克的分型及各型救治原则。
2. 简述冷休克与暖休克的区别。
3. 简述休克的护理要点。

（王生锋）

第七章

理化因素损伤

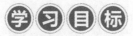

掌握：中暑、淹溺、触电的临床表现和现场救护措施。
熟悉：中暑、淹溺、触电的院内救护方法。
了解：中暑、淹溺、触电的病因与发病机制。

第一节 中 暑

中暑（heat stroke）是指人体处于高温环境中，水和电解质丢失过多，体温调节中枢发生障碍，散热功能衰竭，引起中枢神经系统和心血管功能障碍的一种急性疾病。常见的临床表现为突然发生高热、皮肤干燥、无汗及意识丧失或惊厥。根据临床症状轻重程度分为先兆中暑、轻度中暑及重度中暑（热痉挛、热衰竭和热射病）。

一、病因与发病机制

在烈日的暴晒下或高温环境中长时间或强体力劳动作业，且无足够的防暑措施，是发生中暑的致病因素。诱发中暑的因素如下：①肥胖；②年老体弱；③过度劳累；④汗腺功能障碍（如硬皮病、先天性汗腺缺乏症、广泛皮肤烧伤后瘢痕形成）；⑤甲状腺功能亢进；⑥伴发潜在性疾病，如糖尿病、心血管病、下丘脑病变；⑦某些药物的应用，如阿托品、巴比妥等；⑧产妇终日逗留在通风不良、空气潮湿、温度较高的室内等，均易发生中暑。

正常人体在体温调节中枢下丘脑的控制下，体内产热与散热处于动态平衡，使体温维持在37℃左右，皮肤温度保持在32℃左右。其调节通过三种方式：①传导、对流与辐射，当周围环境温度在35℃以下时，人体主要通过传导、对流与辐射方式散热，占人体散热量的70%；②蒸发，当空气干燥，外界温度超过35℃时，人体大部分热量只能通过皮肤汗腺蒸发散热，占人体散热量的14%，同时肺内水分呼出约占散热量的11.5%；③其他，鼻腔加温外界空气时可耗热量约占2.5%；大小便排出时可散热量约1.5%。

随着气温的升高，传导、对流与辐射方式散热逐渐减少，汗液蒸发散热逐渐增加，尤其是当外界气温高于35℃时，大部分热量要通过汗液蒸发。如果机体产热多散热少，散热受阻，一段时间后体内热蓄积过多，体温急剧升高达40℃以上，导致中暑高热的发生，引起器官功能和组织的损害。

高温环境或高温强体力劳动环境下，由于出汗过多，导致失水、失钠、血液浓缩及血黏稠度增加，继而出现皮肤血管扩张，血管舒缩功能失调，血容量不足，导致周围循环衰竭，此时，如不及时补充钠盐，可导致中暑衰竭或中暑痉挛。

当病人在能发射波长为600～1000 μm的可见光和红外线的烈日照射下劳动时间过长，头部暴晒而又无保护，引起脑组织充血和水肿，脑组织温度可达40～42℃，可导致日射病的发生。

二、临床表现

1. 先兆中暑 病人在高温环境下劳动、工作或生活一段时间后，出现多汗、口渴、乏力、头晕、眼花、头痛、耳鸣、胸闷、心悸、恶心、注意力不集中、四肢无力、体温正常或略升高，不超过38℃。如及时脱离高温环境,短时间休息后,症状可很快消除。

2. 轻度中暑 先兆中暑症状加重,出现早期周围循环衰竭的现象,如面色潮红或苍白、烦躁不安、恶心、呕吐、多汗、四肢皮肤湿冷、心率加快、脉搏细速、血压下降等,体温在 38 ℃ 以上。如及时进行有效的处理,3～4 h 可恢复正常。

3. 重度中暑 轻度中暑症状加重,同时伴有高热、痉挛、休克、昏迷,重度中暑又可分为以下几种类型:热痉挛、热衰竭、热射病。

1) 热痉挛 多见于健康青壮年人。多发生在强体力劳动大量出汗,口渴饮水多而盐分补充不足,血中钠盐浓度急速明显降低时。临床特点为四肢无力,四肢肌肉、腹部肌肉、背部肌肉的肌痉挛和收缩疼痛,以腓肠肌多见,长呈对称性和阵发性,多能自行缓解,也可因腹直肌、肠道平滑肌痉挛引起急腹痛。病人意识清楚,体温一般正常。热痉挛可以是热射病的早期表现。

2) 热衰竭 此型最常见,多见于老年人、儿童和慢性病病人。病人体内无过度热蓄积。主要症状为心慌、口渴、头晕、头痛、恶心、呕吐,继而出现胸闷、脸色苍白、大汗淋漓、皮肤湿冷、脉搏细速、血压下降、呼吸增快、心律失常、手足抽搐、晕厥和昏迷。此时的体温正常或稍微偏高,中枢神经系统损害不明显,可发展成为热射病。

3) 热射病 中暑最严重的类型。常发生在高温、高湿或强烈的太阳照射环境中作业或运动数小时,或年老体弱、有慢性疾病病人在高温和通风不良环境中生活数日。早期表现为全身乏力、大量冷汗、头晕、头痛、恶心,继而出现高热(体温高达 40～42 ℃ 甚至更高)、皮肤干燥无汗,呼吸浅快,心动过速,脉搏细速、血压正常或降低,烦躁不安,神志模糊、谵妄,逐渐转入昏迷伴有抽搐。严重者可发生肺水肿、心功能不全、弥散性血管内凝血,肝肾功能损害等严重并发症。

三、现场救护措施

救治原则:分秒必争,迅速使病人脱离高热环境,根据现场条件,立即采取降低病人体温的措施。对于先兆中暑和轻度中暑者,可采取以下措施。

1. 转移病人 迅速将病人搬离高热环境,抬到通风、阴凉、干爽的地方,有条件者保持在 20～25 ℃ 的空调抢救室内;使其平卧并解开衣扣,松开或脱去衣服,如衣服被汗水湿透应更换衣服。

2. 物理降温 病人头部可捂上冷毛巾,反复应用冷水擦面部、四肢或全身,并密切观察体温变化,直至体温降至 38 ℃ 以下。有条件的可用酒精擦浴,也可将冰块装在塑料袋内,放在病人的额头、颈部、腋下和大腿根部。救助者还应不时按摩病人的四肢及躯干,直至皮肤发红,以促使循环血液将体内热量带到体表散出。当体温降至 38 ℃ 以下时,要停止一切冷敷等强降温措施。

3. 补充液体 神志清醒者可缓慢饮入含盐的冰水或清凉饮料,但不要短时间内补充大量水分,否则会引起呕吐、腹痛、恶心等症状。

4. 使用防暑药物 体温持续在 38.5 ℃ 以上者可给予人丹、十滴水或藿香正气水等清热解暑药口服,如有头痛、恶心、呕吐者,可适当给予镇静剂口服。

5. 按摩穴位 若病人昏迷不醒,则可针刺或用手指甲掐病人的人中穴(位于鼻唇之间中上 1/3 交界处)、内关穴(位于手腕内侧上方约 5 cm 处)以及合谷穴(即虎口)等,促使病人苏醒。出现呕吐的,应将其头部偏向一侧,以免呕吐物呛入气管引起窒息。

重度中暑的病人,在积极进行上述处理的同时,应将其尽快送往医院抢救。搬运病人时,应用担架运送,不可使病人步行,同时运送途中要注意,尽可能地用冰袋积极进行物理降温,以保护大脑、心肺等重要脏器。

四、院内救护方法

重度中暑必须紧急处理,主要包括几个重要环节。

1. 迅速降温 降温是治疗重度中暑的关键,必须积极、迅速而有效。降温速度与预后密切相关。体温越高,持续时间越长,组织损害越严重,预后也越差。一般应在 1 h 内使直肠温度降至 37.8～38.9 ℃。

(1) 物理降温 包括环境降温、冷(冰)水敷擦、冷(冰)水浸浴。也可用装满冰块的塑料袋紧贴两侧颈

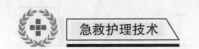

动脉处及双侧腹股沟区。对于日射病病人,头部降温可采用冰帽、电子冰帽。

(2)药物降温　用冰盐水 200 mL 灌肠;也可用 4 ℃冰 5％葡萄糖盐水 1000~2000 mL 静脉快速滴注,开始时滴速控制在 30~40 滴/分,30~60 min 内滴完,一般在 20 min 内体温可以下降 2~4 ℃,但要注意监测心功能的情况;或用低温透析液(10 ℃)进行血液透析。此外,还可以使用冬眠药物,一方面有镇静和抗惊厥作用,另一方面药物降温,并减少进一步物理降温时寒战等不良反应,为物理降温做准备。

高热兼有昏迷和抽搐者,选用冬眠Ⅰ号,即氯丙嗪 25 mg、异丙嗪 25 mg、哌替啶 50 mg 加于 25％葡萄糖 20 mL 中,缓慢静脉注射。

高热、昏迷但无抽搐者,选用冬眠Ⅱ号,即氯丙嗪 25 mg、异丙嗪 25 mg 加于 25％葡萄糖 20 mL 中,缓慢静脉注射。

高热但无昏迷和抽搐者,选用冬眠Ⅲ号,即异丙嗪 25 mg 加于 25％葡萄糖 20 mL 中,缓慢静脉注射。

此外,冬眠Ⅲ号也可作为在注射冬眠Ⅰ号或Ⅱ号以后,病程仍需继续冬眠疗法时的维持性治疗。

2. 纠正水、电解质与酸碱平衡紊乱　对于热痉挛病人治疗主要为补充氯化钠,静脉滴注 5％葡萄糖盐水或生理盐水 1000~2000 mL。

3. 积极防治循环衰竭或休克　对于热衰竭病人应及时补足血容量,防止血压下降。可用 5％葡萄糖静脉注射,可适当补充血浆。低血容量,必要时应用升压药(如多巴胺),还可监测中心静脉压指导补液。

4. 预防或处理脑水肿和抽搐　应用甘露醇可预防或处理脑水肿。同时糖皮质激素地塞米松和泼尼松龙也有一定的降温、改善机体的反应性、降低颅内压的作用。抽搐发作时可静脉输注地西泮镇静。

5. 积极预防和处理急性心力衰竭或急性肾功能衰竭等合并症　早期并发症主要有周围循环衰竭、休克、心力衰竭和呼吸衰竭,稍后可能会发生急性肾功能衰竭;再后可能发生肝细胞损害、弥散性血管内凝血、合并感染,特别是肺炎较常见,宜加强观察、监测,加强护理,及时发现并作相应治疗。如昏迷或呼吸衰竭者可行气管插管,用人工呼吸机辅助通气;肺水肿时可给予毛花苷 C、呋塞米、糖皮质激素和镇静剂;给予质子泵抑制剂预防上消化道出血;适当使用抗生素预防感染等。

第二节　淹　溺

淹溺(drowning)常称为溺水,是指人淹没于液性介质中,呼吸道被液体或杂质堵塞,引起换气功能障碍,伴或不伴反射性喉头痉挛,导致机体缺氧和二氧化碳潴留的临床急症。严重者抢救不及时可导致心搏骤停而死亡。

一、淡水淹溺和海水淹溺的病理特点

由于水的成分不同,溺水可分为淡水溺水和海水溺水。两者既有共性又有其特殊性。不论淡水与海水,进入呼吸道和肺泡后,都可引起肺水肿,阻碍肺内气体交换,共同的基本病理改变为急性窒息导致全身缺氧和二氧化碳潴留。缺氧可造成低氧血症,引起代谢性酸中毒;二氧化碳潴留导致呼吸性酸中毒。全身缺氧可引起如脑水肿、DIC、急性肾功能衰竭和代谢性酸中毒等各种并发症。

1. 淡水溺水　江、河、湖、水库、池塘中的水为低渗性淡水。淡水进入呼吸道后损伤气管、支气管和肺泡壁的上皮细胞,影响通气和气体交换,并稀释肺泡表面的活性物质,使肺泡表面张力增加,而引起肺泡萎缩、肺不张,进一步阻滞气体交换,造成全身严重缺氧。大量淡水经肺毛血管迅速进入血液循环,稀释血液,引起低钠、低氧、低钙和低蛋白血症。低渗性水可迅速渗入红细胞,使其肿胀、破裂,发生溶血,血红蛋白和钾离子大量释出,引起高钾血症和血红蛋白血症,高钾血症可导致心室颤动而致心搏骤停;大量游离的血红蛋白可在肾小管中形成栓子,堵塞肾小管,损害肾脏,引起急性肾功能衰竭。

2. 海水溺水　海水含 3％~3.5％氯化钠和大量钙盐、镁盐,为高渗咸水。再加上海水对呼吸道和肺泡有化学性刺激作用,容易损伤肺泡上皮和肺毛细血管内皮细胞,使大量血液中的水和蛋白质进入肺泡和肺间质而引起急性非心源性肺水肿。同时血钠、血氯、血镁增加,高钙血症可导致各种心律失常,甚至心搏骤停,高镁血症可抑制中枢和周围神经,松弛横纹肌、扩张血管、降低血压。

二、临床表现

临床表现的严重程度与溺水持续时间长短、吸入水量多少、吸入水的性质及器官损害范围有关。缺氧是淹溺病人共同的和最重要的表现。当人淹没于粪坑、污水池和化学物储存池等液体时,除淹溺的窒息外,还会伴有相应的皮肤、黏膜损伤和全身中毒。

1. 轻度 落水片刻救起,可吸入或吞入少量水。意识清楚,血压升高,心率增加,呼吸加快,呛咳或有反射性呼吸暂停。

2. 中度 溺水达1~2 min,可发生反射性喉痉挛,神志模糊、烦躁不安、言语或视觉障碍、呼吸不规则或表浅、血压下降、心率减慢、反射减弱等。也可因强烈咳嗽及呕吐而发生窒息。

3. 重度 溺水达3~4 min,常出现精神状态改变,烦躁不安、神志昏迷、肌张力增加可有抽搐,皮肤发绀、颜面肿胀、球结膜充血、牙关紧闭、口鼻充满泡沫或泥污或呕吐物,肢体冰冷,呼吸表浅、急促或停止,两肺可闻及干、湿啰音,偶尔有喘鸣音,心律失常、心音减弱或消失,上腹部因胃扩张而膨隆。有时可发现头、颈部损伤。

三、现场救护措施

救治原则:治疗抢救必须分秒必争,因地制宜。

(1)溺水者从水中救出后,立即撬开口腔,清除口鼻腔内的水和泥沙等污物,并将其舌头拉出,以防舌后坠,确保呼吸道通畅。

(2)倒水(控水),即迅速倒出上呼吸道和胃内积水。方法如下:①可将病人腹部置于抢救者屈膝的大腿上,头部下垂,用手平压其背部,使呼吸道和胃内的积水倒出;②抱住病人的腰部,将病人腹部置于抢救者肩上,使其背向上、头下垂,快步走动,倒出肺、气管和胃内积水;③对病儿可用双臂抱住病儿腹腰部,使背部朝上,头部向下垂,双手臂不时抖动促使呼吸道和胃内积水倒出。在此期间倒水动作一定要敏捷,切勿因控水过久而影响其他抢救措施,以能倒出口、咽及气管内的积水为度,如排出的水不多,应立即进行心肺复苏。

(3)将病人从水中救出后,若出现无意识或心搏骤停者,应立即进行心肺复苏(参照第五章心肺脑复苏的一般程序和方法)。

(4)在抢救的同时,如发现病人体温较低,应迅速脱去病人全身的湿衣服,用干燥衣物擦抹身体,然后用干燥的衣被包裹病人进行保温。

四、院内救护方法

因淹溺者大多数有复杂且严重的病理生理变化,经现场抢救的淹溺病人应及时送至医院进一步观察和治疗,采取综合措施支持循环呼吸功能。

(1)经心肺复苏后心搏仍未恢复者,应立即行心脏电除颤,利多卡因和肾上腺素静脉注射,同时行气管插管。

(2)补充血容量,维持水、电解质和酸碱平衡。淡水淹溺时,因血液稀释,应适当、适量补充氯化钠溶液、浓缩血浆和白蛋白,限制入水量,及时应用脱水剂(甘露醇、呋塞米、白蛋白等)防治脑水肿;海水淹溺时,由于大量体液渗入肺组织,血容量偏低,需及时补充液体,可静脉滴注5%葡萄糖、低分子右旋糖酐或血浆,以稀释被浓缩的血液和增加血流量,严格控制氯化钠溶液;注意纠正高钾血症及酸中毒。

(3)防治脑水肿、控制抽搐:用糖皮质激素和脱水剂(甘露醇、呋塞米等)治疗脑水肿,如病情允许可行高压氧治疗。

(4)防治低体温:对冷水中淹溺者按低体温处理,对体温过低的病人应注意复温,12 h内至少达到30 ℃,可采用体外和体内复温措施。体外复温有电热毯、温水复温等,方法简单,但只能表面复温;体内复温有温液体静脉输入、鼻饲或灌肠、吸入温热空气、腹膜透析或血液透析复温等。

(5)对肺水肿可用激素如泼尼松龙20~40 mg或地塞米松10~20 mg静脉滴注和利尿剂如呋塞米20~40 mg静脉注射。注意观察迟发性肺水肿,一般在溺水后2~3天发生。

（6）对症治疗：对于血红蛋白尿、少尿或无尿病人，应积极防治急性肾功能衰竭的发生；溶血明显者可以输血；联合用抗生素防治肺部感染；防治弥散性血管内凝血和多器官功能障碍的发生。

第三节　触　　电

触电（electric injury），也称为电击伤，是指一定强度的电流通过人体时引起的机体损伤及功能障碍。电流通过人体可引起全身性损伤和局限性损伤，严重者可致心搏骤停。电流能量转化为热量还可造成电烧伤。

一、发病机制

触电方式通常有三种：①单相触电；②二相触电；③跨步电压触电。

电击伤的严重程度主要取决于下列因素：电流大小、电压高低、通电时间、电流种类、人体电阻、电流途径。

通常情况下，电流越大、电压越高、通电时间越长，机体受损程度越严重。

电流有交流电和直流电两种。交流电比直流电对人体的损伤大，同样 500 V 以下，交流电比直流电的危险性大三倍。其中频率在 15～150 Hz 的交流电对人的危险性很大，特别是 50～60 Hz 的交流电对人的危险性最大，频率为 50 Hz 时，即使电压仅为 60 V，也可引起致命的心室纤颤。但当频率高达 2000 Hz 以上时，其对人的危险性反而降低，因高频电流有通过导体表面化的趋向。

人体电阻在相同电压下，电阻越大则通过人体的电流越小，组织受损越轻；反之组织损害越严重。身体各部位组织因其结构特点、理化特性不同，单独对电流的阻力由小到大排列顺序为血管—神经—肌肉—皮肤—脂肪—肌腱—骨组织。因此，血管和神经的电阻最小，受电流损伤常常最为严重。相同电压下潮湿、裂伤的皮肤及触电时脚穿有铁钉的鞋或湿鞋，电阻小，危害也较大。

同时电流通过人体的途径不同，对组织器官的损害及危险程度也不同。若电流从上肢或头顶进入，通过心脏由下肢流出，可引起心室颤动；如电流从一脚进入，通过腹部出另一脚流出，则危害性较小。凡电流流经心脏、脑干、脊髓等器官组织，即可导致心搏骤停、中枢神经麻痹和呼吸暂停。

二、临床表现

电击伤临床表现轻重不一，轻者无明显症状，重者可发生呼吸停止和心搏骤停，甚至死亡。

1. 全身表现　触电后轻者可仅出现头痛性肌肉收缩、头晕、头痛、心悸、耳鸣、面色苍白、惊恐、四肢软弱、全身乏力等，可有室上性心动过速及束支传导阻滞等心律失常；中度者呼吸浅快、心动过速及早搏，短暂意识障碍；重者可致持续抽搐、肌肉强直、昏迷、休克、心搏骤停而死亡，电击后常出现严重的室性心律失常、急性肾功能衰竭、肺水肿、凝血功能障碍、内脏破裂或穿孔、永久性失明或耳聋、周围神经病变、肢体瘫痪等并发症。

2. 局部表现　轻者触电局部发麻；重者主要表现为皮肤局部电灼伤，有"入口"和"出口"体征特点，入口处常呈炭化，形成洞穴，多累及肌肉、肌腱、神经、血管、骨骼，损伤范围外小内大，深部组织呈夹心坏死，坏死层面不明显，电流入口有"电流斑"、电烧伤、皮肤金属化以及雷击样纹。高压电击的严重烧伤常见于电流进出部位，皮肤入口灼伤比出口处严重，烧伤部位组织焦化或炭化，触电的肢体因屈肌收缩关节而处于屈曲位，电击创面最突出的特点为电灼伤面积不太大，而皮肤下的深度组织损伤却很广泛，损伤深者可达骨髓。

3. 闪电击伤　被闪电击伤者，皮肤和血管收缩呈树枝样或细条纹状，皮肤烧伤，容易发生心搏骤停。由于雷电产生强大的冲击波，可造成头骨粉碎和脑、肝、脾等重要脏器破裂或受损而死亡，或过度惊吓恐惧死亡。未死者可出现耳聋、失明、神经错乱、抽搐等一系列症状。

三、现场救护措施

1. 脱离电源　应立即拉开电源电闸，切断电源或尽快用干燥的木器、竹竿、扁担、橡胶制品、塑料制品等绝缘物移开电源。若发生 1000 V 以上高压电击伤时,应用专用绝缘用具使触电者脱离电源。在触电者未脱离电源前绝不可用手直接牵拉,应确保施救者自身的安全。

2. 心肺复苏 对心搏骤停者,应立即进行心肺复苏,不要轻易终止。

四、院内救护方法

1. 复苏后处理 对复苏后的病人,特别是严重的电击伤病人,尤其是有合并症的病人,应进入重症监护病房(ICU)进行监护治疗,注意观察生命体征的变化,针对不同的并发症做出相应的处理,内容包括防治脑水肿、预防急性肾功能衰竭、监测和防治高钾血症、纠正心功能不全、维持酸碱平衡等。

2. 处理局部烧灼伤和其他外伤 清除电击创面坏死组织,严格消毒、包扎,减少污染。对于深部组织的损伤或坏死,伤口需要开放治疗。脑外伤、腹部外伤、骨折等均应给予相应的处理和治疗。早期全身应用抗生素,使用抗生素防治感染,注射破伤风抗毒素(TAT),注意预防厌氧菌感染。

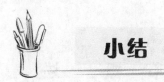

小结

中暑通常发生在夏季高温同时伴有高湿的天气,特别是热射病病死率高,是一种致命性疾病。若出现中暑早期症状,及时撤离高温现场。避免高温下、通风不良处强体力劳动,避免穿不透气的衣服劳动,进食含盐饮料以不断补充水和电解质的丧失。当高温下作业无法避免时,需改善劳动条件,加强防护措施,尽可能补充丢失的水分和盐分。一旦出现昏迷的现象,且病人高温持续应马上送至医院进行治疗,千万不可以为是普通中暑而小视,耽误了治疗时间。总之,对于中暑的病人应遵循以下急诊处理原则:使病人脱离高温现场,降低体温,补充水及电解质,对症处理,防治多器官功能不全。

全球每年发生淹溺超过 50 万例,淹溺是引起儿童与青少年心搏骤停的主要原因。在我国淹溺是人群意外伤害致死的第 3 位死因,0~14 岁年龄组为第 1 位死因。一旦发生淹溺,病人被救上岸后,应遵循以下急诊处理原则:立即畅通呼吸道,若呼吸心跳停止者,应进行心肺脑复苏处理,维持水、电解质及酸碱平衡,积极治疗肺水肿,纠正低氧血症,防治吸入性肺炎、MODS 等并发症。

现代社会,每天人们在生产劳动和生活中都要与电打交道,甚至有时会触碰到被破坏的高压电线,加上对安全用电缺乏认识,电击伤事件经常发生,是常见的急诊急症,应引起重视。一旦发生电击伤,应遵循以下急诊救治原则:立即使病人脱离电源,检查伤情,心搏骤停者立即给予心肺复苏术,对症治疗、处理外伤和防治并发症。挽救生命优先于保全肢体,维持功能优先于恢复结构。

能力检测

1. 中暑如何进行分级,它的临床表现是什么?
2. 中暑的急救原则是什么?
3. 典型淹溺的临床表现是什么?
4. 淹溺的急救原则是什么?

(杨金玲)

急性中毒

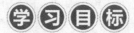

第一节 概　　述

一、毒物及中毒的概念

某种物质接触或进入机体后,与体液、组织相互作用,扰乱或破坏机体的正常生理功能,引起机体功能性或器质性病理改变,具有这种作用的物质称为毒物。根据来源和用途将毒物分为:工业性毒物、药物、农药、有毒动植物和战争毒气。中毒根据毒物作用和性质分为腐蚀性中毒、神经中毒、血液中毒和内脏中毒。毒物可以是固体、液体和气体。

机体过量或大量接触化学毒物,引发组织结构和功能损害、代谢障碍而发生疾病或死亡者,称为中毒。临床上根据病变发生发展过程中毒可分为急性、亚急性和慢性中毒。大量毒物在短时间进入体内,迅速引起中毒症状甚至危及生命者称为急性中毒。小量毒物逐渐进入人体内并蓄积,积累到一定量时所引起的中毒称为慢性中毒。亚急性中毒介于急性中毒和慢性中毒之间。

二、中毒机制

毒物种类繁多,不同毒物有不同的中毒机制,某些毒物可通过多种中毒机制产生毒性作用。

（一）缺氧

窒息性气体如一氧化碳、硫化氢、氰化物等可阻碍氧的吸收、转运或利用,造成机体组织器官缺氧,尤其是脑和心肌对缺氧敏感,易发生损害而出现神志障碍和心律失常、心功能障碍。

（二）抑制酶的活性

有些毒物或其代谢产物抑制酶的活性而对机体发生毒性作用,如有机磷杀虫剂抑制胆碱酯酶、氰化物可抑制细胞色素氧化酶、重金属抑制含硫基酶的活性等。

（三）麻醉作用

有机溶剂(如苯、汽油、煤油)和吸入性麻醉药(如乙醚)有强亲脂性。脑组织和细胞膜脂类含量高,因此毒物可通过血脑屏障进入脑内而抑制脑细胞的功能。

（四）干扰细胞膜或细胞器的生理功能

某些毒物及代谢产物可破坏细胞膜、细胞器的组织结构,干扰细胞膜的离子运动、膜的兴奋性以及干扰细胞的能量代谢等而产生毒性作用。如四氯化碳能使线粒体和内质网变性,导致肝细胞坏死。

（五）竞争受体

某些毒物可阻断神经受体而产生毒性作用。如阿托品竞争阻断毒蕈碱受体。

（六）局部直接刺激腐蚀作用

有些毒物易与接触的组织发生化学反应而引起直接损伤，如强酸、强碱等。

三、病情评估

（一）毒物接触史

详细询问病史是中毒诊断的主要方法。重点询问职业史和中毒史，包括所从事的工种、工龄，接触毒物的种类、时间、途径、量和环境等，以及在相同的工作条件下，其他人员有无类似症状发生。对口服毒物者，应注意询问何时服用何种毒物与剂量，还应了解病人的生活情况、近期精神状况、有无家庭矛盾和中毒前的异常言行等。

（二）临床表现

各种急性中毒的病情轻重、中毒症状与毒物的种类、浓度、接触时间、中毒途径以及个体耐受程度有关，常见毒物中毒的临床症状见表 8-1。

表 8-1 常见毒物中毒的临床症状

	主要表现	常 见 毒 物
皮肤黏膜表现	皮肤黏膜发绀	亚硝酸盐、硝基苯、氰化物、苯胺、萘、磺胺类、亚甲蓝
	皮肤潮红	阿托品类、酒精、硝酸甘油、亚硝酸异戊酯、一氧化碳、烟酸
	皮肤湿润	拟胆碱药（毛果芸香碱、毒扁豆碱）、酒精、吗啡类、五氯酚钠
	皮肤黏膜灼伤	强酸、强碱、甲醛、苯酚
	黄疸	鱼苦胆、毒蕈、四氯化碳、蛇毒
眼睛的变化	瞳孔缩小	有机磷杀虫剂、氨基甲酸酯类杀虫剂、镇静催眠药、吗啡类、拟胆碱药、氯丙嗪、毒蕈碱、咖啡因、交感神经抑制剂、哌唑嗪
	瞳孔扩大	阿托品类、酒精、麻黄碱、肉毒毒素、氰化物、抗组胺药、巴比妥类（亦可缩小）、苯、钡
	失明	甲醇、硫化氢、苯丙胺等
呼吸系统表现	特殊呼吸气味	酒精（酒味）、有机磷杀虫剂（大蒜味）、苯酚（酚味）、氰化物（苦杏仁味）、硝基苯（鞋油味）
	呼吸过速或过深	呼吸中枢兴奋剂、水杨酸类、甲醇、二氧化碳等
	呼吸过慢	催眠药、吗啡等
	呼吸肌麻痹	麻醉药、吗啡类、镇静催眠药、一氧化碳、蛇毒等
	肺水肿	有机磷杀虫剂、百草枯、磷化锌、刺激性气体（氨、氯）等
神经系统表现	昏迷	麻醉药、镇静催眠药、有机磷杀虫剂、吗啡类、酒精、氰化物、亚硝酸盐、硫化氢、苯、一氧化碳、二氧化碳
	谵妄	阿托品、酒精、抗组胺药等
	抽搐	中枢兴奋剂、一氧化碳、亚硝酸盐、硫化氢、氰化物、异烟肼、氯丙嗪、有机磷杀虫剂、有机氯农药、氟乙酰胺等
	瘫痪	一氧化碳、蛇毒、河豚、汞、铅、钡等
	肌纤维颤动	有机磷杀虫剂、氨基甲酸酯类杀虫剂等
	精神失常	一氧化碳、二氧化硫、酒精、阿托品、苯类、四乙铅等
循环系统表现	心动过速	阿托品类、拟肾上腺素类药、颠茄、氯丙嗪、氨茶碱等
	心动过缓	洋地黄、拟胆碱药、夹竹桃、毒蕈、利血平、乌头类等
	血压升高	拟肾上腺素类药、有机磷杀虫剂、烟碱、烟草等
	血压降低	降压药、镇静催眠药、氯丙嗪、乌头类、砷、锑剂等

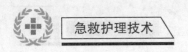

续表

主要表现		常见毒物
消化系统表现	口干	阿托品类、颠茄、麻黄
	流涎	有机磷杀虫剂、拟胆碱药、毒蕈、乌头类等
	呕吐、腹痛、腹泻	细菌性食物中毒、酒精、有机磷杀虫剂、毒蕈、铅、氨茶碱、腐蚀性毒物、抗胆碱药、磷化锌、汞、钡、砷等
泌尿系统表现	尿色异常	亚甲蓝(蓝色尿)、辛可芬、汞盐(樱红色或棕红色尿)、苯胺、酚、萘、亚硝酸盐(棕黑色尿)、麝香草酚(绿色尿)、重金属、四氯化碳、氯仿、氯苯乙烷(黄色尿)等
	血尿、少尿、无尿	氨基糖苷类药物、磺胺类、毒蕈、鱼苦胆、升汞、酚、四氯化碳、蛇毒等
血液系统表现	溶血性贫血	砷化氢、硝基苯、苯胺等
	白细胞减少及骨髓抑制	氯霉素、免疫抑制剂、苯类等
	出血	肝素、双香豆素、蛇毒、阿司匹林、氯霉素、免疫抑制剂等
全身	发热	抗胆碱药、二硝基酚、棉酚等

（三）辅助检查

1. 毒物检测　为了尽快明确诊断,应采集剩余食物、毒物、药物及含毒药物标本,如呕吐物、胃内容物、血液、尿液、大便、头发以及其他可疑品供检,标本应尽量不放防腐剂并尽早送检。

2. 检测某些特异性生化指标或细胞形态　对有机磷杀虫剂(农药)中毒者,测定全血胆碱酯酶活性;怀疑一氧化碳中毒时,测定碳氧血红蛋白;怀疑亚硝酸盐中毒时,测定高铁血红蛋白等。

3. 常规检查　根据病情需要,进行血常规、动脉血气、血清电解质、血糖、肝功能、心电图、超声波等检查,协助诊断和了解各器官的功能情况。

四、救治原则

急性中毒的特点是发病急骤、来势凶猛、进展迅速,且病情多变。情况危急时,首先应进行呼吸、循环功能的支持。急性中毒的急救处理一般分为五个步骤,即立即终止接触毒物,清除尚未吸收的毒物,促进已吸收毒物的排泄,特殊解毒剂的应用及对症治疗。

（一）立即终止接触毒物

迅速脱离有毒环境,应将病人立即移离中毒现场,除去污染衣物。心搏骤停者应立即予以心肺复苏,及时清理呼吸道,维持呼吸、循环功能,并迅速建立静脉通道,以保证各项治疗进行。

（二）清除尚未吸收的毒物

1. 吸入性中毒　立即让病人脱离中毒现场,给予吸氧或呼吸新鲜空气,注意保暖,清除呼吸道分泌物和异物,保持呼吸道通畅,必要时行气管插管。

2. 接触性中毒　立即除去污染衣物,毒物明确者,可用相应的中和剂彻底清洗;毒物不明者,可用生理盐水或清水冲洗污染部位,忌用热水(因可扩张血管,增加毒物吸收),以微温(30～33 ℃)为宜。要特别注意毛发、指甲缝及皮肤皱褶处的清洗。接触腐蚀性毒物者冲洗时间不得少于 30 min。毒物如遇水发生反应而加重对人体的损害,应先将毒物擦拭干净后再用水冲洗。眼内被毒物污染时,应立即用清水(亦可用生理盐水或其他适当溶液如 2％碳酸氢钠溶液)彻底冲洗。常用皮肤清洁剂及其适应证见表8-2。

表8-2　常用皮肤清洁剂及其适应证

毒物种类	皮肤清洁剂
酸性(有机磷、挥发性油剂、甲醛、强酸等)	5％碳酸氢钠或肥皂水
碱性(氨水、氢氧化钠)	3％～5％硼酸、醋酸、食醋
苯类、香蕉水	10％酒精
无机磷(磷化锌、黄磷)	1％碳酸钠

3. 食入性中毒 常采取催吐、洗胃、导泻、灌肠和使用吸附剂等方法清除胃肠道内的毒物,避免毒物吸收,清除毒物进行得越早、越彻底,预后越好。

(1)催吐:适用于食入毒物4~6 h的神志清楚而能合作的病人。方法:用压舌板或手指刺激咽后壁引起呕吐,毒物不易呕出时,饮温开水300~500 mL,然后进行催吐。如此反复进行,直到呕出液体变清为止。也可服用药物催吐,常用药物有吐根糖浆、阿扑吗啡、1‰硫酸铜溶液等。

催吐禁忌证包括:昏迷、惊厥状态者;服用腐蚀性毒物,催吐有可能引起胃穿孔者;原有食管胃底静脉曲张、主动脉瘤、消化性溃疡病者;年老体弱、妊娠、高血压、冠心病、休克者。

(2)洗胃:洗胃是成功抢救中毒病人的关键。一般在经口摄入毒物6 h内均应洗胃,尤其是服毒后1 h内洗胃效果最好。下列情况即使超过6 h,亦应考虑洗胃:摄入毒物量大时,毒物为缓释剂或结块;由于毒物作用或胃的保护性反应而使胃的排空时间延长者;毒物颗粒小,易嵌入黏膜内或由胃再排出者;服药后进食大量牛乳或蛋清者。但服用强腐蚀剂者和原有食管胃底静脉曲张或消化道大出血病史者不能洗胃。惊厥未控制者不宜插管洗胃,强行试插可诱发惊厥。

洗胃前先用注射器抽取胃内容物做毒物鉴定。如无胃内容物抽出,可用注射器注入少量洗胃液,然后再抽,抽出的液体做毒物鉴定。洗胃液的种类根据毒物种类而定,毒物不明者可用清水。毒物明确时可根据毒物类型选用不同的洗胃液(表8-3)。

表8-3 临床常见化学中毒时洗胃液和导泻剂的应用

中毒类型	洗胃液	导泻剂及对抗剂	禁忌药物
农药:DDVP、1605、1509、敌百虫	生理盐水、2%~4%碳酸氢钠溶液	硫酸镁30 g加水500 mL	禁用油类泻剂,1605中毒禁用高锰酸钾,敌百虫中毒禁用碱性药物
安眠药:巴比妥、苯巴比妥、阿米妥等	高锰酸钾溶液(浓度1:5000~1:10000)	硫酸钠10~15 g	禁用碳酸氢钠、硫酸镁
重金属盐类中毒:汞、砷、锌、铅等	生理盐水、2%~4%碳酸氢钠溶液,汞中毒可用蛋白水,磷中毒可用1‰硫酸铜溶液	牛奶、稀粥、蛋白、豆浆	磷中毒禁用高锰酸钾
酚类中毒:来苏儿、石炭酸、煤馏油酚	植物油	牛奶或蛋白水、橄榄油	—
甲醇及酒精中毒	生理盐水、温开水、2%碳酸氢钠溶液	浓咖啡	—
强酸中毒	禁洗胃	橄榄油、牛奶、蛋清	禁洗胃
强碱中毒	禁洗胃	1%醋酸或果汁蛋白、牛奶	禁洗胃

(3)导泻:导泻剂可促进分泌,同时刺激肠蠕动,增加毒物的排出,从而减少在肠内的吸收。泻药更因其渗透压的作用,可妨碍毒物的吸收。适用于服毒超过4 h。洗胃后常用导泻剂硫酸镁或硫酸钠(一般在洗胃后,拔胃管前可由胃管注入25%硫酸钠溶液30~60 mL)。一般不用油类泻药,以免促进脂溶性毒物的吸收。严重脱水及口服强腐蚀性毒物的病人禁止导泻。应根据毒物类型选用不同的导泻剂(表8-3)。

(4)灌肠:适用于毒物吸收缓慢、中毒时间超过4 h而导泻无效者及抑制肠蠕动的药物(如巴比妥类、颠茄类、阿片类)中毒。灌肠常用温水、生理盐水或肥皂水等200~1000 mL,做高位灌肠,以清除肠道毒物。

(5)合理使用吸附剂:吸附剂是指一类可吸附毒物以减少毒物吸收的物质,其主要作用为氧化、中和或沉淀毒物。常用活性炭(20~30 g加入200 mL温水中)或解毒剂(活性炭2份、鞣酸1份、氧化镁1份),洗胃后从胃管注入或口服。

(三)促进已吸收毒物的排泄

1. 强化利尿 大多数毒物进入机体后经由肾脏排泄,因而强化利尿是促进毒物排出最简单而重要的措施。可用于苯巴比妥、水杨酸类等中毒。但如有急性肾功能衰竭则不宜采用利尿方法。常用的方法如下。

（1）通过口服或静脉滴注5％葡萄糖生理盐水或5％～10％葡萄糖，大剂量、快速输入液体以增加尿量，促进毒物的排出。根据尿量，应酌情补充电解质。

（2）静脉注射或静脉滴注呋塞米（速尿）或20％甘露醇等利尿药，促进利尿，保护肾功能，解除某些毒物所致的肺水肿或脑水肿。

（3）静脉滴注碳酸氢钠碱化尿液可以增加弱酸性化合物的排出。

2．吸氧　一氧化碳中毒时，吸氧可使碳氧血红蛋白解离，加速一氧化碳排出。高压氧是治疗一氧化碳中毒的特效疗法。

3．透析　对镇静催眠药、抗生素、生物碱等中毒有效，特别对肾功能减退、血压低、呼吸抑制的病人更具有抢救指征。常用的有腹膜透析、血液透析、血液灌流等方法，一般在中毒后12 h内进行效果更好。

（1）腹膜透析：可用于清除血液中的苯巴比妥、水杨酸盐类、甲醇、茶碱、乙二醇等。

（2）血液透析：氯酸盐、重铬酸盐能损害肾脏引起急性肾功能衰竭，是血液透析的首选指征。

（3）血液灌流：将病人血液流过装有活性炭或树脂的灌流柱，毒物被吸附后，血液再输回病人体内的方法。此法能吸附脂溶性或与蛋白质结合的化学物质，能清除血液中巴比妥类、百草枯等。应注意，血液灌流的并发症较多，使用时需要认真监测和进行必要的补充。

4．血浆置换　将病人的血液引入血浆交换装置，将含有有害物质的血浆弃去并补充相应的正常血浆或代用液。适用于与血浆蛋白结合度高的药物中毒，如蛇毒、砷、洋地黄中毒等。本法操作复杂，代价较高。

（四）特殊解毒剂的应用

1．有机磷解毒剂　有机磷杀虫剂中毒解毒方法是使用生理拮抗性解毒剂对抗乙酰胆碱蓄积（常用阿托品），用胆碱酯酶复能剂恢复酶的活力（常用解磷定）。

2．金属中毒解毒剂　此类解毒剂是一些能与多种金属或金属离子配合成稳定配合物的配合剂。所生成的配合物是无毒的或低毒的，并能从肾脏排泄。常用的如下：①依地酸二钠，用于治疗铅中毒。用法：每天1 g加入5％葡萄糖250 mL中稀释后静脉滴注。②二巯丙醇，用于治疗砷、汞中毒。用法：急性砷中毒，第1～2天2～3 mg/kg，每4～6 h 1次，肌内注射，第3～10天，每天2次。

3．高铁血红蛋白血症解毒剂　小剂量亚甲蓝（美蓝）可使高铁血红蛋白还原为正常血红蛋白，用于治疗亚硝酸盐、苯胺、硝基苯等中毒引起的高铁血红蛋白血症。用法为1％亚甲蓝5～10 mL（1～2 mg/kg）稀释后静脉注射。

4．中枢神经抑制药物解毒　纳洛酮是阿片类麻醉药的解毒药，对麻醉镇痛药引起的呼吸抑制有特异的拮抗作用。氟马西尼是苯二氮䓬类中毒的拮抗剂。

（五）对症治疗

多数急性中毒无特效解毒方法，因此对症治疗非常重要，其目的在于保护重要器官，使其恢复功能。严重中毒，出现昏迷、肺炎、肺水肿以及循环、呼吸、肾功能衰竭时，应积极采取相应的有效措施，如心搏骤停者应立即心肺复苏，惊厥者应用抗惊厥药物苯巴比妥钠，脑水肿者应用甘露醇行脱水疗法等。

五、护理措施

（一）病情观察

对中毒病人，精心护理是抢救成功的关键，维持及保护生命器官的功能，病人神志、瞳孔和生命体征的变化以及出入液量的变化是病情观察的要点。病情观察时应注意以下几个方面。

1．密切观察病情变化　观察病人神志、呼吸、心率、脉搏、血压等生命体征的变化，详细记录出入量。注意观察呕吐物及排泄物的性状，必要时留标本送检。昏迷病人要做好皮肤护理，防止压疮发生；经常为病人做肢体的被动运动，防止肌肉僵直及静脉血栓形成；如有皮肤溃疡及破损应及时处理，预防感染。

2．保持呼吸道畅通　及时清除呼吸道分泌物，给予氧气吸入，必要时插入气管等。

3. 做好心脏监护 以便及早发现心脏损害,及时进行处理。

4. 维持水及电解质平衡 护理人员要注意观察病人的尿量、每日进食量、口渴及皮肤弹性情况,呕吐、腹泻情况,并及时给予适量补液。严重呕吐、腹泻者应详细记录呕吐物的颜色和量。注意尿量以及血压与尿量的关系,若尿量小于 1000 mL/d,尿比重大于 1.020,提示血液浓缩,需适当补液;血压正常而尿量减少提示失水;血压下降且尿量减少提示缺水或缺乏胶体物质或两者均缺乏。

（二）洗胃的护理

1. 洗胃方法

（1）经胃管手动或电动洗胃法:运用全自动洗胃机或人工操作完成。

（2）切开洗胃法:适用于早期严重中毒病人。优点是洗胃彻底,但损伤大,且可能导致毒物直接进入血循环,目前已较少应用。

2. 全自动洗胃机洗胃操作步骤

（1）准备用物:全自动洗胃机、塑料桶 2 个(其中 1 个装冷开水)、橡皮单、治疗巾、弯盘、开口器、压舌板、胃管、液体石蜡、棉签、胶布、听诊器、20 mL 注射器、血管钳 1 把、纱布 1 块、温开水。

（2）携用物至床边,核对床号、姓名,做好解释以取得病人合作。

（3）准备好洗胃机,将进水管放于洗胃液桶中,排水管置于污水桶中,连接电源。

（4）病人去枕左侧卧位,头下、胸前垫橡皮单和治疗巾,弯盘置口角旁,测量胃管长度,并做好标记。

（5）用液体石蜡润滑胃管,从口腔插入,证实胃管已入胃后,用胶布固定。

（6）胃管与洗胃机相接,打开电源开关,按下工作开关,按复位键使计数呈零位,洗胃机开始工作,进入自动调节过程。洗胃至排出的液体澄清无味时停止洗胃。

（7）整理用物,观察并记录洗胃液的量、颜色及病人的反应,并做好记录。

（8）清理洗胃机:洗胃机用后应严格清洗和消毒。洗胃机与胃管连接的胶管放在 1∶200 的 84 消毒液内浸泡消毒。塑料桶内备足够的清水,让洗胃机开始工作,清洗 20 次左右即可。

3. 洗胃注意事项

（1）方法的选择:神志清醒者,说明目的,争取合作,采取口服催吐洗胃。昏迷病人必须采取洗胃管洗胃。如服毒量大或胃管堵塞或反复插管失败而且必须迅速彻底清除毒物者,可行切开洗胃术。

（2）胃管的选择:应选择大口径且有一定硬度的胃管,并可在头端剪几个侧孔,以免堵塞及引流不畅。

（3）置入胃管注意点:插入长度大约为从鼻尖至耳垂再至剑突的距离,45~55 cm。插入胃管后,可先用注射器抽吸,如吸出胃内容物则证明胃管在胃内;如不能判定,可将胃管的尾端置于水中,如有气泡逸出,提示胃管插入气管内,应立即拔出重插;也可用注射器向胃管注入 10 mL 空气,同时用听诊器听病人胃部,有气过水声则证明胃管在胃内。

（4）洗胃液的温度:应控制在 35 ℃左右,不可过热或过冷。过热可促进局部血液循环,加快吸收;过冷可能加速胃蠕动,从而促进毒物排入肠腔。

（5）严格掌握洗胃原则:先出后入、快进快出、出入基本平衡。每次灌洗量为 300~500 mL,量少不易抽吸干净,过多则可能引起急性胃扩张,使毒物进入肠道,甚至导致胃穿孔。直到洗出的胃液澄清为止,一般洗胃液总量为 25000~50000 mL。

（6）严密观察病情:首次抽吸物应留取标本做毒物鉴定。洗胃过程中防止误吸,有出血、窒息、抽搐及胃管堵塞时应立即停止洗胃,并查找原因。

（7）全自动洗胃机洗胃注意事项:①洗胃机工作时应水平放置,必须妥善接地,以防电击伤;②掌握适当的抽吸和注入压力,以小于 40 kPa 为宜,抽吸平衡,一次量不宜过大;③防止空洗、空吸,及时添加洗胃液;④饱餐后服毒者可先催吐,以防食物残渣形成活瓣。

（8）洗胃完毕,胃管宜保留一定时间,不宜立即拔出,以利于再次洗胃,尤其是有机磷杀虫剂中毒者,胃管应保留 24 h 以上,便于反复洗胃。

（三）一般护理

1. 饮食 病情许可时,鼓励病人多进高蛋白质、高碳水化合物、高维生素的无渣饮食。腐蚀性毒物中

毒者应早期给予乳类等流质食物。

2. 口腔护理 吞服腐蚀性毒物者应特别注意口腔护理,密切观察口腔黏膜的变化。

3. 对症护理 根据病人病情开展护理,要注意肢体保暖,昏迷者必须保持呼吸道通畅,维持呼吸功能,定时翻身;高热者可采用物理降温等;尿潴留者给予导尿等。

4. 心理护理 对服毒自杀转危为安者应做好心理护理,为其提供"宣泄"的机会,提供情感上的支持。同时做好家属及其他亲人的工作,以消除病人的后顾之忧;清醒病人不可独居一室。

(四)健康教育

1. 普及防毒知识 介绍有关中毒的预防和急救知识,如冬天预防煤气中毒;农村喷洒农药季节预防农药中毒等。

2. 注意饮食卫生 不吃有毒和霉变的食物;不吃新近腌制的咸菜,变质韭菜、菠菜、萝卜等;不吃有毒的蘑菇、发芽的马铃薯、河豚等。

3. 加强毒物管理和个人防护 完善毒物管理制度,做好劳动防护。厂矿、有毒车间和岗位应加强通风,工人定期体检。严格保管好农药,使用时做好个人防护。

第二节　常见急性中毒救护

一、细菌性食物中毒

细菌性食物中毒是指由于进食被细菌或其细菌毒素所污染的食物而引起的急性中毒性疾病,又称为食物中毒感染。其中前者亦称为感染性食物中毒,病原体有沙门菌、副溶血性弧菌(嗜盐菌)、大肠杆菌、变形杆菌等;后者则称为毒素性食物中毒,由进食含有葡萄球菌、产气荚膜杆菌及肉毒杆菌等细菌毒素的食物所致。临床上可分为胃肠型食物中毒与神经型食物中毒两大类。本病的流行特征有季节性,多发生于夏、秋季。有共同的传染源,发病较集中,以暴发和集体发作的形式表现。传染源是被感染的人和动物。传播途径是通过食用被细菌或其毒素污染的食物而传播。

(一)病因与病原菌

1. 生熟交叉污染 如熟食品被生食品原料污染,或被与生食品原料接触过的表面(如容器、手、操作台等)污染,或接触熟食品的容器、手、操作台等被生的食品原料污染。

2. 食品储存不当 如熟食品在 $10\sim60\ ℃$ 的温度条件下存放时间应少于 2 h,长时间存放就容易引起变质。另外把易腐原料、半成品食品在不适合的温度下长时间储存也可能导致食物中毒。

3. 食品未烧熟煮透 如食品烧制时间不足、烹调前未彻底解冻等原因,使食品加工时中心部位的温度未达到 70 ℃。

4. 从业人员带菌污染食品 从业人员患有传染病或是带菌者,操作时通过手部接触等方式污染食品。

(二)病情评估

1. 病史 有进食可疑被污染食物史,如已变质的食品、海产品、腌制品、未加热处理的卤菜或病畜等。同时询问进餐情况、进餐时间和同时进餐者有无同样的症状。

2. 临床表现 细菌性食物中毒的特征如下:①在集体用膳单位常呈暴发起病,发病者与食入同一污染食物有明显关系;②潜伏期短,突然发病,临床表现以急性胃肠炎为主,肉毒杆菌中毒则以眼肌、咽肌瘫痪为主;③病程较短,多数在 2～3 天内自愈;④多发生于夏、秋季。

细菌毒素引起的细菌性食物中毒,常无发热。葡萄球菌肠毒素食物中毒的主要症状为恶心、剧烈反复呕吐、上腹痛、腹泻等。肉毒杆菌中毒的主要症状为头晕、头痛、视力模糊、眼睑下垂、张目困难、复视,随之出现吞咽困难、声音嘶哑等,最后可因呼吸困难而死亡。病人一般体温正常、意识清楚。

(1)沙门菌食物中毒:潜伏期一般为 4～24 h,亦可短至 2 h,长达 2～3 天。起病急,先有腰痛、恶心,食物中毒引起腹痛、腹泻、呕吐,继而腹泻、水样便、恶臭,偶带脓血,一日大便数次至数十次不等。体温可达 38～40 ℃,严重病例可发生抽搐甚至昏迷。老、幼、体弱者若不及时抢救,可发生死亡。

(2)副溶血性弧菌食物中毒:潜伏期 6～12 h,突然发病,发热不高,多以上腹部绞痛开始,迅速出现呕吐和腹泻,一日大便数次至十数次,大便为黄水样或黄糊状,1/4 病例呈血水样或洗肉水样。吐泻严重者,可致脱水和休克。病程一般为 2～4 天。

(3)葡萄球菌食物中毒:潜伏期为 1～6 h,突然起病,上腹痛和腹泻,以呕吐最为显著。一般在数小时至 1～2 天内迅速恢复。

3. 辅助检查 细菌培养:对可疑食物、病人呕吐物、粪便进行细菌培养。查到病原体即可确诊。

(三)救治措施

1. 洗胃 对食用可疑食物而无呕吐和腹泻者,立即予以催吐洗胃,可用机械催吐或用吐根糖浆 15～20 mL 催吐。然后用活性炭 25～30 g 加水 50 mL 配制成混悬液口服,并用硫酸镁 15～30 g 口服导泻,必要时插胃管彻底洗胃。

2. 维持水、电解质平衡 鼓励病人多喝糖盐水等,对不能口服者静脉滴注等渗葡萄糖溶液或生理盐水,脱水严重者,可快速滴注。同时注意纠正酸中毒、低钾血症等。

3. 对症处理 腹痛明显者,可给予阿托品 0.5 mg,肌内注射。烦躁不安、抽搐者可用安定 10 mg,肌内注射。高热病人,首先给予物理降温,必要时静脉注射地塞米松 5～10 mg 或氢化可的松 50～100 mg 加入补液中。感染严重者,予以抗生素治疗。

(四)护理措施

1. 留取标本 注意收集残剩食物、呕吐物、排泄物做检查。

2. 病情观察 对呕吐、腹泻者注意观察记录呕吐物和排泄物的性状、数量、颜色、气味等。对中毒严重、呕吐和腹泻量大的病人,密切观察血压、脉搏,防止发生低血容量性休克。

3. 一般护理 急性期应卧床休息,病情许可时,进食清淡易消化的无渣饮食;及时清理呕吐物,保持病人衣物及床单位的清洁;病情严重者,注意协助病人,防止发生晕倒。

4. 对症护理 呕吐者,使其头偏向一侧,防止误吸;腹泻频繁的病人,及时清洗肛门外周,防止湿疹的发生;高热者给予降温;应用抗生素者,密切观察药物的作用及副作用。

(五)健康教育

讲究饮食卫生,防止食品被细菌污染。加强食品卫生管理是预防本病的关键措施。加强饮食卫生宣教,不吃病死的牲畜或家禽。防止生熟食物交叉污染。肉类、海产品等要充分煮熟。加工人员要注意个人卫生,饭前便后要洗手。剩余食物应低温保存、缩短储存时间,吃前一定要加热。

二、有机磷杀虫剂中毒

有机磷杀虫剂属有机磷酸酯类化合物,是目前使用最多的杀虫剂。按毒性大小分为:剧毒类,如甲拌磷(3911)、内吸磷(1059)、对硫磷(1605);高毒类,如甲基对硫磷、氧化乐果、敌敌畏;中度毒类,如乐果、美曲膦酯(敌百虫)、乙硫磷(碘依可酯);低毒类,如马拉硫磷等。有机磷杀虫剂性状为油状液体,呈淡黄色至棕色,具有大蒜臭味。一般不溶于水,而溶于有机溶剂及动植物油,对光、热、氧均较稳定,遇碱易分解破坏,敌百虫例外,敌百虫为白色结晶,能溶于水,遇碱可转变为毒性较大的敌敌畏。

(一)病因与发病机制

1. 病因

(1)生产性中毒:有机磷杀虫剂的生产、使用过程中,由于安全措施不力或没有严格执行操作规程,从而造成中毒。如生产设备陈旧,密封不严,或精制、出料和包装过程中,手套破损或衣服和口罩污染使杀虫剂经皮肤和呼吸道吸收所致。

(2)生活性中毒:食用了被有机磷杀虫剂污染的水源和食物等;也有因误用有机磷杀虫剂治疗皮肤病或驱虫、杀灭蚊蝇而发生中毒。

2. 毒物的吸收和代谢 有机磷杀虫剂可经消化道、呼吸道、皮肤黏膜吸收侵入机体引起中毒。通过

细胞表面生物膜吸收后,随血液循环迅速分布于全身各器官或组织内,但在器官或组织中分布并不均匀,以肝脏浓度最高,其次为肾、肺、脾等。有机磷杀虫剂最终大部分由肾脏、小部分由粪便排出,排泄较快,均能在 24 h 内排出,体内无累积作用。

3. 中毒途径与中毒机制

1) 中毒途径

(1) 经皮肤黏膜进入人体 经皮肤被吸收是最常见的吸收途径。大部分有机磷杀虫剂都能经过完好的皮肤吸收,且吸收后在皮肤表面不留任何痕迹,尤其是人体皮肤温度较高或皮肤正在出汗时。只有极少数的有机磷杀虫剂不能经过完好皮肤吸收,但它们对皮肤有刺激作用或对指甲有腐蚀作用。当皮肤破裂、有伤口或出疹时,有机磷杀虫剂接触皮肤后的吸收量要大于经完整皮肤的吸收量。

(2) 经消化道进入人体 经消化道进入人体的有机磷杀虫剂一般在胃和肠内被吸收,从而危害身体健康,其对人体毒害作用的大小主要取决于被吸收的杀虫剂量的多少。多由于误服、误用引起,此外还有服毒自杀及谋杀他人而中毒者。

(3) 经呼吸道进入人体 若有机磷杀虫剂呈气体或蒸气状悬浮于空气中,可随呼吸进入肺内。与其他经皮、经口途径一样,经肺进入体内的有机磷杀虫剂的吸收剂量取决于雾、蒸气或粉尘中有机磷杀虫剂的浓度。浓度大,造成的危害也就可能大。需要指出的是,不能仅凭气味来判断空气中有机磷杀虫剂的浓度,因为不同的有机磷杀虫剂产生的气味不同,很多有机磷杀虫剂的气味来自其溶剂,比如马拉硫磷就有很浓的蒜臭味。

2) 中毒机制 吸收的有机磷杀虫剂在体内分布于各器官,其中以肝脏含量最大,脑内含量则取决于杀虫剂穿透血脑屏障的能力。体内的有机磷首先经过氧化和水解两种方式生物转化。氧化使毒性增强,如对硫磷在肝脏内氧化酶的作用下,氧化为毒性较大的对氧磷。水解却可使毒性降低,对硫磷在氧化的同时,被磷酸酯酶水解而失去作用。经氧化和水解后的代谢产物,部分直接经尿排出,而部分再经葡萄糖醛酸与硫酸结合反应后随尿排出。有机磷杀虫剂中毒的主要机理是抑制胆碱酯酶的活性。有机磷与胆碱酯酶结合,形成磷酰化胆碱酯酶,使胆碱酯酶失去催化乙酰胆碱水解的作用而大量蓄积,作用于胆碱能受体,导致胆碱能神经系统功能紊乱。

有机磷与胆碱酯酶结合形成的磷酰化胆碱酯酶有两种形式。一种结合不稳固,如对硫磷、内吸磷、甲拌磷等,部分可以水解复能;另一种形式结合稳固,如三甲苯磷、敌百虫、敌敌畏、对溴磷、马拉硫磷等,使被抑制的胆碱酯酶不能再复能,可谓胆碱酯酶老化。胆碱酯酶不能复能,可引起周围神经和脊髓长束的轴索变性,发生迟发性周围神经病。

(二) 病情评估

1. 病史 评估病人有无毒物接触史,口中、身上或呕吐物中有特殊的大蒜味。如为职业性中毒,应评估接触史、中毒途径是生产还是使用过程中毒。如为生活性中毒,应评估是误服、自服或食用被农药污染的食品等所致。如为口服途径,应确定有无自杀的可能。如为呼吸道中毒时应了解空气中毒物的浓度、风向、风速及接触时间。

2. 临床表现 有机磷杀虫剂中毒的临床表现,因进入人体内的途径、药物种类和吸收的量不同而异。主要分为毒蕈碱样症状、烟碱样症状及中枢神经系统症状等。

(1) 毒蕈碱样症状:又称 M 样症状,这类症状出现最早,主要是由副交感神经末梢兴奋所致,表现为平滑肌痉挛、腺体分泌增加。如瞳孔缩小、恶心、呕吐、腹痛、腹泻、多汗、流涎、流泪、心率减慢、血压下降、心律失常、支气管痉挛、呼吸困难、肺水肿、大小便失禁。严重病人出现肺水肿。

(2) 烟碱样症状:又称 N 样症状,由交感神经节和横纹肌活动异常引起。表现为肌束颤动、牙关紧闭、抽搐、全身紧束压迫感,病人常诉全身肌肉紧束,有"穿橡皮衣"感。而后发生肌力减退和瘫痪,呼吸肌麻痹引起周围性呼吸衰竭。

(3) 中枢神经系统症状:主要表现为头痛、头晕、疲乏、共济失调、烦躁不安、意识模糊、谵妄、抽搐和昏迷等。

(4) 中毒后"反跳"现象:由于残留在皮肤、毛发和胃肠道的有机磷杀虫剂重吸收或解毒药停用过早或减量过快等原因,经急救后临床症状好转,可在数日至一周内突然再次昏迷,甚至发生肺水肿或突然死亡,此为中毒后"反跳"现象。中、低毒类杀虫剂(乐果、马拉硫磷)发生"反跳"的机会多,而剧毒和高毒类则较少。

(5)迟发性多发性神经病:个别中毒病人,在急性中毒症状消失后2～3周出现感觉、运动型多发性神经病变,主要累及肢体末端,表现为下肢瘫痪、四肢肌肉萎缩症状。

(6)中间型综合征:少数病人在急性中毒后24～96 h突然发生以呼吸肌麻痹为主的症候群。病前先有颈、上肢和呼吸肌麻痹,累及颅神经者,出现睑下垂、眼外展障碍和面瘫。

(7)局部损害:敌敌畏、敌百虫、对硫磷接触皮肤后可引起过敏性皮炎,并可出现水疱(可脱皮)。有机磷杀虫剂滴入眼内可引起结膜充血和瞳孔缩小。

3. 实验室检查

(1)全血胆碱酯酶活力(CHE)测定:诊断有机磷杀虫剂中毒的特异性指标,能反映中毒的严重程度、判断疗效和估计预后。正常值为100%,急性有机磷杀虫剂中毒时CHE低于70%即有意义。

(2)尿中有机磷杀虫剂分解产物测定:对病人胃内容物或呼吸道分泌物做有机磷化合物鉴定,或尿中有机磷分解产物测定,有助于诊断。

(3)行常规检查,如血常规、血气分析、肝功能、肾功能、心电图、X线等检查。

4. 病情判断

(1)轻度中毒　以轻度的毒蕈碱(M)样症状为主,表现为头晕、头痛、恶心、呕吐、多汗、胸闷、视力模糊、乏力、瞳孔缩小等。全血胆碱酯酶活力一般在50%～70%。

(2)中度中毒　为典型毒蕈碱(M)样症状和烟碱(N)样症状,除上述症状外,还有肌纤维颤动、瞳孔明显缩小、轻度呼吸困难、流涎、腹痛、共济失调等。全血胆碱酯酶活力降至30%～50%。

(3)重度中毒　除上述表现外,出现中枢神经系统异常、呼吸和循环的衰竭,表现为惊厥、昏迷、肺水肿、呼吸肌麻痹、脑水肿、血压下降等。全血胆碱酯酶活力降至30%以下。

(三)救治措施

1. 迅速清除毒物

(1)消化道中毒应立即催吐、洗胃,不必过分强调催吐,洗胃应尽早、充分、彻底。可用清水、2%碳酸氢钠或1:5000高锰酸钾溶液,直至洗至无大蒜味为止,然后给予硫酸钠导泻。敌百虫中毒时,忌用碳酸氢钠等碱性溶液洗胃,因可使之变成比它毒性更大的敌敌畏。对硫磷、内吸磷、甲拌磷、马拉硫磷、乐果等硫代磷酸酯类忌用高锰酸钾溶液等氧化剂洗胃,因硫代磷酸酯被氧化后毒性可增加。

(2)皮肤黏膜吸收中毒者应立即脱离现场,脱去污染衣服,用肥皂水反复清洗污染皮肤、头发和指甲缝隙部位,禁用热水或酒精擦洗,以防止皮肤血管扩张,促进毒物吸收。眼部污染可用2%碳酸氢钠溶液、生理盐水或清水连续冲洗。

(3)呼吸道中毒者应立即撤离现场,呼吸新鲜空气,保持呼吸道通畅。

2. 解毒药物的使用

(1)抗胆碱药　最常用药物为阿托品。阿托品能阻断乙酰胆碱对副交感神经和中枢神经系统毒蕈碱受体的作用,对控制毒蕈碱(M)样症状和中枢神经系统症状有效。能解除平滑肌痉挛,抑制支气管腺体分泌以利于呼吸道通畅,缓解呼吸困难的症状,防止肺水肿。但对烟碱(N)样症状和胆碱酯酶活力恢复无效。阿托品用量应根据中毒程度而定。轻度中毒可皮下注射阿托品1～2 mL 每1～2 h一次,中、重度(包括昏迷)中毒可静脉给药。阿托品使用原则是早期、足量、反复给药,直到毒蕈碱样症状明显好转或有"阿托品化"表现为止。阿托品化表现为瞳孔较前扩大、颜面潮红、口干、皮肤干燥、肺部湿啰音减少或消失、心率加快等。达到阿托品化后病人仍出现面部、四肢抽搐,进一步治疗应为重用胆碱酯酶复能剂。用药过程中,若出现阿托品中毒表现:口干、皮肤紫红、高热、呼吸急促、心动过速、瞳孔散大、视力模糊、谵妄及躁狂等,以中枢兴奋症状为主要表现,重则转为抑制,出现昏迷,甚至呼吸肌麻痹而死亡,则应减少阿托品剂量或停药。

(2)胆碱酯酶复能剂　此类药物能使抑制的胆碱酯酶恢复活性,改善烟碱(N)样症状如缓解肌束震颤,促使昏迷病人苏醒。但对解除毒蕈碱(M)样症状效果差。目前常用药物有碘解磷定、氯解磷定和双复磷。使用复能剂时应注意副作用,如短暂的眩晕、视力模糊或复视、血压升高等。碘解磷定注射后可引起

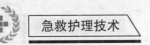

恶心、呕吐、心率增快以及心电图出现暂时性 S-T 段压低和 Q-T 时间延长。注射速度过快引起眩晕、视力模糊、复视、动作不协调。剂量过大可抑制胆碱酯酶、抑制呼吸和引起癫痫发作。双复磷常见副作用有口干、四肢及全身麻木、恶心、呕吐等,数小时后可自行消失。剂量过大可引起室性早搏和传导阻滞、心室纤颤。中、重度中毒时,阿托品与胆碱酯酶复能剂合用,两者协同疗效更好,此时阿托品用量需酌减。总而言之解毒剂的使用原则是足量、尽早、联合、重复给药。

(3)复方制剂 既能恢复胆碱酯酶活力,又能同时对抗毒蕈碱样症状、烟碱样症状和中枢神经系统症状。该制剂起效快、作用时间持久,目前临床已广泛应用。常用解磷注射液,轻度中毒,首次剂量为 1～2 mL;中度中毒,首次剂量为 2～4 mL,必要时可重复应用 2 mL;重度中毒,首次剂量为 4～6 mL,必要时可重复用药 2～4 mL。一般采用肌内注射,必要时可静脉注射。

3. 对症治疗 有机磷中毒的死因主要为呼吸衰竭,其原因是肺水肿、呼吸肌瘫痪或呼吸中枢抑制所致,故维持正常呼吸功能极其重要。及时给氧、吸痰、保持呼吸道通畅。必要时气管插管、气管切开或应用人工呼吸机。防治感染应早期应用抗生素,输液可加速毒物排出,并可补偿丢失的液体、电解质,纠正酸碱平衡紊乱和补充营养。

(四)护理措施

1. 一般护理

(1)密切观察病情 定时测量生命体征,注意观察意识、瞳孔和尿量的变化,了解全血胆碱酯酶活力测定的结果,密切观察解毒药的疗效及不良反应。

(2)详细记录出入量 病人在频繁呕吐、大汗、洗胃、进食减少的过程中,容易出现脱水、电解质紊乱,应及时按医嘱补液,但输液速度不可过快,以免出现肺水肿。

(3)保持呼吸道通畅 在治疗过程中要特别注意保持呼吸道通畅,防止肺水肿、脑水肿和呼吸衰竭,预防感染。有呼吸肌麻痹征象时及时给予气管插管,间断或持续应用呼吸机辅助呼吸。

(4)饮食护理 口服有机磷杀虫剂中毒病人经洗胃或催吐治疗以后一般要禁食 1～2 天,必要时可再洗胃,以彻底清除胃内残留毒物。在无胃出血、胰腺炎等并发症的前提下,可开始进食,先以流质食物开始,逐渐改为半流质食物、普食。早期进食不仅可稀释毒物,促进毒物排泄,保护胃肠黏膜屏障,还可以纠正水、电解质、酸碱平衡紊乱并提供能量支持,进而减少中毒后各种感染、多器官衰竭等并发症的发生,从而缩短住院时间,提高抢救成功率,且不增加中毒反跳的发生。

2. 清除毒物的护理 喷洒有机磷杀虫剂中毒者除脱去衣物用清水冲洗皮肤外,还应注意指甲缝隙、头发是否清洗过,避免遗留毒物,引起病情反复。协助医生进行洗胃,洗胃后仍需保留胃管 24 h 以上,以便反复洗胃。洗胃原则为持续减压、反复进行。

3. 使用解毒药物的护理

(1)应用阿托品的观察与护理 阿托品开始剂量宜大,尽快达到阿托品化,适量的阿托品维持可使中毒症状逐渐缓解,但过量或不足都直接影响疗效。在使用过程中,应密切观察神志、瞳孔、脉搏、心率、呼吸、血压的变化并详细记录。熟悉阿托品化的标准,如病人出现烦躁不安、胡言乱语、皮肤潮红、高热、心动过速、瞳孔散大、对光反射消失,提示阿托品中毒,应及时给予减量或停用阿托品继续观察。阿托品化与阿托品中毒的主要区别见表 8-4。个别病人经治疗后症状及体征基本消失,但突然出现呼吸增快、血压升高、出汗、散大瞳孔开始变小,或者胸闷气短、唾液明显增加,提示有反跳的可能,要密切观察病情变化,及早发现,协助医生寻找反跳的原因,给予相应的处理。

表 8-4　阿托品化与阿托品中毒的主要区别

项　　目	阿托品化	阿托品中毒
神经系统	意识清楚或模糊	谵妄、幻觉、躁狂、双手抓空、抽搐、昏迷
皮肤	潮红、干燥	紫红、干燥
瞳孔	由小扩大后不再缩小	极度散大

续表

项 目	阿托品化	阿托品中毒
体温	正常或轻度升高	高热,>40 ℃
心率	≤120 次/分,脉搏快而有力	心动过速,甚至有室颤发生

(2)应用胆碱酯酶复能剂的观察与护理　解磷定能使磷酰化胆碱酯酶脱去磷酸基,从而恢复酶的活性,并可直接与血中有机磷结合成无毒性物质排出体外,此类药物对解除烟碱样毒性作用较明显,所以与阿托品合用有协同作用,首次使用可缓慢静脉注射,病人症状好转给予相应的处理。不宜注射过快,注意观察各种毒副作用。解磷定忌与碱性药物配伍,否则可分解成剧毒的氰化物。

(3)呼吸中枢兴奋剂的使用　必要时给予呼吸中枢兴奋剂尼可刹米,忌用抑制呼吸中枢的药物如吗啡、巴比妥类。

(4)对症护理　昏迷病人要做好口腔、皮肤护理,定时翻身、叩背,需注意防止压疮的发生。若病人出现发热,应注意体温的改变,出现高热要及时降温处理。

(5)心理护理　有些自服有机磷杀虫剂者,往往不配合医生的治疗,必须耐心了解病人自服农药的动机或原因,从社会环境、心理方面进行分析,针对自杀者的不同情况,因人而异地做好心理疏导工作,使其摆脱悲观厌世的消极情绪,消除其心理障碍,提供情感上的支持,并认真做好家属工作。

(五)健康教育

(1)喷洒农药时要穿质厚的长袖上衣及长裤,扎紧袖口、裤管,戴口罩、手套。

(2)如衣服被污染要及时更换并清洗皮肤。

(3)手脚不直接接触经药剂处理污染过的土壤、水渠、池塘等。

(4)使用或接触有机磷杀虫剂的工作人员,工作时间或工作后不洗手、脸就吃东西、饮水或吸烟可导致中毒,需重视。

(5)不用盛放过有机磷杀虫剂的容器作为饮用水的容器或用于储存、盛放食物。勿将已用过的或空的有机磷杀虫剂容器随便放置,避免儿童拿它们作玩具用,从而使其接触农药,进而经口进入体内。

(6)在接触有机磷杀虫剂时,对有伤口的皮肤部位要加以重点保护,应该用不透水的敷料遮盖伤口和出疹部位,并且每天更换。

三、一氧化碳中毒

一氧化碳(CO)是无色、无臭、无味、有毒的气体,不溶于酸或碱的溶液,难溶于水。凡含碳物质燃烧不完全,都可产生一氧化碳。因其和空气密度相差很小,如不注意煤气管道的密闭和环境的通风等预防措施,人吸入空气中一氧化碳含量>0.01%,即有引起急性中毒的危险;空气中浓度>0.5%,1~2 min 即可使人昏倒并快速死亡;空气中浓度>12.5%,有引起爆炸的危险。急性一氧化碳中毒是较为常见的生活性中毒和职业性中毒。急性一氧化碳中毒,俗称煤气中毒,它是指机体吸入大量的一氧化碳所致的急性缺氧性疾病,脑、心对缺氧最敏感,常最先受损。煤气中含一氧化碳 30%~40%。

(一)病因与发病机制

1. 病因

(1)工业中毒:炼钢、炼焦、一氧化碳烧窑等工业生产中,由于炉门关闭不严或管道泄漏及煤矿瓦斯爆炸等都有大量一氧化碳产生。

(2)日常生活中毒:室内门窗紧闭,火炉无烟囱,或烟囱堵塞、漏气、倒风以及在通风不良的浴室内使用燃气加热器淋浴都可发生一氧化碳中毒。失火现场空气中一氧化碳浓度可高达 10%,也可发生中毒。

2. 发病机制　一氧化碳中毒主要引起组织缺氧。一氧化碳由呼吸道进入肺泡后 85%与血液红细胞中的血红蛋白(Hb)结合,形成稳定的碳氧血红蛋白(COHb)。一氧化碳和血红蛋白的亲和力比氧和血红蛋白的亲和力大 200~300 倍,COHb 不能携带氧,且不易解离,使血红蛋白氧解离曲线左移,使血液的携氧功能发生障碍,而造成组织急性缺氧,出现呼吸、循环和神经系统的病变。此外,一氧化碳还可抑制细胞色素氧化酶,直接抑制组织细胞内呼吸。其中对缺氧最敏感的脑和心肌最先受累,出现中毒性脑水肿、心肌损害和心律失常等。

(二)病情评估

1. 病史 一般均有一氧化碳吸入史。注意了解中毒时所处的环境,如室内炉火、煤气以及室内其他人员情况、停留时间等。神志清楚者可询问病人本人,神志不清或企图自杀者应向病人亲属、同事、亲友或现场目击者了解情况。

2. 临床表现 急性一氧化碳中毒症状的轻、重与吸入一氧化碳的浓度、吸入时间长短成正比,同时也与病人中毒前的健康状况,如有无心血管疾病和脑血管病,以及中毒时有无体力活动等有关。按中毒程度可将其分为三级。

轻度中毒:病人有剧烈的头痛、头晕、四肢无力、恶心、呕吐、视物不清、感觉迟钝、嗜睡、意识模糊、谵妄、幻觉、抽搐等。脱离中毒环境并吸入新鲜空气或氧气后,症状消失很快。血液 COHb 浓度10%～30%。

中度中毒:病人除有轻度中毒症状外,意识障碍表现为浅至中度昏迷,病人面色潮红、口唇黏膜呈樱桃红色,瞳孔对光反射和角膜反射迟钝,腱反射减弱,呼吸、血压和脉搏可有改变。经治疗可恢复且无明显并发症。血液 COHb 浓度为30%～50%。

重度中毒:病人迅速出现深昏迷或呈去大脑皮质状态,表现为惊厥、呼吸困难以致呼吸衰竭,常并发脑水肿、休克、严重心肌损害、肺水肿、上消化道大出血、脑局灶损害体征,死亡率高,抢救成活者多留有不同程度的后遗症。一般昏迷时间越长,预后越差,常留有痴呆、记忆力和理解力减退、肢体瘫痪等后遗症。血液COHb 浓度在50%以上。

3. 迟发性脑病 急性 CO 中毒重症病人在抢救意识清醒后,间隔数日、数周甚至长达 2 个月的"清醒期"后,又出现一系列神经系统严重损害表现,称为迟发性脑病,多在急性中毒后1～2周内发生。昏迷时间超过48 h者,迟发性脑病发生率高。常有下列临床表现。①精神意识障碍:呈痴呆、谵妄或去大脑皮质状态。一般急性痴呆者占86%,行为紊乱为首发表现,还可能精神错乱。②大脑皮质局灶性功能障碍:如失语、失明等或出现继发性癫痫。③锥体系神经损害:如偏瘫、病理反射阳性或大小便失禁等。④锥体外系神经障碍:出现震颤麻痹综合征。⑤周围神经炎,皮肤感觉障碍或缺失、水肿、色素减退等。80%病人的发病过程是中毒昏迷—中间清醒—迟发性脑病,20%左右无中间清醒期。与继发性脑血管病变及皮质或基底节的局灶性软化或坏死有关。部分有可逆性。年龄大、昏迷时间长的病人迟发性脑病发生率较高。

4. 实验室检查

1)血液检查

(1)血 COHb 测定 血 COHb 测定是诊断一氧化碳中毒的特异性指标。轻度中毒时血液碳氧血红蛋白浓度为10%～20%,中度中毒时血液碳氧血红蛋白浓度为30%～40%,重度中毒时为50%以上。

(2)动脉血气分析 病人 PaO_2 和 SaO_2 降低,中毒时间较长者,血 pH 和剩余碱降低。

2)CT 检查 脑水肿时,可见病理性密度降低区。

3)脑电图检查 可见弥漫性低波幅慢波,图形改变与缺氧性脑病的进展程度一致。

根据一氧化碳接触史、急性中毒的症状和体征及血液碳氧血红蛋白试验阳性,可以诊断为一氧化碳中毒。血液碳氧血红蛋白测定是最具诊断性的指标,采集血标本一定要及时。

(三)救治措施

1. 现场急救 因一氧化碳的相对密度略轻于空气,故浮于上层,救助者进入和撤离现场时,如能匍匐行动会更安全。进入室内时严禁携带明火,尤其是煤气自杀的情况,室内煤气浓度过高,按响门铃、打开室内电灯产生的电火花均可引起爆炸。进入室内后,迅速打开所有门窗通风。然后迅速将中毒者转移到通风处平卧,解开衣领及腰带以利于呼吸。如发生心搏骤停,应立即进行心肺复苏。

2. 纠正缺氧 轻、中度中毒病人可用面罩或鼻导管高流量吸氧,8～10 L/min;严重中毒病人给予高压氧治疗,可加速碳氧血红蛋白解离,促进一氧化碳排出。高压氧舱治疗能增加血液中溶解氧量,提高动脉血氧分压,可迅速纠正组织缺氧。早期有效率达95%以上。呼吸停止时应及时进行人工呼吸,或使用呼吸机。对危重病人可考虑换血疗法或血浆置换。

3. 对症治疗

(1)控制高热　采用物理降温,体表用冰袋,头部用冰帽,降低脑代谢率,增加脑对缺氧的耐受性。必要时可用冬眠药物。

(2)防治脑水肿　及早采取脱水、激素治疗及降温等措施。目前多采用20%甘露醇125～250 mL及地塞米松5～10 mg,6～8 h快速静脉滴注,待2～3天后颅内压增高现象好转可减量。频繁抽搐、脑性高热和昏迷时间10～21 h者可采用人工冬眠疗法。

(3)促进脑细胞功能恢复　补充促进脑细胞功能恢复的药物,常用药物有三磷酸腺苷、细胞色素C、辅酶A和大剂量维生素C、B族维生素等。对迟发性脑病者,给予高压氧、糖皮质激素、血管扩张剂或抗帕金森病药物等治疗。

(4)防治并发症及迟发性脑病　昏迷期间保持呼吸道通畅,定时翻身防止发生压疮和肺炎,出现低血压、酸中毒等应给予相应处理。急性一氧化碳中毒病人苏醒后,应该休息观察2周,以防止迟发性脑病和心脏并发症的发生。

(四)护理措施

1. 一般护理

(1)严密观察病情变化:密切观察生命体征、意识、瞳孔的变化,检查三大常规及生化指标正常与否,心肌损害者进行心电监护发现异常报告医生及时处理。准确记录出入液量,注意输液滴速,防止肺水肿、脑水肿的发生。

(2)迅速建立静脉通道:一氧化碳进入机体后很快与血红蛋白结合,使红细胞的携氧能力降低,而加快输液,注入药物增加体内血液循环,破坏一氧化碳与血红蛋白的结合,有利于毒素的排出,并兼有抗休克,维持心、肾功能及全身支持作用。所有病人均选择使用大静脉,并使用静脉留置针穿刺,胶布固定防止病人躁动时刺破血管及针头脱出血管外。

(3)吸氧护理:氧疗是治疗的关键,病人脱离现场后应立即给氧,采用高浓度面罩给氧或鼻导管给氧,给氧时间一般不应超过24 h,以防发生氧中毒和二氧化碳潴留。

(4)病室环境要保持安静,温度、湿度适宜,通风良好,空气新鲜。

(5)神志清醒者,给予高热量、高蛋白质、高维生素、少刺激、少油腻的清淡、易消化的流质或半流质饮食;神志不清者,可予以鼻饲饮食,应进高热量、高维生素饮食。

(6)预防感染,加强口腔、皮肤护理,督促病人刷牙、漱口;不能自理者,为病人进行口腔护理,每天2次。

2. 对症护理

(1)昏迷病人的护理　保持呼吸道通畅,去枕头偏向一侧,及时清除口咽分泌物及呕吐物,做好口腔护理,必要时留置导尿管,注意观察、记录大小便颜色、性状,防止泌尿系统感染,准确记录24 h出入量,加强皮肤护理,保持清洁、干燥,注意防止压疮的发生,防止坠床及抓伤。加强肢体按摩和功能锻炼,防止发生肌肉萎缩和关节强直。

(2)高热惊厥病人的护理　应遵医嘱给予地西泮静脉或肌内注射,并给予物理降温,头戴冰帽或体表大血管处放置冰袋。

3. 高压氧舱的护理　入舱前护士要详细了解病人的情况,掌握病人的基本资料,对氧疗中可能发生的问题做出确切的护理评估。对病情危重者还应准备好抢救物品,以保证治疗安全。出舱后,接送病人回病房,向高压氧舱医护人员了解情况,并继续观察病情。

4. 心理护理　急性中毒病人由于发病突然,常有焦虑、恐惧情绪。此时,护士应鼓励病人表达他们的感受,真诚、耐心地倾听,表示理解和同情并提供有关疾病的资料。向病人及家属解释疾病的发生、发展特点,使其对该疾病有正确的认识,尽量减少不良刺激,消除紧张情绪,减轻病人的恐惧心理,以便能更好地配合治疗和护理。某些病人经过短时间的治疗和观察后头晕、恶心、呕吐等症状减轻或消失,心理上放松了对疾病的警惕性,此时应向病人介绍一氧化碳中毒后机体需要一段时间才能完全代谢,出院时应提醒家

属继续注意观察病人2个月,有的病人在一周左右会出现病情反跳现象,如出现迟发性脑病等有关症状,应及时复查和处理。

（五）健康教育

（1）居室内火炉应安装结构严密的烟囱,室内通风良好。

（2）厂矿要严格规定操作规程,加强工矿车间空气中一氧化碳浓度的监测和报警;工人进入高一氧化碳环境中工作时,要戴好防毒面具,系好安全带,至少两人同时工作,以便监护和自救。

（3）出院时有后遗症者,应鼓励其树立继续治疗的信心。对丧失智力或低能者,应教会家属对病人进行言语康复或肢体功能训练的方法。

四、强酸和强碱中毒

强酸、强碱为腐蚀性化学物质,常用于工业、制药,亦用于家庭的各种去污剂、擦亮剂。强酸和强碱中毒,在急诊临床虽不多见,却有很高的致残率和死亡率。

（一）强酸中毒

强酸主要是指硫酸、硝酸及盐酸,以 pH<2 为特点。

1. 中毒机制　强酸主要指硫酸、硝酸及盐酸,具有强烈的刺激和腐蚀作用。强酸主要经皮肤、消化道及呼吸道而吸收,可使接触部位的蛋白质凝固性坏死。局部可引起充血、水肿、坏死和溃疡,严重时可导致受损器官的穿孔、瘢痕形成、狭窄及畸形。

2. 病情评估

1）病史　有强酸类毒物接触史或误服史。

2）临床表现

（1）皮肤接触强酸类毒物后即发生灼伤、腐蚀、坏死和溃疡形成。硫酸所引起的皮肤溃疡界限清楚,周围微红,溃疡较深,溃疡面上覆以灰白色或棕黑色痂皮,局部疼痛难忍;如接触98％的硝酸,皮肤呈褐色,结痂的皮肤界限清楚,周围红肿起疱,痂皮脱落后形成溃疡;盐酸接触皮肤后,易出现红斑和水疱。

（2）口服中毒者口咽、喉头、食管、胃有剧烈灼痛、恶心呕吐,呕吐物中可见血液和黏膜碎片,腹痛、腹泻、喉头水肿和痉挛导致吞咽困难、窒息,严重者可发生胃、肠穿孔。幸存者可发生食管、胃部瘢痕收缩引起狭窄、粘连性肠梗阻。

（3）眼部接触强酸类烟雾或蒸气后,可发生眼睑水肿,结膜炎和水肿,角膜溃疡或穿孔,严重者可失明。

（4）吸入中毒者出现呛咳、胸闷、咳痰、呼吸加快;吸入量大者,有明显的呼吸困难、发绀、喉头痉挛、肺水肿,甚至可导致窒息而死亡。

3. 救治措施

（1）皮肤接触:灼伤后,立即用大量流水冲洗,也可用2％碳酸氢钠溶液或肥皂水反复冲洗 15 min 后,再用水冲洗。

（2）口服中毒:禁忌催吐、洗胃,禁服碳酸氢钠溶液,以免发生胃穿孔。立即服用氢氧化铝凝胶 60 mL 或现场口服极稀的肥皂水以中和。应用润滑剂:生蛋清 60 mL 或牛奶 200 mL、植物油 100～200 mL 口服。

（3）眼部损伤:应立即用大量清水或温生理盐水反复冲洗至少 15 min 后,给予 1％阿托品、可的松、抗生素眼药水交替点眼,疼痛明显时可滴入 0.5％丁卡因溶液。

（4）吸入中毒:2％碳酸氢钠溶液雾化吸入,或用 0.25％异丙肾上腺素 1 mL 加地塞米松 2 mg 雾化吸入,静脉滴注肾上腺皮质激素,防治肺水肿。用抗生素防止继发感染。

（5）对症治疗:剧痛时给予麻醉镇痛药哌替啶 50～100 mg 肌内注射。呼吸困难者吸氧,喉头水肿者及时行气管切开。疑有胃穿孔时,先行胃肠减压,无效时考虑手术治疗。早期应用肾上腺皮质激素,预防、减轻消化道瘢痕狭窄,给予地塞米松 20 mg/d,连用 2～3 周。应用抗生素预防和控制感染。

（二）强碱中毒

强碱主要指氢氧化钠、氢氧化钾、氧化钠及氧化钾。碳酸钠、碳酸钾、氢氧化钙、氧化钙、氢氧化铵属于作用较弱的碱。在 pH≥12.5 时将产生组织溶解坏死。

1. 中毒机制 强碱类毒物急性中毒多为误服或意外接触,经皮肤或进入消化道后,可与组织蛋白结合形成可溶性、冻胶样的碱性蛋白盐,使脂肪组织皂化,组织脱水,坏死,溃疡。碱吸收后可引起碱中毒和肝、肾脂肪变性与坏死。

2. 病情评估

1) 病史 有强碱类毒物接触史。

2) 临床表现

(1) 口服中毒:可发生口咽、食管和胃的严重灼伤,可出现呕吐血性胃内容物,腹绞痛、血性大便、消化道穿孔。严重者可出现休克和昏迷,甚至引起肝、肾损害或急性肾功能衰竭。

(2) 皮肤接触:可引起严重的化学烧伤,发生充血、水肿、糜烂,局部先为白色后为红色或棕色,并形成溃疡。严重碱灼伤可引起体液丢失而发生休克。

(3) 眼部接触:碱液溅入眼内可发生结膜炎、水肿、结膜和角膜溃疡、坏死,严重者失明。

(4) 吸入中毒:氢氧化铵可释放出氨。吸入氨后可引起呼吸道刺激症状,可咳出大量痰和坏死组织,并可发生肺水肿。少数病例可因反射性声门痉挛而发生心搏骤停。

3. 救治措施

(1) 口服中毒:禁忌催吐、洗胃。立即用食醋、3%～5%醋酸或5%稀盐酸,大量橘汁或柠檬汁等中和。勿用碳酸盐溶液,以免胃肠胀气穿孔,然后用蛋清或橄榄油口服。

(2) 皮肤接触:用清水反复冲洗,对严重烧伤者用2%醋酸湿敷。

(3) 眼部损伤:用清水反复冲洗,禁用酸性溶液中和。

(4) 吸入性氨中毒者,应给予吸氧,保持呼吸道通畅,必要时行气管切开。

(5) 对症治疗:适当输液,纠正休克,维持酸碱及电解质平衡,防治肾功能衰竭,适当应用抗生素预防感染。

4. 护理措施

(1) 生命体征的观察:注意体温、脉搏、呼吸、血压及神志变化。

(2) 并发症的观察:注意观察有无纵隔炎、腹膜炎的表现;观察病人有无腹痛、腹肌紧张,压痛、反跳痛等情况出现,及早发现穿孔情况。

(3) 营养支持:早期严格禁食,静脉补充营养,恢复期时给予流质饮食,以后逐渐过渡到半流质食物及普食,避免生、硬、刺激性食物。

(4) 心理护理:由于此类病人极度痛苦,尤其是脸部皮肤灼伤造成毁容或出现食管狭窄不能进食者,极易产生悲观、绝望情绪。因此,应加强与病人的沟通,进行心理疏导,鼓励病人树立战胜疾病的信心和生活的勇气。密切监控病人,防止其过激行为。

第三节 洗胃实训指导(实训二)

洗胃法是将胃管由口腔或鼻腔插入胃内,反复灌入和吸出洗胃溶液,冲洗胃腔的方法。

【目的】

(1) 解毒:清除胃内毒物或刺激物,减少毒物吸收,也可利用不同的灌洗液中和解毒。

(2) 减轻胃黏膜水肿:幽门梗阻病人,饭后常有滞留现象,引起上腹胀闷、恶心呕吐等不适,通过洗胃,将胃内潴留食物洗出,减少对胃黏膜的刺激,从而减轻胃黏膜的水肿和炎症。

(3) 为某些手术或检查做准备。

【适应证】

非腐蚀性毒物中毒,如有机磷、安眠药、生物碱、食物中毒等。

【禁忌证】

强腐蚀性毒物(如强酸、强碱)中毒,肝硬化伴食管胃底静脉曲张,近期有上消化道出血及胃穿孔禁忌

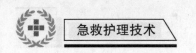

洗胃,食管阻塞、消化性溃疡、胃癌病人不宜洗胃。

一、电动吸引器洗胃

【用物准备】

(1) 治疗车上层:无菌盘(内盛治疗碗、压舌板、血管钳、纱布数块、液体石蜡棉球小瓶,必要时备开口器、舌钳、牙垫)、20 mL 注射器、胃管、小药杯内盛温开水、棉签、胶布、一次性乳胶手套、听诊器、治疗巾、弯盘、记录单、量杯、开放式输液瓶、输液管、Y 形三通管、止血钳 2 把(或调节阀 2 个)、速干手消毒剂,必要时备标本容器。

(2) 治疗车下层:医疗垃圾桶、生活垃圾桶、锐器盒。

(3) 其他:电动吸引器、水桶(2 个,分别盛洗胃液 25～38 ℃和污水)、输液架、笔。

【操作步骤及要求】

(1) 核对医嘱、病人床号、姓名、洗胃目的及洗胃溶液。

(2) 接通电源,检查电动吸引器的功能,调节负压,保持在 13.3 kPa 左右,压力不宜过大,以免损伤胃黏膜。

(3) 连接洗胃管:将输液瓶连接输液管,下接 Y 形三通管的主干;Y 形三通管一个分支与吸引器连接管相接;夹闭输液管,将洗胃液倒入输液瓶,挂在输液架上。

(4) 协助病人取坐位或半卧位,中毒较重者取左侧卧位,昏迷病人取平卧位,头偏向一侧。

(5) 颌下铺治疗巾,如有活动义齿应取出,放好弯盘。

(6) 测量插管长度,润滑胃管前段,经口腔或鼻腔插入胃管,证实胃管在胃内后,固定胃管。将输液器 Y 形三通管的另一个分支与胃管相连。

(7) 开动吸引器,将胃内容物吸出,毒物不明时留取标本送检。

(8) 胃内容物吸尽后关闭吸引器,夹紧储液瓶上的连接管,开放输液管,让溶液流入胃内 300～500 mL,再夹闭输液管,开放连接管,开动吸引器,吸出灌入胃内的液体。如此反复直至洗出的液体澄清无味为止。

(9) 洗胃过程中,随时注意观察病人面色、神志、瞳孔及生命体征的变化,同时注意洗出液的性质、颜色、气味和量。

(10) 洗胃完毕,分离输液管与胃管,反折胃管末端,用纱布包裹将胃管拔出。

(11) 协助清洁口腔及面部,撤下治疗巾。脱手套,整理床单位及用物,协助病人取舒适卧位,询问病人感受,根据情况进行健康教育。

二、自动洗胃机洗胃

【用物准备】

(1) 治疗车上层:无菌盘(内盛治疗碗、压舌板、血管钳或镊子、纱布数块、液体石蜡棉球小瓶,必要时备开口器、舌钳、牙垫)、20 mL 注射器、胃管、小药杯内盛温开水、棉签、胶布、一次性乳胶手套、听诊器、治疗巾、弯盘、记录单、速干手消毒剂,必要时备标本容器。

(2) 治疗车下层:医疗垃圾桶、生活垃圾桶、锐器盒。

(3) 其他:洗胃机、水桶(2 个,分别盛洗胃液 25～38 ℃和污水)、笔。

【操作步骤及要求】

(1) 核对医嘱,病人床号、姓名,洗胃目的及洗胃溶液。

(2) 接通电源,检查电动吸引器的功能,调节药量流速。

(3) 将三根橡胶管分别和机器的注药管、胃管、污水管口相接,将药管的另一端放入洗胃液桶内,污水管的另一端放入空桶内。

(4) 协助病人取坐位或半卧位,中毒较重者取左侧卧位,昏迷病人取平卧位头偏向一侧。

(5) 颌下铺治疗巾,如有活动义齿应取出,放好弯盘。

(6) 测量插管长度,润滑胃管前段,经口腔或鼻腔插入胃管,证实胃管在胃内后,固定胃管。将胃管与

74

洗胃机胃管的另一端连接。

（7）按手吸键吸出胃内容物，毒物不明时留取标本送检。

（8）胃内容物吸尽后按自动键，机器即开始对胃内进行自动冲洗。待洗出的液体澄清无味，即可按停止键停止洗胃。

（9）洗胃过程中，随时注意观察病人面色、神志、瞳孔及生命体征的变化，同时注意洗出液的性质、颜色、气味和量。

（10）洗胃完毕，分离输液管与胃管，反折胃管末端，用纱布包裹将胃管拔出。

（11）协助清洁口腔及面部，撤下治疗巾。脱手套，整理床单位及用物，协助病人取舒适卧位，询问病人感受，根据情况进行健康教育。

【注意事项】

（1）要熟记洗胃的适应证及禁忌证。

（2）洗胃前要详细评估毒物的种类、性质，观察口腔内及头部有无腐蚀现象，腐蚀性毒物对口腔或头部有无损伤等，同时要注意正确选用洗胃溶液、每次注入量等。

（3）洗胃中密切观察病情，如出现异常情况，应能分析、判断及处理。

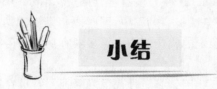

大量毒物短时间内经皮肤、黏膜、呼吸道、消化道等途径进入人体，使机体受损并发生功能障碍，称之为急性中毒。急性中毒的急救处理：立即终止接触毒物，脱离中毒现场；清除尚未吸收的毒物；促进已吸收毒物的排泄；特殊解毒剂的应用及对症治疗。有机磷杀虫剂中毒救护原则包括彻底清除毒物，早期、足量、反复给予阿托品和胆碱酯酶复能剂，防治并发症等。一氧化碳中毒的救护原则包括及时给氧，防治脑水肿并发症等。

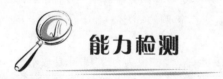

1. 简述急性中毒的急救原则。

2. 简述有机磷杀虫剂中毒的临床表现和急救原则。

3. 简述中毒病人洗胃的适应证、禁忌证。

4. 比较阿托品化和阿托品中毒的区别。

5. 简述有机磷杀虫剂中毒的急救护理。

（刘小林）

第九章

多器官功能障碍综合征

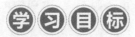

掌握：MODS 的概念，MODS 的防治及护理。

熟悉：MODS 病情评估的内容，MODS 的诱因。

了解：MODS 的发病机制。

多器官功能障碍综合征（multiple organ dysfunction syndrome，MODS）又称为多系统器官功能衰竭（multiple systemic organ failure，MSOF）或称为多器官衰竭（multiple organ failure，MOF），是指机体在遭受严重创伤、休克、感染及大手术等急性疾病过程中，同时或相继出现两个或两个以上系统或器官的功能障碍或衰竭，不能维持机体内环境稳定的临床综合征。多器官功能障碍综合征发病的特点是继发性、顺序性和进行性。

本综合征在概念上强调：①原发致病因素是急性而继发受损器官可在远离原发受伤部位，不能将慢性疾病器官退化失代偿归属于 MODS；②致病因素与发生 MODS 必须间隔一定时间（>24 h），常呈序贯性器官受累；③机体原有器官功能基本健康，功能损害是可逆性的，一旦发病机制阻断，及时救治器官功能可望恢复。

MODS 的临床特点：发病急，进展快，死亡率高；病人发病前器官功能良好，一旦治愈，功能可完全恢复；治疗主要是支持疗法；单个器官功能衰竭者的死亡率为 15%～30%，2 个器官功能衰竭者的死亡率为 50%～60%，而 4 个或 4 个以上器官功能衰竭者的死亡率几乎达到 100%。其中呼吸衰竭、肾功能衰竭对死亡率影响较大，MODS 占外科 ICU 死亡病例的 50%～80%。故是当前危重病医学中一个复杂、棘手的难题。

MODS 是 20 世纪 70 年代初提出的概念，被视为危重病领域救治 MODS 认识上的飞跃。20 世纪 50 年代和 20 世纪 60 年代，输血技术和抗生素的应用得以普及，急性肾功能衰竭、急性呼吸窘迫综合征以及弥散性血管内凝血等单器官功能衰竭成为严重战（创）伤休克复苏后的主要死因。1973 年 Tilney 等首次提出了序贯性系统衰竭（sequential system failure）的概念，并指出继发功能障碍的器官可以是远隔器官，且不一定是最初受累的器官。1977 年 Eiseman 等将不同原发疾病导致的多个器官相继发生器官功能衰竭命名为"多器官功能衰竭（multiple organ failure，MOF）"，MOF 的提出对 MODS 研究具有里程碑意义。1992 年，美国胸科医师学会和危重病医学会（ACCP/SCCM）共同倡议将 MOF 改称为 MODS，目的是强调该综合征发展的全过程，指出器官衰竭不是一个独立的事件，而是一连串病理过程的一个阶段，此前往往先出现器官功能不全。新的名词有助于早期的诊断治疗。MOF 是一种静止的提法，强调的是疾病的终末期，忽视了器官功能动态的变化的全过程，而且有"不可逆"的含义。MODS 则表示由轻到重、由代偿到失偿的发展过程，有利于及早认识和防治。简而言之，MOF 强调的是结果，而 MODS 强调的是过程。

第一节　病因和发病机制

一、病因

1. 感染　败血症时菌群紊乱、细菌移位及局部感染病灶是产生 MODS 的主要原因之一，临床上以腹腔脓肿,急性坏死性胰腺炎、化脓性梗阻性胆管炎、绞窄性肠梗阻等更易导致肺、肝、肾及胃肠道等脏器功能的衰竭。

2. 严重创伤、烧伤和大手术后　MODS 最早发现于大手术后,严重创伤、烧伤及大手术后,病人在有无感染的情况下均可发生 MODS,常引起肺、心、肾、肝、消化道和造血系统等脏器功能的衰竭。

3. 各种原因的休克　各脏器常因血流不足而呈低灌流状态,组织缺血、缺氧,导致损害各器官的功能,尤其是创伤大出血和严重感染引起的休克更易发生 MODS。目前创伤或休克后器官缺血和再灌注损伤在 MODS 发病中的作用是研究的热点之一。

4. 大量输液、输血及药物使用不当　大量输液,容易引起急性左心功能衰竭、肺间质水肿;大量输血后微小凝集块可导致肺功能障碍,凝血因子的缺乏能造成出血倾向;去甲肾上腺素等血管收缩药物的大剂量使用,加重了微循环障碍;长期大量使用抗生素亦能引起肝、肾功能损害、菌群紊乱;大剂量激素的应用易造成免疫抑制、应激性溃疡出血、继发感染等副作用。

5. 诊疗失误　主要是对病情判断错误,特别是一些器械损伤,如内镜检查导致穿孔并发症;高浓度吸氧致使肺泡表面活性物质破坏、肺血管内皮细胞损害;在使用呼吸机时,PEEP 等使用不当造成心肺功能障碍;血液透析和床旁超滤吸附可造成不均衡综合征,引起血小板减少和出血。

6. 毒物和中毒　急性化学性中毒通常通过呼吸道侵入人体内,急性期时可出现 SIRS 和 ARDS,主要表现在肺衰竭,最终出现其他器官的损伤而导致 MODS。

二、发病机制

正常情况下,感染和组织损伤时,局部炎症反应对细菌清除和损伤组织修复都是必要的,具有保护性作用。当炎症反应异常放大或失控时,炎症反应对机体的作用从保护性转变为损害性,导致自身组织细胞死亡和器官衰竭。无论是感染性疾病(如严重感染、重症肺炎、重症急性胰腺炎后期),还是非感染性疾病(如创伤、烧伤、休克、重症急性胰腺炎早期)均可导致 MODS。可见任何能够导致机体免疫炎症反应紊乱的疾病均可以引起 MODS。从本质上来看,MODS 是机体炎症反应失控的结果。

感染、创伤是机体炎症反应的促发因素,而机体炎症反应的失控,最终导致机体自身性破坏,是MODS 的根本原因。炎症细胞激活和炎症介质的异常释放、组织缺氧和自由基、肠道屏障功能被破坏和细菌和(或)毒素移位均是机体炎症反应失控的表现,构成了 MODS 的 3 个互相重叠的发病机制(图 9-1)学说——炎症反应学说、缺血再灌注和自由基学说及肠道动力学说。

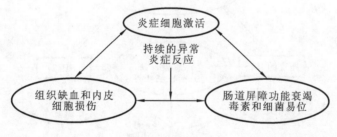

图 9-1　发病机制

1. 炎症反应学说　炎症反应学说是 MODS 发病机制的基石。研究表明,感染或创伤引起的毒素释放和组织损伤并不是导致器官功能衰竭的直接原因,细菌和(或)毒素和组织损伤所诱导的全身性炎症反应是导致器官功能衰竭的根本原因。但是机体受细菌毒素、损伤刺激后,不仅释放炎症介质引起 SIRS,同时释放大量内源性抗炎介质。后者可能是导致机体免疫功能损害的主要原因。1996 年 Bone 针对感染和创伤时导致的机体免疫功能降低的内源性抗炎反应,提出了代偿性抗炎反应综合征(compensatory anti-inflammatory response syndrome,CARS)的概念。CARS 作为 SIRS 的对立面,两者常常是不平衡的。如保持平衡,则内环境得以维持,不会引起器官功能损伤。一旦发生 SIRS 和 CARS 失衡,将引起内环境失去稳定性,导致组织器官损伤,发生 MODS。因此就其本质而言,MODS 是 SIRS 和 CARS 免疫失衡的严重后果。SIRS 和 CARS 失衡导致 MODS 的发展过程可分为 3 个阶段。①局限性炎症反应阶段:局部损伤或感染导致炎症介质在组织局部释放,诱导炎症细胞向局部聚集,促进病原微生物清除和组织修复,对机体发挥保护性作用。②有限全身炎症反应阶段:少量炎症介质进入循环诱导 SIRS,诱导巨噬细胞和血小板向局部聚集,同时,由于内源性抗炎介质释放增加导致 CARS,使 SIRS 与 CARS 处于平衡状态,炎症反应仍属生理性,目的在于增强局部防御作用。③SIRS 和 CARS 失衡阶段:表现为两个极端,一个极端是大量炎症介质释放入循环,刺激炎症介质瀑布样释放,而内源性抗炎介质又不足以抵消其作用,导致 SIRS,另一个极端是内源性抗炎介质释放过多而导致 CARS。SIRS 和 CARS 失衡的后果是炎症反应失控,使其由保护性作用转变为自身破坏性作用,不但损伤局部组织,同时打击远隔器官,导致 MODS。

2. 缺血再灌注和自由基学说　缺血再灌注和自由基学说也是导致 MODS 的重要机制之一。MODS 的自由基学说主要包括 3 个方面:①氧输送不足导致组织细胞直接的缺血缺氧性损害;②缺血再灌注促使自由基大量释放;③白细胞与内皮细胞的相互作用,导致组织和器官损伤,最终发生 MODS。从根本上来看,自由基学说也是炎症反应学说的重要组成部分。

3. 肠道动力学说　肠道是机体最大的细菌和毒素库,肠道有可能是 MODS 病人菌血症的来源。另外,MODS 病人菌血症的细菌往往与肠道菌群一致。在感染、创伤或休克时,即使没有细菌的移位,肠道毒素的移位也将激活肠道及相关的免疫炎症细胞,导致大量炎症介质的释放,参与 MODS 的发病。因此,肠道是炎症细胞激活、炎症介质释放的重要场地之一,也是炎症反应的起源地之一。从这一点来看,肠道动力学说实际上是炎症反应学说的一部分。MODS 往往是多元性和序贯性损伤的结果,而不是单一打击的结果。1985 年 Dietch 提出 MODS 的二次打击学说,将创伤、感染、烧伤、休克等早期直接损伤作为第一次打击,第一次打击所造成的组织器官损伤是轻微的,虽不足以引起明显的临床症状,但最为重要的是,早期损伤激活了机体免疫系统,尽管炎症反应的程度轻微,但炎症细胞已经动员起来,处于预激活状态。此后如病情稳定,则炎症反应逐渐缓解,损伤组织得以修复。如病情进展恶化或继发感染、休克等,则构成第二次或第三次打击。第二次打击使已处于预激活状态的机体免疫性系统暴发性激活,大量炎症细胞活化、炎症介质释放,结果是炎症反应失控,MODS 的二次打击学说导致组织器官的致命性损害。第二次打击强度本身可能不如第一次打击,但导致炎症反应的暴发性激活,往往是致命的(图 9-2)。当第一次打击强度足够大时,可直接强烈激活机体炎症反应,导致 MODS,属于原发性 MODS。但大多数 MODS 是多元性和序贯性损伤的结果,并不是单一打击的结果,这类 MODS 属于继发性 MODS。

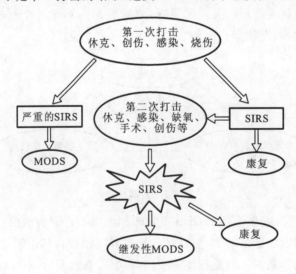

图 9-2　MODS 的二次打击学说

危重病人的病情往往是复杂的,机体遭受打击的次数可能是两次,也可能是多次。多次反复打击将使机体炎症反应放大和失控更易发生,使病人更易发生 MODS。另外,不仅机体免疫系统参与多次打击导致 MODS 的病理生理过程,凝血、纤溶、补体、激肽等多个系统均参与或累及。

第二节 病 情 评 估

一、临床表现

临床上 MODS 有两种类型。

1. 速发型 原发急症在发病 24 h 后有两个或更多的器官系统同时发生功能障碍,如 ARDS＋急性肾功能衰竭(ARF),ARDS＋ARF＋急性肝功能衰竭(AHF)。此型发生多由于原发病为急症且甚为严重。对于发病 24 h 内因器官衰竭死亡者,一般只归于复苏失败,而不作为 MODS。

2. 迟发型 先发生一个重要器官或系统功能障碍,如心血管、肺或肾的功能障碍,经过一段较稳定的维持时期,继而发生更多的器官系统功能障碍。此型多见于继发性感染或存在持续的毒素或抗原。

尽管 MODS 的临床表现很复杂,但在很大程度上取决于器官受累的范围及损伤是由一次打击还是多次打击所致。MODS 临床表现的个体差异很大,一般情况下,MODS 病程为 14～21 天,并经历 4 个阶段。每个阶段都有其典型的临床特征(表 9-1),且发展速度极快,病人可能死于 MODS 的任何一个阶段。

表 9-1 MODS 的临床分期和特征

项　　目	第 1 阶段	第 2 阶段	第 3 阶段	第 4 阶段
一般情况	正常或轻度烦躁	急性病容,烦躁	一般情况差	濒死感
循环系统	容量需要增加	高动力状态,容量依赖	休克,心输出量下降,水肿	血管活性药物维持血压、水肿、SvO_2 下降
呼吸系统	轻度呼吸性碱中毒	呼吸急促,呼吸性碱中毒,低氧血症	严重低氧血症,ARDS	高碳酸血症,气压伤
肾脏	少尿,利尿剂反应差	肌酐清除率下降,轻度氮质血症	氮质血症,有血液透析指征	少尿,血液透析时循环不稳定
胃肠道	胃肠胀气	不能耐受食物	肠梗阻,应激性溃疡	腹泻,缺血性肠炎
肝脏	正常或轻度胆汁淤积	高胆红素血症,PT延长	临床黄疸	转氨酶升高,严重黄疸
代谢	高血糖,胰岛素需要量增加	高分解代谢	代谢性酸中毒,高血糖	骨骼肌萎缩,乳酸酸中毒
神经系统	意识模糊	嗜睡	昏迷	昏迷
血液系统	正常或轻度异常	血小板降低,白细胞增多或减少	凝血功能异常	不能纠正的凝血障碍

二、诊断标准

根据 MODS 的发病机制,我们知道 MODS 是炎症反应失控的结果。因此,在剧烈的全身的炎症反应的过程中出现或加重的器官功能不全才可诊断为 MODS。MODS 的诊断应具备两条:全身炎症反应综合征(systemic inflammatory response syndrome,SIRS)和器官功能不全。

1. SIRS 诊断标准 全身炎症反应综合征是因感染或非感染病因作用于机体而引起的机体失控的自我持续放大和自我破坏的全身性炎症反应。它是机体修复和生存而出现过度应激反应的一种临床过程。当机体受到外源性损伤或感染性和毒性物质的打击时,可促发初期炎症反应,同时机体产生的内源性免疫炎性因子而形成"瀑布效应"。危重病人因机体代偿性抗炎反应能力降低以及代谢功能紊乱,最易引发SIRS。

确诊 SIRS 须具备以下四点中的至少两点:①体温＞38 ℃或＜36 ℃;②心率＞90 次/分;③呼吸＞

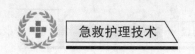

20 次/分或过度通气,$PaCO_2 < 32$ mmHg;④血白细胞计数$> 12 \times 10^9$/L 或$< 4 \times 10^9$/L($> 12000/\mu$L 或$< 4000/\mu$L 或未成熟粒细胞$> 10\%$)。

2. 判定各器官功能不全的标准

(1)肺功能不全:呼吸频率> 20 次/分,动脉血氧分压(PaO_2)< 70 mmHg,氧合指数(PaO_2/FiO_2)< 300,不论吸入氧浓度多少及是否使用呼气末正压呼吸(PEEP)。X 线胸片开始可见双侧肺浸润。

(2)肝功能衰竭:出现黄疸或肝功能不全。血清总胆红素$> 34.2 \mu$mol/L(2 mg/100 mL),血清丙氨酸氨基转移酶、天冬氨酸氨基转移酶、乳酸脱氢酶或碱性磷酸酶在正常值上限的 2 倍以上。

(3)肾功能衰竭:血清肌酐浓度$> 177 \mu$mol/L(2 mg/100 mL)。

(4)胃肠道衰竭:腹胀,肠鸣音减弱。内镜证实胃黏膜有浅表溃疡或出血。

(5)凝血系统衰竭:血小板计数$< 120 \times 10^9$/L,凝血时间和部分凝血活酶时间延长达对照组的 2 倍以上。

(6)心功能衰竭:心率校正值即以血压校正的心率(pressure-adjusted heart rate,PAHR)> 10。PAHR=心率×右心房压或中心静脉压/平均血压。

(7)中枢神经系统功能不全:Glasgow 昏迷评分< 15。

以上是各器官功能不全最轻程度的临床表现,评分最低。随病情发展趋于严重,评分增高。

Fry 对诊断标准进行修正,结合国际常用诊断标准,包括了所有的器官和系统,使用简捷,增加了临床实用性(表 9-2)。

表 9-2 多器官功能障碍综合征诊断标准(Fry,1997)

器官或系统	诊 断 标 准
循环系统	收缩压< 90 mmHg,持续 1 h 以上,或循环需要药物支持,维持稳定
呼吸系统	急性起病,$PaO_2/FiO_2 \leq 200$,X 线胸片见双肺浸润,$PCWP \leq 18$ mmHg,或无左房压升高证据
肾脏	肌酐> 177 mmol/L,伴有少尿或多尿,或需要血液透析
肝脏	血清总胆红素> 34.2 mmol/L,血清转氨酶在正常值上限的 2 倍以上或有肝性脑病
胃肠道	上消化道出血,24 h 出血量> 400 mL,或不能耐受食物,或消化道坏死或穿孔
血液系统	血小板计数$< 50 \times 10^9$/L 或减少 25%,或出现 DIC
代谢	不能为机体提供所需能量,糖耐量降低,需胰岛素,或出现骨骼肌萎缩、无力
中枢神经系统	GCS< 7 分

第三节 救 治 措 施

现今随着对 MODS 的认识不断深入,其发生机制日趋明朗,早期识别并通过积极的防治措施提高了病人的存活率,但尚未达到满意的程度。因此,MODS 的防治必须在去除病因的前提下进行综合治疗,最大限度地保护各器官系统的功能,做到早期发现、早期干预,则有可能阻断存在的恶性循环,提高抢救成功率。救治原则应包括以下方面。

多器官功能障碍综合征一旦发生不易控制,而且死亡率相当高。当有三个系统或器官功能损害时死亡率可高达 80%,因此预防更显得重要,预防措施主要着重以下几点。

一、早期复苏,防止缺血-再灌注损伤

由于在休克及复苏过程中缺血-再灌注损伤是不可避免的现象,也是导致后续病程中发生脓毒症和 MODS 的重要诱因之一,主要措施是及时补充血容量,保持有效循环血量尤为重要,不仅要纠正显性失代偿性休克,而且要纠正隐性代偿性休克。具体措施如下。

1. 纠正显性失代偿性休克,及时补充血容量 做到"需要多少补多少";紧急情况时,可采取"有什么补什么"的原则,不必苛求液体种类而延误复苏抢救。心源性休克要限制液体,并使用强心和扩张血管药

物治疗。

2. 防止隐性代偿性休克发生   早期对病人实施胃黏膜 pH 监测。研究报道显示,若监测结果 pH<7.320,无论 MODS 发生率还是病人死亡率均有明显上升。

3. 抗氧化剂和氧自由基清除剂的使用   根据休克后自由基损伤在总体损伤中所占比例来看,抗氧化治疗在早期休克复苏中的意义较大。临床上推荐使用的有维生素 C、维生素 E、谷胱甘肽等。其用药原则是早期和足量使用。

二、防治病因,控制感染

1. 合理应用抗生素   应用抗生素是防治感染的重要手段,但要避免滥用。应注意以下几点。

(1) 在创伤、大手术、休克复苏后、重症胰腺炎等必须在无感染的情况下,可预防性地使用抗生素。预防性使用原则:①必须充分覆盖污染或感染高危期;②所选药物抗菌谱要广;③剂量要充足;④应用时间要短。

(2) 一旦危重病人出现发热、白细胞计数升高等可疑感染的症状,应立即使用抗生素。因危重病人多数存在不同程度的免疫力低下,感染的诊断一时难以确定,若不及时使用抗生素,则感染发展快,死亡率高。

(3) 抗生素的选择和治疗方案的制定,应根据已经明确或最为可能的感染灶和该部位感染最常见的病原菌来决定,同时考虑当时社区和该医院内部常见细菌谱及其耐药情况。

(4) 一旦选用一种或一组药物,应于 72 h 后判断其疗效,一般不宜频繁更换抗生素以免造成混乱。

(5) 对严重感染经积极抗生素治疗未能取得预期效果,且疑有真菌感染者,应及时合理选用抗真菌药物。此时,原有的抗生素不宜立即全部撤除。

2. 尽量减少侵入性诊疗操作   各种有创诊疗操作均增加了危重病人的感染机会。如开放式留置尿管、外周静脉留置针、机械通气等,因此应对危重病人实行保护,尽量避免不必要的侵入性诊疗操作。

3. 加强病房管理   危重病人所处的特殊环境,是感染容易发生的重要因素。工作人员的"带菌手"是接触传播的最重要的因素,洗手是切断此类传播的最有效的措施。污染的医疗设备和用品是另一个重要的感染源,如各种导管、麻醉机和呼吸机的管道系统,以及湿化器、超声雾化器等。加强病房管理,改善卫生状况,严格无菌操作,是降低医院感染发生率的重要措施。

4. 提高病人的免疫功能   不同原因引起的免疫功能损害是危重病人发生感染的内因,维护、增强病人的免疫功能,是防治感染的重要一环,可采取加强营养的措施和代谢支持,制止滥用皮质激素和免疫抑制剂进行免疫调理等。

5. 选择性消化道去污染   研究表明:基于肠源性感染对高危病人构成威胁的认识、对创伤或休克复苏后病人、急性重症胰腺炎病人等进行消化道去污染,以控制肠道这一人体最大的细菌库,已在一定程度上取得确定的效果。故临床上采用口服或灌服不经肠道吸收、能选择性抑制需氧菌尤其是革兰氏阴性需氧菌和真菌的抗生素,最常用的配伍是多黏菌素 E、妥布霉素和两性霉素 B。无论选用何种用药方案,都不包括抗厌氧菌制剂,因为研究表明,引起肠源性感染的几乎是需氧菌或真菌,很少有厌氧菌。而作为肠道优势菌群的双歧杆菌、乳杆菌等是构成肠黏膜定植抗力的主体,能减少条件致病菌的黏附和移位,应当得到保护和扶持。

6. 外科处理   早期清创是预防感染最关键的措施。对已有的感染,只要有适应证,外科处理也是最直接、最根本的治疗方法,如伤口的清创,脓腔的引流,坏死组织的清除,空腔脏器破裂的修补、切除或转流(如肠造口)。对 MODS 病人应当机立断,在加强脏器功能支持的同时尽快手术,避免丧失最后的机会。对危重病人,选择简单、快捷的手术方式,以迅速帮助病人摆脱困境。

三、循环支持

1. 维持有效血容量   严重创伤、烧伤、失血性休克、脓毒症都可造成循环血量绝对或相对不足,临床表现为心率加快,血压下降,尿量减少。补充血容量是最基本的措施,补液的种类应根据丢失体液的类型而定,通常原则如下:先补充晶体液,后补充胶体液;速度先快,后慢,严重失血时还要补充全血,使血细胞

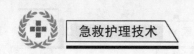

压积不低于30％。血容量补充应根据临床监测结果及时调整,肺毛细血管楔压(PCWP)是判定血容量的较好指标,PCWP的正常值为1.06～1.60 kPa(8～12 mmHg),PCWP＞2.66 kPa(20 mmHg)时,补液量应适当控制,防止肺水肿出现,也可根据尿量调整补液。

2. 支持有效心脏功能　MODS病人易发生急性左心功能不全,严重时表现为急性肺水肿,右心衰往往继发于左心衰,原发急性右心衰多系肺栓塞所致。急性左心衰的治疗措施包括:纠正缺氧,消除肺水肿,降低心脏前、后负荷,增强心肌收缩力,利尿,有条件时可采用机械辅助循环。

四、呼吸支持

肺是最敏感的器官,MODS病人常常因为肺表面活性物质遭受破坏,导致动脉血氧分压下降,炎症细胞浸润、肺纤维化形成,治疗非常棘手,故要早期防治,常采用以下措施。

1. 保持气道通畅　保持气道通畅是治疗急性呼吸衰竭的基础措施,常采用的方法有:用祛痰剂稀释痰液和解除支气管痉挛,推荐超声波雾化吸入法和在雾化剂中加解痉药。当上述措施无效时,则需建立人工气道。临床上常用的建立人工气道的方式有气管插管、气管造口术。

2. 氧气治疗　氧气治疗的目的在于提高血氧分压、血氧饱和度和血氧含量。氧气治疗可分高流量和低流量两种形式。

(1) 高流量系统供氧:病人只呼吸来自呼吸机内的气体,这个系统能稳定地提供从低浓度到高浓度的任意浓度的氧;为使病人吸氧浓度大于60％,需采用人工气道和氧混合器。

(2) 低流量系统供氧:病人不完全依赖呼吸机内的供氧系统,其中部分潮气量要由室内空气提供,这种方法供氧也可使吸氧浓度在21％～80％的范围内调整。在吸氧治疗中必须注意防止氧中毒,吸氧固然可以改善低氧血症,但较长时间吸纯氧可引起氧的毒副作用,主要表现为吸收性肺不张,其机制为肺泡内氮气被氧气所取代,氧又很容易被血液吸收,致使肺泡萎陷。

3. 机械通气　尽早使用机械通气,呼吸末正压是较理想的方法,但要注意血流动力学方面的变化。

4. 其他　①纠正酸碱失衡,呼吸性酸中毒代偿期的治疗应以增加通气量为主。②在失代偿期则考虑应用碱性药物。③补足血容量,输入新鲜血液以加强血液携氧能力。④加强营养支持。防止呼吸肌萎缩,增加呼吸泵功能,有利于脱机。

五、肾功能支持

临床上根据急性肾功能衰竭(ARF)的发病过程给予相应的措施。总原则是扩张血管,维持血压,但要避免使用缩血管药物,以保证肾脏的血流灌注。

1. 少尿期　①严格限制水分摄入;②防止高钾血症;③控制高氮质血症和酸中毒。

2. 多尿期　由于此期水和电解质大量丢失,体内出现负氮平衡以及低钾血症,机体抵抗力极度下降,故治疗重点应为加强支持治疗。

3. 恢复期　以加强营养为主,也有部分病人由于肾脏不可逆性损伤而转为慢性肾功能不全。

六、肝功能支持

在临床上对肝功能衰竭尚无特殊治疗手段,只能采取一些支持措施以赢得时间,使受损的肝细胞有恢复和再生的机会。主要措施如下。

(1) 补充足够的热量及能量合剂(辅酶A/ATP),维持正常血容量,纠正低蛋白血症。

(2) 控制全身性感染,及时发现和去除感染灶,在抗生素的选择上应避免选择对肝脏毒性大的抗生素。

(3) 肝脏支持疗法有条件的医院可开展人工肝透析、肝脏移植等技术。

七、营养和代谢支持

MODS病人常出现全身炎症反应、机体处于高代谢状态,加之升血糖激素分泌亢进、肝功能受损,出现负氮平衡。治疗中加强营养更显重要。近年来MODS的防治热点已转移至消化道,目前所普遍使用的主要是"代谢支持",其总的原则和方法如下。

(1)增加能量总供给,通常需要达到普通病人的 1.5 倍左右,用能量测量计测量。

(2)提高氮与非氮能量的摄入比,由通常的 1∶150 提高到 1∶200。

(3)尽可能地通过胃肠道摄入营养。

八、应激性溃疡的防治

在 MODS 监护的重症病人中,既往无胃病史而突发呕血或便血,或在胃肠减压管中出现血性或咖啡样胃液时应首先怀疑应激性溃疡。对胃肠应激性溃疡治疗在于控制脓毒症,矫正酸碱平衡,补充营养,胃肠减压。临床上有人应用生长抑素治疗胃肠道出血,如善得定和施他宁。

九、中医药支持

我国学者从 MODS 的防治入手,对中医药进行了尝试。运用中医"活血化瘀"、"清热解毒"、"扶正养阴"的理论,采用以当归、黄芪、大黄、生脉等为主方的治疗取得了良好的临床效果。

十、DIC 的防治

MODS 病人常因各种原因引起凝血系统障碍,因此要做到早检查、早治疗,合理地使用肝素,尽量用微量泵控制补液速度,病情需要时也可以用血小板悬液、新鲜全血。

第四节 护 理 措 施

一、基础护理

加强病房管理,为了预防感染尽量住单间。保持室内空气流通及合适的温、湿度,定时进行紫外线空气消毒,注意个人卫生,护理人员应严格进行无菌操作,预防交叉感染。定时翻身、叩背、引流,预防肺部感染。昏迷病人眼部覆盖凡士林纱条,每日两次口腔护理。保持床单位平整、干爽,加强皮肤护理,保持皮肤的清洁、干燥,预防压疮的发生。保证病人足够的能量摄入,合理调配饮食,增强病人的抵抗力。

二、病情观察

凡危重疾病尤其感染性休克、严重感染、败血症等,均应重点进行监测,尽早发现 MODS 病人器官功能紊乱,及时纠正,使功能损害控制在最低限度,并使受损器官尽可能减少,护理人员应加强病人某脏器功能障碍的临床表现观察,以便采取紧急措施避免其他脏器受累,为早发现、早治疗、早预防提供资料。同时,通过各方面(如血流动力学、生命体征)的监测结果为采取合适的治疗措施提供依据。

1. 体温 MODS 多伴有各种严重感染、败血症等,体温常常升高,当严重感染时,体温可高达 40 ℃以上,应定时测量体温,还要注意观察发热类型、程度,当体温低于 35 ℃时,提示病情十分严重,常是危急或临终的表现。

2. 脉搏 观察脉搏快慢、强弱、规律等情况,注意有无交替脉、短绌脉、奇脉等表现,尤其要重视细速和缓慢脉现象,常常提示血管衰竭。

3. 呼吸 注意观察呼吸的频率、深度、节律、声音等,观察是否有深大库斯莫呼吸、深快浅慢变化的陈-施呼吸、周期性呼吸暂停的毕奥呼吸、胸或腹壁出现矛盾活动的反常呼吸以及下颌呼吸等,这些常是危急或临终的呼吸表现。

4. 血压 血压能反映人体的状况及器官的灌注情况,尤其血压低时注意对心、脑、肾重要器官的保护。

5. 心电监护及血氧饱和度 心电监护主要是动态监测心率、心律、心音强弱和 ECG 变化,能及早发现致命性心律失常心电图,及时对症处理,预防猝死。血氧饱和度的监测是间接反映组织缺氧程度,依据

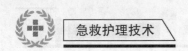

血氧饱和度,调节氧气流量。观察缺氧状况是否改善。

6. 意识　注意观察意识状态及昏迷程度,昏迷病人每班给予格拉斯哥评分。

7. 尿　注意观察尿量、色、比重、酸碱度和血尿素氮、肌酐的变化,警惕非少尿性肾功能衰竭。

三、特殊监测的护理

1. 呼吸功能障碍护理　①卧床休息,尽量减少氧耗量。②烦躁不安者应防止坠床,慎用镇静剂,禁用吗啡类药物。③保持呼吸道通畅,教会并鼓励清醒病人有效咳嗽排痰,协助病人翻身、叩背以促进排痰,痰液黏稠不易排出,给予伊诺舒雾化吸入。④气管插管与气管切开的病人加强管道护理:气道内根据痰液黏稠情况滴入生理盐水,每次 2～5 mL 或输液器剪掉针头持续滴入,每分钟 4～6 滴,每天 200 mL 左右以湿化气道痰液,降低其黏稠度,便于吸出。适时吸痰,保持气道通畅。以生理盐水、伊诺舒等药液行雾化吸入。严格无菌操作,吸痰盘每日更换 1 次,吸痰管一用一消毒,防止肺部感染。⑤使用呼吸机者,应严格监测各项指标,根据病情及血气分析及时调整给氧浓度、潮气量及呼吸频率等。呼吸机外部要做到每天擦拭消毒,对于长期使用者,每周要更换两次管道并消毒。

2. 心功能障碍护理　①定时翻身,被动活动四肢,以防静脉血栓形成。②按病情可取卧位、高枕位或坐位。两腿下垂可减少回心血量。③心功能Ⅳ级者应绝对卧床休息,生活由护士协助。④急性左心衰病人应给予氧疗,肺水肿者应用 30%～50%酒精湿化以祛除泡沫。⑤详细记录用药前后的病情变化,连续心电监护,观察心率、心律及 ST-T 变化。

3. 肾功能障碍护理　①准确记录出入量。②留置导尿管应用呋喃西林冲洗,防止逆行感染。③监测血电解质,尤其是血钾,防止高血钾,以防高血钾引起心律失常或心搏骤停。④透析治疗者,应做好透析护理,防止发生感染及电解质紊乱等并发症。

4. 肝功能障碍护理　①限制蛋白质摄入量,保持大便通畅,可用泻药或生理盐水加醋酸灌肠排氮。②注意观察病人意识及黄疸情况,以判断病情发生与发展。③避免使用损害肝脏的药物,定时监测电解质、血氨等变化,发生肝性脑病昏迷时按昏迷病人护理。

5. 脑功能障碍护理　①注意观察病人的意识状态、瞳孔大小及血压、脉搏、呼吸等生命体征变化。②昏迷病人:加床栏、取下义齿,去枕平卧,头偏向一侧,定时吸痰等。③应用高渗脱水剂时要保证用药速度和时间,同时监护用药后脑压变化。

6. 胃肠功能障碍护理　①宜进流质或无渣、无刺激性半流质饮食。②呕吐或呕血时应暂时禁食,注意观察有无头晕、心悸、冷汗、脉率加快及血压下降等急性消化道大出血现象,记录呕血、便血量。③还应注意腹痛、腹泻等情况。

四、心理护理

由于发病突然、病情危重,大多数病人无心理准备,因此往往产生强烈的紧张与恐惧,甚至拒绝治疗,不同病因的危重病人,心里紧张和恐惧有不同的特点。通过与病人及家属交谈,了解他们真实的心理状态,帮助他们正确对待疾病,增强战胜疾病的勇气和信心,同时护士应该具备高度的责任感、和蔼的态度、娴熟的护理技术才能赢得病人及家属的信任,使他们积极配合治疗和护理。

五、营养支持

MODS 病人处于高代谢状态,能量消耗极大,免疫力低下,代谢障碍,因此保证营养的供给对于改善病情极为重要。临床上常采用肠内营养(EN)和肠外营养(PN),PN 常规应用大分子及高渗液,防止发生静脉炎,常采用中心静脉置管给药,从而保证静脉通道的通畅。

六、安全护理

MODS 病人病情危重,时有烦躁,再加上身上常常带有许多管道,所以要注意保护好管道,防止管道脱落和病人意外受伤显得非常重要,尤其在 ICU 病房,没有家属的陪伴,所以根据病情给予病人适当的约束,注意各种管道的刻度和接头情况。

七、预防感染

MODS 时机体免疫功能低下,抵抗力差,易发生感染,尤其是肺部感染,应给予高度重视。压疮和各种管道是发生感染的另一途径。为此,MODS 病人最好住单间房间,防止交叉感染。注意呼吸道护理,定时翻身,有利于呼吸道分泌物咳出和 ARDS 的治疗;空气要经常流通,定时消毒,还要做好各种管道的护理,保持引流管的通畅,更换导管时严格无菌操作,防止导管相关感染。

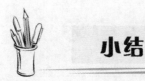

小结

随着危重症急救医学的发展,脏器功能支持技术的完善,多器官功能障碍综合征病人的治愈率不断提高。本章通过介绍多器官功能障碍综合征的诱因、监测方法以及救治要点,重点强调了加强监护、及早脏器支持治疗,预防多器官功能障碍综合征并发症,做到早期发现、早期诊断、早期干预,是当前降低多器官功能障碍综合征死亡率,提高抢救成功率的主要措施。

能力检测

1. 简述多器官功能障碍综合征的诱发因素。
2. 简述多器官功能障碍综合征的监测方法。
3. 简述多器官功能障碍综合征的救治和护理要点。

(邹艳玲)

第十章

重 症 监 护

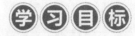

掌握: 重症监护的概念、收治对象、各项监测指标的正常值。

熟悉: 重症监护病房的管理。

了解: 重症监护的各种工作制度。

第一节　重症监护病房

一、ICU 的概念、特点、分类和设计要求

(一) ICU 的概念

ICU 是重症监护治疗病房(intensive care unit)的简称,是对各种危重病人实施连续 24 h 监测、治疗和护理的场所,并利用各种先进、精密的监护设备,由受过专门训练的医护人员对病人进行全面的不间断的监护和治疗的单位。

(二) ICU 的特点

1. ICU 的主体部分　ICU 主要由 3 部分组成。

①经过 ICU 专业培训或取得 ICU 专科资质的医生和护理人员,能熟练实行危重病人的抢救、监测和护理。

②先进的监测仪器和技术,能动态反映瞬息的病情变化。

③高新技术的治疗手段,能对重要器官功能进行长时间的有效支持,为原发病的治疗和处理赢得宝贵的时间。

2. ICU 的基本功能　ICU 是医院中危重病人集中、病种最多、抢救和管理任务最繁重的科室,综合ICU 设内、外、妇、儿等专科,因此,ICU 工作是医院总体工作的缩影,直接反映了医院的医疗、护理工作质量和人员素质水平。具体功能如下。

(1) 对危重病人进行严密、持续的监护,动态观察病情,保护和支持重要脏器,减少并发症,降低病死率。

(2) 进行危重症临床基础研究,尤其是危重症的发生、发展规律及治疗手段的创新、研究。

(3) 在实践中检验和完善危重症治疗理论和技术,并发展新理论和新技术。

(4) 检验危重症护理理论,完善护理心理学。

(5) 作为临床培训和教育的基地。

(三) ICU 的分类

在大型医院中,ICU 的设置较为复杂,形式多样,其主要规模与形式随着医院性质和科室的专科性质或设置不同而有所差异。目前大致可分为 3 种形式:综合性 ICU、专科 ICU 和部分综合 ICU。

1. 综合性 ICU　综合性 ICU 是全院性 ICU,以处理多学科危重病人为主要工作内容,直接归属医院领导,也可由医院某一科室如麻醉科、外科、内科来领导,是对各科需要强化治疗的病人进行集中加强监

护、治疗与抢救,是治疗多器官功能障碍综合征的重要场所,综合性 ICU 救治水平体现医院的最高水平。其最大的优势与特点是克服了专科分割的缺陷,体现了危重症医学的整体观念,有利于学科建设和人才培养,充分发挥医院人力资源和设备资源共享的优势。缺点是对 ICU 医护人员要求很高,要有较高的诊治水平和高素质的专业护理队伍。

2. 专科 ICU 各专科将本专业的危重病人集中起来进行管理和监测、护理的病房。不同的专科有各自不同的收治范围和专业特点,通常在各专科主任领导下进行工作,其优点是对原发病的诊断与处理有较丰富的临床经验,不足之处是遇到专科以外的紧急情况,救治能力有限,常需要请其他专科医师协同处理。如:呼吸 ICU(respiratory care unit,RICU)、神经外科 ICU(neurosurgical intensive care unit,NICU)、新生儿 ICU(new baby care unit,PICU)、烧伤 ICU(burn intensive care unit,BICU)等。

3. 部分综合 ICU 病人主要来自于多个临近专科,由院内较大的以及临床科室为组成单位,集中收治同一学科内的危重病人,这些病人除了具有专科特点外还有外科手术后的共同性,吸收了综合性 ICU 和专科 ICU 的共同优点。如:外科 ICU(surgical intensive care unit,SICU)、内科 ICU(medical intensive care unit,MICU)、急诊 ICU(emergency intensive care unit,EICU)、麻醉科 ICU(anesthesia intensive care unit,AICU)等。

(四)ICU 的设计要求

越来越多的事实证明合理的 ICU 设置不仅可以提高医疗护理效率,更是为病人提供优质医疗护理服务的物质基础保障。因此,科学合理地设置 ICU 对提高工作效率非常必要。原则上既要符合医院感染控制要求,又要保证医疗安全,体现人性化,还要有良好的人流和物流通道,方便病人的会诊、治疗、护理、抢救及转入和转出。

1. ICU 的规模 ICU 的规模是根据医院的总床位数、危重病人的数量和需求来确定的。一般认为,100 张病床以下的综合性医院不需要设立 ICU,100~300 张病床的综合性医院可设立 CICU 和术后恢复室,400~500 张病床的综合性医院可设立综合性 ICU,500 张病床以上的综合性医院可根据重点科室设立专科 ICU。床位数计算方法主要有 3 种。

①一般数量:ICU 床位占全院床位总数的 1%~2%,发达国家或地区占总床位数的 2.6%~4.1%。

②按地区需要计算:美国的 ICU 床位数是按地区需要计算的,并设定 1000 人为 45 天的年需求值,其公式为

$$(CCU 床位数 + ICU 床位数)/365 × 平均每天人数 = 45/1000 × 总人数$$

按此公式计算出的床位数 75% 设在 ICU,25% 设在 CCU。

③用 Bridgeman 公式计算 ICU 床位数:

$$ICU 的床位数 = ICU 年收治病人数 × ICU 病人平均住院天数/365 × 预计的床位占有率$$

一个医院究竟要设多少张 ICU 床位,主要取决于病人的来源,包括病人的总数和需要接受加强医疗的危重病人的比例。ICU 每天至少应保留 1 张空床以备应急使用,床位使用率应以 65%~75% 为宜,超过 85%,则表明 ICU 的现有的床位数已经不能满足医院的临床发展要求,应该扩大规模,增加床位。

2. ICU 地理位置设置 在设置 ICU 的位置时,交通位置一定要便利,有宽敞的通道并靠近电梯以利于病人的转运。设置原则上要从 2 个方面考虑:①接近病人的来源,据统计,综合性 ICU 病人的来源主要是急诊室(约占 54%),其次是手术室(约占 26%)和医院内其他病房(约占 20%);②靠近为 ICU 服务的部门,如手术室、放射科、检验科和血库等,以方便紧急手术、输血、化验血标本。同一家医院如果有多个专科 ICU,还应考虑将其放置在相对集中的地方,以利于互相支援与交流。

3. ICU 的整体布局设计原则

1)整体布局 应考虑分区设计的要求,建议划分医疗区域、医疗辅助用房区域、污物处理区域和医务人员生活辅助区域,以利于规范的流程管理和感染控制。建筑装饰以不产尘、不积尘、耐腐蚀、防静电、容易清洁和符合消防的要求为原则。还要有合理的人流及物流通道设计,实行分隔管理,以减少交叉感染和干扰。

2)用房面积 辅助用房面积与病房面积之比为(1~1.5):1,辅助用房包括 ICU 病人急诊手术使用的手术室、医生办公室、主任办公室、男/女值班室、护士站、治疗室、换药室、仪器室、更衣室、污物处理室、

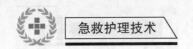

盥洗间等,有条件的 ICU 还可设置示教室、家属接待室、家属等候区、化验室、配餐间、工作人员休息间等。

3) 病房设置

(1) ICU 的房间设计一般有两种类型。

①通间设置:圆形、长方形或扇形结构,也称为开放式房间,护士站和中央监护台应设在 ICU 的中心部位,病房环绕四周并设中央监护台。开放式 ICU 每张床占地面积不少于 15 m²,以 20 m² 为宜;每张床床头应留有 60 cm 空隙,便于医护人员操作、检查和抢救;两张床之间相距应在 2 m 以上,每两张床最好配备 1 个洗手池,自来水龙头要有自动感应开关,另备有自动干手机以免交叉感染。无法安装洗手设施,床头应备有快速手消毒剂以利于手的消毒;床与床之间挂有布帘,便于抢救和保护隐私。

②单间设置:ICU 内设置 1～2 个单间负压隔离病房,每间面积为 20～30 m²,主要放置有严重感染、传染病及抵抗力差的或病情严重的病人,以利于隔离,防止院内交叉感染。每间病房设置独立的洗手设施,相邻病房之间设置玻璃墙,便于医护人员观察病情。

(2) 其他设置。

①ICU 应具备良好的通风、采光条件,能独立控制室内的温度和湿度,ICU 合适的温度应为 20～24 ℃,相对湿度为 60%～70%。

②白天噪声最好不超过 45 dB,夜晚 20 dB,地面覆盖物、墙壁和天花板尽量采用能吸音的建筑材料。

③每间病室挂有时钟,一方面便于护理人员工作,另一方面可使清醒病人有时间感,有利于病人的康复。

④应有空气过滤装置或空气消毒装置,如空气净化层流装置、5 μm 空气过滤器、臭氧消毒器、紫外线消毒器等。

⑤每个病室应备有移动光源,以备行静脉穿刺或气管切开术时应用。

4. ICU 的床单位要求

1) 病床　病床应为多功能病床,基本功能是可调节高度和倾斜度,以适应不同病人的需要;配有脚轮和制动装置,便于运送病人、改变体位;两侧有可调节的具有保护性的床栏;床头及床尾可调节高度,并能随时拆卸,便于气管插管和进行下肢牵引;床上配备波纹垫褥以防压疮的发生;较高级的监护床还具有体重测量装置、加温装置、应急电源系统和电动体位调整、紧急呼叫装置等;床尾挡板还装有 X 线片卡槽等功能。

2) 设备塔　完整的床位供应系统,它具有各种气体(如氧气、压缩空气、负压吸引等)的插口和管道装置 2 套以上,设置 10 个以上的电源插头以及 1 个独立的电源保险系统,以防一个床位电源短路造成整个病区电源故障。在 ICU 中,大部分仪器是靠电来驱动的,因此,必须有良好绝缘性能的电气设备,并妥善安置地线连接,才能保证病人的安全。

3) 照明设施　每张床均应配置可移动、具有一定强度的照明设备,灯光要求是自然光,能正确辨认皮肤、口唇及四肢末梢的颜色。夜间用的照明光线应能按医师、护士所需的适宜照明强度进行调节。晚间可配较暗的壁灯,功率通常为 60～80 W,床位上方吊灯应尽量减少,可配置床头灯,以免病人感到刺眼,影响休息和睡眠,但急救治疗时除外。照明用电与仪器设备用电系统为两条线路,以免故障时发生全面停电。

4) 天轨　每张床的顶端应设有用于治疗且可以自由移动的天轨,形状有环形、半环形或直形,设置在监护床的两侧,这样既可以充分利用室内空间,保证在输液或输血时液体下滴不至于落在床上或病人身上,又有利于医护人员操作。

5) 区域划分　ICU 每张床配备有较多的仪器和设备,需要合理安置,一般以床为界分为干区和湿区,床的左边常为干区可安置床旁监护仪、呼吸机、输液泵、微量泵等,床的右边为湿区,放置吸痰盐水、快速手消毒剂、连接氧气或负压吸引等装置。

二、ICU 收治的对象、ICU 工作制度

(一) ICU 收治的对象

ICU 是对危重症医学的实践基地,其主要功能是为急、危、重症病人可能发生器官功能障碍的一些症状进行及时的、连续的、系统的监测和护理,防止其发展为多器官功能障碍综合征,为治疗原发性疾病和进一步进行专科处理赢得时间和机会,从而减少并发症,降低死亡率。

1. ICU 的收治标准

(1)急性、可逆、已经危及生命的器官或者系统功能衰竭,经过严密监护和加强治疗短期内可能得到恢复的病人。如严重复合创伤、各类休克、急性心肌梗死、心功能不全或有严重心律失常的病人;急性肝、肾功能衰竭,消化道大出血的病人。

(2)存在各种高危因素,具有潜在生命危险,经过严密的监护和有效治疗可能减少死亡风险的病人。如各种术后重症病人,尤其是术前有严重并发症(如冠状动脉性心脏病、呼吸功能不全、电解质紊乱等)、术中循环不平稳者、器官移植病人。

(3)在慢性器官或者系统功能不全的基础上,出现急性加重且危及生命,经过严密监护和治疗可能恢复到原来或接近原来状态的病人。如慢阻肺急性发作、肺心病所致循环衰竭、弥散性血管内凝血(DIC)病人等。

(4)其他需行呼吸管理和(或)呼吸支持的病人。如呼吸衰竭、成人呼吸窘迫综合征(ARDS)、重症肌无力等。

2. 不宜收入 ICU 的病人

(1)恶性肿瘤晚期的病人。

(2)自然死亡濒死期的病人。

(3)无急性症状的慢性病病人。

(4)脑死亡者。

(5)治疗无望或因某种原因放弃抢救者。

(二)ICU 工作制度

健全的 ICU 管理制度是发挥管理职能,避免 ICU 医护人员差错的重要保证,管理的好坏直接影响 ICU 的医疗护理质量。为了保证 ICU 工作正常、有序地进行,必须充分发挥护士长的协调和管理作用,严格执行各种医疗护理规章制度,使 ICU 护理质量得到不断提高。ICU 护理工作制度包括 ICU 护理常规、ICU 探视制度、ICU 出入制度、ICU 物资管理制度、ICU 岗位人才培养制度等。

1. ICU 探视制度 ICU 病房收治均为危重病人,抵抗力低,为了保证病人充分休息和减少交叉感染,谢绝家属陪伴,在 ICU 期间,医护人员 24 h 守候在床旁,密切观察病情,一切治疗和护理工作均由医护人员完成,所以不需要家属帮助。

(1)为保证病人安全,防止交叉感染,请家属不要进入 ICU,每天下午 3:30~4:30 在病区外走廊或通过监视屏探望病人,其他时间病情变化时,医务人员会通过电话联系家属。

(2)特殊情况时,医生随时通知家属,并准予探望。探望时家属要更换衣帽、鞋套进入;探望时不能大声喧哗;为保证监护设备正常运行,不能使用手机;为防止特殊病人过敏,应保持病区环境清洁,探望时尽量不送鲜花;病人的贵重物品及衣服请家属自行保管。

(3)病人病情允许,家属可以通过语言、手势、书写和录音等方式与病人交流。

(4)探望时间,医生、护理人员会向家属介绍病人病情及护理情况。

(5)如果病人病情不稳定,需留家属时可在等候室坐候。

(6)当病人病情渐趋平稳时,由 ICU 和原病区医生协商决定将病人转回原病区继续治疗,转出前一天或当天通知家属。

2. ICU 护理常规

(1)ICU 是对危重病人进行集中加强监护的场所,ICU 的护理均属特级护理。

(2)密切观察生命体征、意识、瞳孔及病情变化,并做好 24 h 动态变化记录。

(3)保持各种引流管管道通畅,观察各种引流物的量和性状并准确记录。

(4)对行胃肠外营养者,应严格无菌操作,每天更换局部敷料,保持局部无菌,并做好相应的观察护理。

(5)对使用呼吸机的气管切开、气管插管的病人,应严格呼吸道管理,保证呼吸机正常工作。

(6)使用微量泵输入血管活性药物时,应密切监测血压,及时调整输入速度及药物浓度。

（7）动态监测血气、电解质，定时监测血糖、尿糖、尿比重。

（8）定时（每1～2 h进行1次）翻身、叩背，鼓励病人深呼吸、咳痰，根据病情决定是否吸氧，超声雾化或氧气雾化吸入应每天进行2～4次。对病人进行四肢被动活动和功能锻炼。

（9）对保留导尿管者，应保持会阴部清洁，做好尿道口护理，定期更换导尿管，必要时行膀胱冲洗。

（10）急性肾功能衰竭病人行腹膜透析、持续动静脉血液过滤或心肺脑复苏（CRCP）时，应按其常规观察护理。

（11）及时了解病人病情及心理变化，做好病人及其家属的心理护理。

（12）真实、及时、准确、完整地记录重症记录单，准确记录出入量、各种化验数据和用药情况。

（13）制订常规护理计划并严格实施。

3. ICU物资管理制度

（1）ICU贵重仪器和物资由护士长或其指定的专人负责保管，万元以上的仪器建立日常保养登记本及使用登记本，并注意定点放置、定量存放、定期清点、定时保养和维修，做好相关记录。

（2）建立仪器台账，及时记录仪器领取、报销和登记工作。

（3）每月正确调试和检查仪器、设备，使其处于良好的备用状态，如有故障应告之专业维修人员。

（4）物资若有丢失、损坏，应按医院规定处理。

（5）低值易耗品和消耗材料应由护士长或总务班定期领取，做到定期清点，使账物相符。

（6）设备、仪器每天由专人清点，外借要有记录，贵重设备、抢救仪器一般不外借。

（7）管理人员因工作调动时，应与接班者交接物资并到有关部门办理手续后方可离去。

4. ICU消毒隔离制度

1）对工作人员的要求

（1）进ICU必须穿戴好本科工作服和一次性帽子、口罩、专用鞋，外出时更换外出服和外出鞋，ICU门口应放置消毒踏脚垫。

（2）严格执行无菌技术操作规程及消毒隔离制度，在进行各项操作时要做到标准预防，均应戴无菌手套。

（3）严格执行洗手制度，在各种检查、治疗、护理前后均要认真洗手或用消毒液擦拭双手。

2）物品消毒

（1）无菌物品规范管理，干燥保存，并注明有效期范围。

（2）污物处理必须遵循"两消毒一清洗、先消毒后清洗"（即消毒→清洗→再消毒）的原则，一次性物品用后必须遵循"统一处理→消毒毁形"的原则处理。

（3）可重复使用的物品，如监护仪和呼吸机表面、血压计袖带、听诊器、体温表、床头柜等物，除每天擦拭消毒外，病人转出ICU或死亡后，需经过消毒后才可转给其他病人使用，病床单位应进行彻底终末消毒处理。

（4）呼吸机管道应专人专用，使用时每周更换管道1次，有污染时随时更换。管道用2%戊二醛或浓度为1000 mg/L的含氯消毒液消毒，停用呼吸机后主机应进行终末消毒。

（5）氧气湿化瓶、氧管、雾化吸入管道、简易人工呼吸机、模拟肺及吸氧面罩，每次用完均需送供应室统一消毒或浸泡消毒，消毒完毕用蒸馏水或冷开水冲洗，晾干备用。

（6）特异性感染者用过的敷料及一次性用物应及时焚毁。

3）环境消毒

（1）严格控制人员流动，禁止非工作人员进入。

（2）物体表面用浓度为1000 mg/L的含氯消毒液擦拭，每天2次。

（3）地面用浓度为1000 mg/L的含氯消毒液拖地，每天3或4次。

（4）墙壁用浓度为1000 mg/L的含氯消毒液擦拭，每周1次。

（5）室内用浓度为1000 mg/L的含氯消毒液彻底擦拭，每周1次。

4）空气消毒

（1）开窗通风、换气，每次30 min，每天2或3次。

（2）应用层流或空气净化器进行空气消毒。

（3）每月空气监测培养 1 或 2 次,菌落数应小于 200 cfu/m³。

（4）每半年监测空气中二氧化碳、氨、硫化氢、一氧化碳等有害气体及灰尘 1 次。

（5）室内无病人时,可用臭氧或 2% 过氧乙酸喷雾或熏蒸消毒。

5）病人管理

（1）伤口细菌培养,每周 1 或 2 次。

（2）住 ICU 3 天以上者,痰液细菌培养 1 次/3 天。

（3）有创导管拔除时细菌培养一次。

（4）各种引流液细菌培养每周 1 次。

6）消毒效果监测

物体表面、空气、医务人员的手的监测每月由医院感染控制中心监测一次,ICU 自查一次。

具体要求是：物体表面细菌数 ≤ 5 cfu/cm²,空气中细菌数 < 200 cfu/m³,医务人员手细菌数 ≤ 5 cfu/cm²,均不得有致病菌检出;每月监测特殊细菌 1 次,不得有致病菌检出;保证紫外线灯波长为 180 ~ 290 nm,功率 > 70 μW/cm²,每周用 95% 酒精擦拭紫外线灯管 1 次;每 3 ~ 6 个月监测仪器功率 1 次。

5. ICU 的急救药品配备要求　ICU 中的急救药品应分类置于急救车或专用药柜内,每种药品应固定基数、标记明显、单独放置,抢救车由专人负责检查。

6. ICU 抢救制度

（1）抢救工作应由科主任、护士长及主要负责人组织和指挥。对重大抢救须根据病情提出抢救方案,并立即报告院领导;凡涉及法律纠纷,要报告有关部门。医生未到达前,护士应根据病情采取应急措施。

（2）抢救人员要求有较强的抢救意识,必须熟练掌握各种器械、仪器性能及使用方法。

（3）抢救器材及药品必须数量齐全、性能完好,呈备用状态。做到"四定",即定位安置、定数量品种、定专人管理、定期检查维修及消毒灭菌,用后及时补充。抢救物品一般不外借,以保证应急使用;用后应及时补充,每班应交接清楚。

（4）严格查对制度、交接班制度和各项操作规程,遇特殊抢救情况执行口头医嘱时,需复述医嘱 2 次无误再执行。保留安瓿至抢救结束,所有药品的空安瓿,必须经两人核对后方可弃去;以便查对和补开医嘱。

（5）抢救完毕,做好抢救记录、登记和消毒。特殊情况应在 6 h 内补记完毕。对病情变化、抢救经过、各种用药等要详细交接及记录,记录要及时、详细,用药处置要准确。

7. ICU 交接班制度

（1）值班人员必须坚守工作岗位,履行职责,准确、及时地做好各项治疗和护理工作。

（2）每班必须按时认真交接班,接班者应提前 15 min 到科室清点物品及毒麻药品,登记并签名,如遇接班者未到之前,交班者不得离开岗位。

（3）值班者必须在交接班前完成本班的各项工作,写好病室报告及各项护理记录,处理好用过的物品。遇到特殊情况应详细交代,与接班者共同做好交接班工作方可离去。白班应为夜班做好物品准备,以便于夜班工作。

（4）交接班一般采用床旁"三交、四清、三洁",即口头交、书面交、床旁交;病情清楚、医嘱清楚、用药清楚、记录清楚;病人皮肤清洁、衣物清洁、床单位清洁。

（5）晨会内容由夜班护士报告病房 24 h 病人动态情况,重点为新入院、危重、手术和特殊情况病人的床号、姓名、诊断、病情变化、治疗、护理和特殊检查要点等。要求简明扼要,重点突出,用普通话背诵交班。护士长小结前一天工作,布置当天工作。

（6）口头、床边交接班,要求各班均应进行床边交接班,交接班时应保持各类管道通畅,符合护理要求;各输液管道通畅,速度适宜,符合无菌操作,输液(药)计划按时完成;各种引流管通畅,妥善固定,记录准确,护理正规,符合无菌操作;气管切开者呼吸道通畅,切口处清洁、干燥。交接班时间发现问题由交班者负责,并采取相应措施,做好记录。接班后如因交接不清发生问题由接班者负责。

（7）值班护士认真书写《护士交班本》及护理记录,要求内容简明扼要,重点突出,运用医学术语。

(8)抢救药物、器械和其他用物齐备,定量、定位放置,处于良好备用状态。

(9)各类物品清点整齐,账物相符,记录完整。坚持做到"交不清不接,接不清不走"。

8. ICU查对制度　查对制度是保证工作质量、防止差错的有效措施,医护人员在进行各项治疗前,必须严格执行"三查七对一注意"、医嘱查对、药品四查及输血查对制度。

1)三查七对一注意　三查是指操作前查、操作中查、操作后查,七对是指对床号、姓名、药名、剂量、浓度、时间、用法,一注意是指注意用药(治疗)后的反应。

2)医嘱查对　每天小查对2次,每周大查对1次,均由2人查对,执行医嘱时应双人核对并签名。护士长每周参加查对医嘱一次。

3)药品四查　药品四查是指检查药物有无变质、沉淀、混浊,药物是否在有效期内,药物包装有无裂缝、破损,药物有无配伍禁忌。

4)输血查对制度

(1)采集血交叉标本时必须仔细查对申请单(尤其是原始血型),标本标签必须与病人情况相符。如有疑问应立即查询,确保无误。

(2)领取血时,认真做好"三查八对"(查血的有效期、质量和输血装置是否完好;核对床号、姓名、住院号、血瓶(袋)号、血型、血交叉结果、血液种类和血量)。

(3)输注前必须经2人核对血交叉报告,无误后方可执行,并签日期、时间、姓名。

(4)输血过程中应严密观察病人输血情况,出现输血反应时,及时采取救治措施,保留血袋查找原因并上报。

(5)输血完毕后,再次执行"八对",填写不良反应报告单,登记完毕,24 h内将血袋送往输血科并签字。

9. ICU岗位人才培养制度　ICU业务范围广,监测项目多,技术更新快,护理人员必须建立严格的培训制度,不断提高护理人员的技能。

(1)各级护士定时学习医疗法律法规,学会懂法、守法、按医疗法律法规行事,增强法律意识,树立自我保护意识。

(2)新护士应在严格的岗前培训后方可上岗,5年以内的年轻护士还应制定规范化分级培训计划,系统学习重症监护知识。

(3)重视基础护理技能及急救技能的培训。

(4)制定在职培训计划,每年参加一定学分的继续教育学习,鼓励新业务、新技术的应用。

(5)定期组织科内业务学习、晨间提问、业务查房、病历讨论等,提高业务水平,积累临床经验。

(6)学习护理文件的书写,护理文件应书写规范,不涂改、刮擦、客观、及时、准确、真实、完整、重点突出且简明扼要,能反映病情的动态变化、治疗措施及治疗效果。

(7)定期进行科内理论、操作考核。

三、ICU的仪器设备和护士的素质要求

(一)ICU的仪器设备

随着现代科学的迅速发展,重症监护室的设备配置和实用的高效性越来越高。由于各医院的自身规模和经济条件的不同,重症监护室所配置的设备及现代化程度并不完全相同,除了具备普通病房所需医疗器械外,还须具备下列基本监测设备和基本治疗设备。

1. 基本监测设备

1)床旁监护仪　ICU内的重点仪器之一。主要功能:①可持续显示心电图、心率、呼吸、体温、血氧饱和度、血压的数字和波形图像,能进行基础生命体征的监测;②同时可描记两条压力线,并显示数值;③可调节报警范围,异常时可自动或手控启动中心记录仪进行描记;④有24 h内所有监测项目的储存回忆系统,以便于系统分析和医生查看病人资料。

2)中心监护仪　由配套使用的床旁监护仪、异常数字报警记录及可选择监护图像资料的打印机组成。它除了具有床边监护仪的1~4项功能外,还可同时显示4~8张床位的床旁监护仪的监控图像及数

据,而且是中心监护站的控制显示终端,可选择监护图像进行打印,操作者还可通过该装置发布各种控制指令。

3) 血液气体及电解质测定分析仪　该分析仪是一种衡量人体酸碱平衡状况,测定血液中气体含量的监测仪器,同时是危重病人在救治过程中不可缺少的重点仪器之一。它包括电极系统、恒温装置、放大器、数字显示器、打印机和二氧化碳混合气体等组成部分。其分析测定的基本原理是电极系统将血液中测得的化学信号(pH、$PaCO_2$、PaO_2)转化为电信号,再通过放大器进行转换成数据后由显示装置显示出结果并打印出来。危重病人尤其是使用呼吸机的病人,血液气体分析测定是以小时或分钟为单位来测量的,该方法操作简便,无需送化验室,可自动迅速地进行血气分析及电解质测定,节省时间以利于病情判断及呼吸机各参数的调节。

4) 无创脉搏血氧饱和度和经皮氧分压测量仪　为无创性监测,与血气分析有很好的相关性,其监测结果在一定程度上可替代有创血氧分析。但在低血容量、低心排血量及使用血管收缩剂等情况下,应同时检测血气以作为鉴别分析。

5) 全导联心电图机　可用于全面了解病人心律失常的性质及观察治疗效果。

2. 基本治疗设备

1) 呼吸机　呼吸机是一种进行人工呼吸、呼吸支持和循环功能的机械性通气工具。随着电子计算机技术的进步和临床呼吸生理的发展,呼吸机的性能更加接近人体的生理需要,结构更加合理,功能日趋完善,安全性能更高,已成为重症监护室必备的治疗设备。有定压、定容、定时或几种转换形式兼有的多功能呼吸机,其具有以下功能:①设有几种临床常用基本呼吸类型,如触发性辅助通气、控制通气、正压通气、间歇指令通气等功能;②有异常通气时的声光报警装置;③能进行呼吸功能监测;④易于操作,方便调整,占地面积适宜;⑤每台呼吸机最少配备两套管道以备替换。ICU危重病人相对集中,只有正确使用呼吸机,才能有效地进行呼吸支持,进而改善全身状况,减少并发症,降低死亡率,取得良好的治疗效果。

2) 除颤器　除颤器是重症监护室的必备设备。由于危重病人多合并水、电解质紊乱及酸碱失衡,病情变化快,容易发生严重的心律失常,尤其是当病人发生室颤时,应立即使用除颤器进行电除颤。因为室颤发生的早期往往是粗颤,此时除颤成功率很高,一旦因缺氧转为细颤,则除颤很难成功,所以对选择除颤的病人,应争取在 2 min 内实施该项操作。除颤器必须定时进行保养、充电及检查,保证时刻处于备用状态。除颤器应放在固定和显眼的位置,以方便医护人员随时取用。

3) 输液泵及微量泵　输液泵是重症监护室必备的治疗设备。一般都具有输注总量设定、当前输注速度、已输注液体量显示、管路梗阻及气泡报警、液体输空报警等功能,输注速度可为每小时 0.1 mL,也可为999 mL,泵内有蓄电池,以保证交流电断电时还可工作 0.5～3 h。输液泵广泛应用于各种药物、胃肠外营养液的输入及输血等。注射泵又称微量泵,它具备十分准确地通过静脉途径恒速微量注射某些药物的功能。如血管活性药物硝普钠、多巴胺、利多卡因、硝酸甘油等的应用。具有:①给药剂量精确,速度均匀,既可加压快速输液,又可微量控制;②操作简便、节省人力等优点。

4) 临时心脏起搏器　重症监护室必备的生命支持设备。临时心脏起搏器由一台体外脉冲发生器和一根静脉导管电极组成。其起搏的机制是由脉冲发生器发放脉冲电流,通过导线和电极的传导作用,刺激电极所接触的心肌兴奋,并使兴奋沿心肌向四周迅速传导,心脏开始收缩和舒张。临时心脏起搏器有多种型号,均要求具备 3 种基本功能:①感知功能;②控制心脏搏动频率功能;③改变电脉冲强度功能,比较高级的还可进行程序性自动起搏,即有心房与心室两组电极,可以模拟正常的心脏房室传导顺序,进行起搏,从而获得正常的心脏排血量,维持循环。临床上主要用于各种心律失常所导致的严重心功能不全,需要立即进行心脏起搏的病人:①心房扑动、快速房颤、室上性和室性心动过速的病人;②严重过缓性心律失常,包括莫氏二度Ⅱ型或完全性房室传导阻滞;③有昏厥及心前区疼痛的窦性心动过缓、窦性停搏等;④窦房结和/或房室结功能障碍的病人;⑤可用于心电图负荷试验,心脏电生理研究等。

5) 主动脉内球囊反搏　主动脉内球囊反搏为一种机械辅助循环的方法。它是将一根带有气囊的导管通过动脉系统植入到降主动脉内左锁骨下动脉开口远端,在心脏舒张期充气,在心脏收缩期前排气,起到辅助循环的作用。随着电子产品的发展,目前反搏装置日趋完善,使用上越来越安全、方便。

6) 麻醉机　具有急救、分析呼吸功能指标等功能,其操作简单、易于掌握,是重症监护室的必备设备,主要用于ICU内气管切开术、心内按压、特大伤口换药、置入气囊漂浮导管等手术的麻醉。

7）急救物品车　急救物品车是每一间ICU必备的抢救设备,以保证抢救工作顺利进行。车内应备有抢救病人所需的全套器械和物品,如气管切开包、手提式呼吸气囊、静脉切开包、开胸包、开口器、通气导管、喉镜、各型气管插管、各种穿刺包、手电筒、一次性注射器等用物,以及急救药物,如血管活性药物和部分麻醉镇静药。上述物品和器械应设有专人管理,并定期检查物品及药品的有效期、定时消毒、定位放置,用后应及时补充或更换,以确保其随时处于良好的应急状态。

上述各种监测治疗设备,虽然其作用原理、操作步骤和使用方法都各不相同,但总的使用原则上应遵循以下几点:①使用前应认真检查电源、接线板、氧气等启动设施是否完好;②使用过程中严格按照各种仪器的操作规程进行正确操作;③使用结束应按照正确的步骤进行拆卸、清洁和消毒,保证其处于良好的备用状态。

（二）ICU护士的素质要求

ICU内的各级医护人员都要具备良好的医德医风和专业技术。ICU护理人员的素质是影响ICU护理质量的关键因素,具备良好的素质和娴熟的护理操作技能的ICU护理人员能保证ICU护理操作的准确性、规范性,并能进行预见性护理,杜绝护理差错,消除影响病人康复的潜在因素。

1. ICU护理人员应具备的基本素质

（1）要有为护理事业奋斗的献身及开拓精神。

（2）有积极稳定的情绪,能随时调整情绪的能力,不把自己的情绪带到工作中去,以饱满的热情对待病人,帮助其树立战胜疾病的信心。

（3）具有顽强坚忍的意志品格,ICU护士比普通病房护士要掌握更多的专业知识和技能,面临更多的困难和挑战,因此ICU护士必须具有顽强、坚忍的意志品格,才能从容应对紧张的局面和复杂的病情,胜任ICU工作。

（4）具有团队协作精神,能主动协调各种关系。ICU的救护过程是一个团队协作整体过程,是集体智慧的结果,每个人具有团队协作精神才能保证各个环节的工作的紧密衔接、配合,杜绝差错事故发生。

（5）身体素质好,ICU工作节奏快,护理量大,体力消耗快,因此要有健康的身体才能适应ICU工作。

（6）有一定的心理学知识,善于人际交流和沟通。

2. ICU护理人员应具备的专业素质

（1）熟练掌握急救复苏技术,如心肺复苏术、电击除颤技术、吸氧术、吸痰术、呼吸机及辅助通气的应用、各种穿刺技术及急救药品的应用等。

（2）具有危重症专科护理知识和技术,包括循环、呼吸、消化、神经、血液、泌尿等专科护理知识和技能。

（3）熟练掌握各种监护技术,包括心电监测及血压、呼吸、体温、血液生化和常规、血液电解质、血流动力学的监测。

（4）具有娴熟的基础护理技能,包括生理和心理护理、各种护理制度的执行、护理文件的书写、标本留取、注射及药物疗法等。

（5）具备敏锐的观察力,思维敏捷,头脑清晰,善于观察、分析和解决问题,对病情的判断有预见性,能在最短的时间拿出最佳护理方案。

（6）勇于钻研和创新,善用逻辑性思维发现问题、处理问题、总结经验。

第二节　监测系统的基本原理和分类

一、心电监护

（一）心电监护仪基本结构

1. 心电信号输入　分有线和无线两种方式。

2. 显示器　直接观察实时心电信号、呼吸波形、心跳及呼吸频率、体温、血氧饱和度（图10-1）。特点是可以储存和处理信息。

3. 记录器 有热笔型记录和热阵式记录两种。

(二)常用心电监护的种类

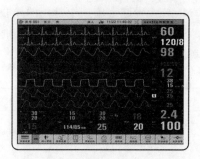

图 10-1

1. 多功能床旁监护仪 多功能床旁监护仪有 2～4 道显示波,可持续显示心电波形、心率、呼吸、有创和无创血压、体温和血氧饱和度等多参数监测数据。通过心电监护,可以对所监测的各参数进行 24 h 实时显示和记录,分析,报警,并且有"回忆"和"冻结"功能,对医务人员及时了解、分析病情变化有重要作用。

2. 遥控式心电监护仪 由中心台和床旁台或发射机组成。其优点:用无线遥控装置,病人需随身携带发射装置,不需要用导线与心电监护仪相连,可减少故障发生机会,如导线脱落等;病人带上发射机可下床活动,可持续动态监测,使病人具有安全感,利于康复;一台中心台可同时监测 4～6 个病人,遥控半径一般为 30～200 m。

3. 动态心电监护仪 也称 Holter 心电监护仪,是可随身携带的磁带记录器。包括记录仪和分析仪两部分,记录仪通过胸部皮肤电极,描记 24～48 h 休息、劳动或日常活动的心电变化。然后将记录下来的心电图进行识别分析,并与病人的日常生活和自觉症状相联系,动态观察病人全天的心电图改变,临床上主要用于判断原因不明的心悸、胸痛、晕厥等是否与心律失常有关,鉴别心绞痛类型、监测起搏器安装后疗效等,用途广泛。

(三)心电监测的应用范围

1. 心血管系统疾病 急、慢性心肌梗死,严重的心律失常、心搏骤停,冠状动脉供血不足引起的恶性心绞痛,心肌病和心力衰竭等。

2. 外科手术后的监护 全身麻醉后复苏期的监护、对中老年危重病人术前或术中的常规监护,以及器官移植术后和各科危重衰竭病人、急诊手术前的抢救。

3. 其他各系统病人 严重创伤、休克、脑血管意外、气胸、哮喘持续状态、严重的电解质紊乱、呼吸衰竭等。

(四)监护仪基本功能

(1)显示、记录、回顾心电图波形和心率数字。

(2)监测项目的报警上、下限设置,当显示数据不在报警范围内时,监护仪即可通过发声、报警显示灯和屏幕符号指示灯报警。报警一般根据病人的具体情况来设置报警界限,通常比病人的正常值上、下限高 10%～20%,心率通常高限设为大于 110 次/分,低限＜50 次/分,但要避免 P 波或波及伪差,这些可通过调换导联和处理电极加以解决。

(3)图像冻结供仔细观察和分析。

(4)数小时到 24 h 的趋势显示和记录:有些监护仪还可记录趋势图或将心电信号记录于磁带,通过回放系统了解数小时前的心电监护情况,方便医务人员随时分析病人病情变化。

(五)心电监护连接方法

临床心电监护本质上是动态阅读长时间记录的常规体表心电图。为了操作简便,通常采用简化的心电图导联来代替标准心电图导联系统,其连接方式有别于常规 12 心电导联。导联的选择有三电极系统,改良三电极系统,五电极系统及改良监护胸导联系统等。加以不同的颜色区分。无论何种方式都可以形成Ⅰ、Ⅱ、Ⅲ导联或引出单级胸导联。常用的导联安置方法有以下几种。

1. 综合Ⅰ导联 正电极放在左锁骨中点下缘,负电极放在右锁骨中点下缘,接地电极放在右侧胸大肌下方。此导联描记出的心电图波形类似标准的Ⅰ导联,但振幅较小。

2. 综合Ⅱ导联 正电极放在左腋前线第 4～6 肋间或左侧胸大肌下方,负电极放在右锁骨中点下缘,接地电极放在右侧胸大肌下方,心电波形与 V_5 相似,波幅较大,但电极脱落机会较多。

3. 综合Ⅲ导联 正电极放在左锁骨中线与肋弓交界上方,负电极放在左锁骨中点的外下方,接地电极放在胸大肌下方,此导联描记出的心电图波形类似标准Ⅲ导联。

4. CM 导联 临床中常用的导联,其放置方法同标准肢体Ⅰ、Ⅱ、Ⅲ放置的方法。

标准导联:将正、负两个电极分别连接右上肢、左上肢及左下肢构成,故为双极肢体导联,有三个标准导联。见表10-1。

表 10-1　CM 导联连接方法

导联	正极	负极
Ⅰ	左上肢(LA)	右上肢(RA)
Ⅱ	左下肢(LL)	右上肢(RA)
Ⅲ	左下肢(LL)	左上肢(LA)

5. CM$_5$ 导联 正极放在胸骨右缘第 4 肋间,负极放在左锁骨下外 1/3 处,接地电极放在右肩或右侧胸大肌下方,此导联描记出的心电图波形 P 波较为清楚。见表10-2。

表 10-2　五电极导联(改良 V$_5$、V$_1$ 导联)连接方法

白(一)	右锁骨下
黑(一)	左锁骨上
棕(十)	胸骨右缘
红(十)	左锁骨中线
绿(无关电极)	右第 6、7 肋间

（六）心电监护的临床意义

(1) 监测病人心率的动态变化情况,了解病人心血管功能状态变化情况。

(2) 连续显示病人心电图,了解心房及心室节律是否规整,各间期是否正常,各波形态是否正常。同时应注意 P 波与 QRS 波群的关系,确定心脏激动起源部位,以便及早发现并识别心律失常。

(3) 通过监测 P 波、U 波、ST 段变化诊断心肌损害、心肌缺血及电解质的改变。

(4) 监测起搏器功能。

(5) 协助涉及临床心电活动的研究工作。

（七）心电监测临床护理

(1) 每种监护设备都标有电极放置的示意图,可根据不同监护设备参照执行。

(2) 心电监护的电极多采用一次性贴附电极,为减少电极与皮肤间的阻抗,放置电极前一定要清洁皮肤,胸毛多者剃除胸毛,再用 75% 酒精脱除脂质。电极导线应从颈前绕出后连接示波器,不要从腋下引出,以免病人翻身时拉脱电极、折断导线,影响监测结果。持续监护超过 72 h 更换电极片位置。

(3) 放置位置尽量避开除颤放置电极板的位置、常规胸前导联放置的位置或骨骼突起的部位等,以免影响其他操作或导联脱落。

(4) 术中监护可将电极放置在后肩或背部,既能避开手术野,还能借助病人的重量使电极紧贴皮肤。

(5) 选择电极时应选择最佳的监护导联放置的部位,以获得清晰的心电图波形。常规选择Ⅱ导联,QRS 波群要有一定的幅度,足以触发心率计数。如发现心电图异常,应先排除病人的肌颤、呼吸、咳嗽或电极和导联的连接错误、干扰等所致的伪差,再考虑病理情况。

(6) 严密监测心率,发现心律异常立即通知医生进行处理。

二、血流动力学监测

血流动力学的监测分为有创监测和无创监测,有创监测指使用各种导管或探头穿过皮肤黏膜,与体内血管或器官直接接触而测得心血管功能参数的监测方法;而无创监测不需要进入体内。无创监测涉及血氧饱和度、心率、呼吸、尿量、体温等。有创监测涉及有创动脉压、中心静脉压、肺动脉压等。

（一）动脉血压监测

ICU 内常用的血压监测法有袖带式自动间接血压监测和直接血压监测两种。

1. 袖带式自动间接血压监测

袖带式自动间接血压监测即无创血压监测。应用广泛,操作比较简单和安全可重复,相对创伤性测压并发症少。

2. 直接血压监测

(1) 适应证　各种类型休克、血管痉挛、体外循环、器官移植、外科大手术后、循环不稳或存在高危因素、需要频繁采血的病人。

(2) 禁忌证　没有绝对的禁忌证。但相对禁忌证包括:曾接受抗凝血剂治疗者、刚接受溶栓治疗的病人、凝血功能异常的病人等。

(3) 动脉置管途径　桡动脉、足背动脉、肱动脉、股动脉等。一般情况下人们首选桡动脉。

(4) 动脉测压方法　①使压力传感器内充满稀释肝素液体并排尽气体,压力传感器的位置应与腋中线第 4 肋间在同一水平线上。②正确校正监护仪上的零点。按下零点校正键,转动三通开关使压力传感器与大气相通,当监护仪荧光屏上压力线在"0"或"±1"处时,再转动三通开关使传感器与大气隔绝而与动脉相通,此时监护仪屏幕上即连续显示出所测收缩压、舒张压和平均压的数值与波形。病人体位和传感器的位置不变时,每 4～6 h 调试零点 1 次,体位变换时,应相应调整传感器的位置并及时校正零点。③测压前和测压中必须定时用血压计测量病人上肢血压,与动脉测压相对照,以便及时发现并纠正直接血压测量的误差,一般情况下两者相差在 ±10 mmHg。

(5) 监测指标值及波形　血压正常值:成人血压正常值为 90～140/60～90 mmHg,有创监测法测得的血压较无创监测法正常情况下高 2～8 mmHg,在危重病人中可以高出 10～30 mmHg。桡动脉平均压的正常值为(80±10) mmHg,小儿在 70 mmHg 以上。波形:正常动脉压波形平滑、匀称,压力波分升支、降支和重搏波。

异常动脉压压力波形:①病理情况下,压力图形会出现很多特征性的改变。高血压表现为收缩压和(或)舒张压升高,升支陡峭显著,各组成部分突出。低血压时压力减低,波形变小,重搏波不清楚。主动脉瓣狭窄升支缓慢,压力降低,重搏波消失等。掌握不同疾病的波形特征更有利于及时发现病情变化,及时处理。②导管或仪器因素造成动脉压力波形改变最常见的为衰减。导管抖动、零点校正不正确、导管有气泡、血凝块或漏水,导管顶在血管壁上等因素使波形变小,升支降低,重搏波不清。③术后出现矮小、低平波形,压力波形升支向上冲击缓慢,波峰拉长,常见于心脏手术后低心排血量、心力衰竭;若出现高大、跳跃波形,压力波形变大,升支迅速上升,波峰短暂,降支快速下降,常见于心脏术后主动脉瓣关闭不全或残留动脉导管未闭;若出现双重搏动波形,波形中有两个收缩峰压,常见于术后主动脉瓣关闭不全;交替变化波形,每次压力波形的振幅为交替变化的,是左心衰竭的迹象;二联波形、不规则波形,是真正的心律失常的波形,常见于二联律、房颤。

(6) 有创血压监测的临床意义　指导治疗:有助于判断疗效及预后,并可用于进一步进行心排血量(CO)、体循环血管阻力(SVR)等的计算。血压过高,提示高血压病,或与疼痛、紧张、发热有关;血压过低,提示血容量不足、心功能差、休克等,收缩压<90 mmHg 时应严密观察,<60 mmHg 时应急救。临床上常将测得的血压数值结合中心静脉压值进行综合分析,进行病情评估。见表 10-3。

表 10-3　血压(BP)与中心静脉压(CVP)变化的临床意义及处理原则

指　标	意　义	处理原则
BP↓ CVP↓	有效循环血量不足	补充血容量
BP↑ CVP↑	外周阻力增大或循环负荷过重	使用血管扩张药或利尿药
BP 正常 CVP↑	容量负荷过重或右心衰竭	使用强心剂与利尿药
BP↓ CVP 正常	有效循环血量不足或心排血量减少	强心剂、升压药、少量输血
BP↑ CVP 进行性↑	有心包填塞或严重心功能不全	强心剂、利尿药、手术

(7) 临床护理　袖带式自动间接血压监测中的护理要点:①袖带的长短宽窄要合适,要完整地系在上臂上,松紧适宜,应使袖带内充气气囊的中心恰好置于肱动脉部位,袖带不能漏气;②无论病人取什么卧位,袖带必须与病人心脏在同一水平线,平卧位时,袖带应与腋中线第 4 肋间相平;③测压时应避免影响测

量数据准确性的各种因素,不能有外力压迫袖带和橡胶管;④对于严重心律失常病人,无创测压时各次测压值差异较大,此时可取平均值,必要时选用有创测压,对于重度心力衰竭、休克者,无创自动测压可能测不出血压,此时只能用手动测量法代替,或进行有创监测;⑤根据病情调节测压间隔时间,避免袖带在短时间内反复充气,引起该侧肢体长时间受压,静脉回流受阻,肢体肿胀,皮肤破溃,每隔 4 h 应松解袖带片刻,以减少持续充气对肢体血液循环的影响和由此带来的不适感;⑥袖带缠绕于健侧肢体。直接血压监测时的护理要点。①保持测压管道通畅,妥善固定套管针、延长管及测压肢体,防止导管受压或扭曲,并使三通开关保持在正确的方向,每隔 30~60 min 用稀释肝素液(成人 5 U/mL,小孩 2.5 U/mL)冲洗导管一次。每次冲洗用 2~3 mL 稀释肝素液。②严防血栓形成,除了用肝素盐水持续冲洗测压管道外,还应在每次经测压管抽取动脉血后,立即用肝素盐水快速冲洗测压管,以防凝血,因动脉内置管时间长短与血栓形成是正相关关系,因此病人循环功能稳定后,应尽早拔测压管。③防止远端肢体缺血,引起远端肢体缺血的主要原因是血栓形成,血管痉挛及局部长时间包扎过紧等也可引起,血栓的形成与血管壁损伤、导管太硬、太粗及置管时间过长等因素有关,与病人的病情及用药也有关,当休克、高凝状态、动脉硬化、高血压时,发生血栓的机会较多。监护中应加强预防,具体措施如下:桡动脉置管前需做 Allen 试验,判断尺动脉是否有足够的血液供应;穿刺动作应轻柔稳准,避免反复穿刺造成血管壁损伤;选择适当的穿刺针,切勿太粗,穿刺针应一次性使用;密切观察术侧远端手指的颜色与温度,当发现有缺血征象(如肤色苍白、发凉及有疼痛感等异常变化)时,应立即拔管;固定置管肢体时,切勿行环形包扎或包扎过紧。④防治感染及败血症,动脉置管可并发局部感染,严重者也可引起血液感染,应积极预防。⑤置管时间一般不宜超过 7 d,一旦发现感染迹象应立即拔除导管。⑥预防空气栓塞,在校零点、取血等操作过程中,要严防气体进入桡动脉内造成栓塞。⑦预防管道移位滑脱,穿刺针与测压管均应固定牢固,尤其是病人躁动时,应防止被其自行拔出,必要时适当镇静。⑧防止局部出血、血肿,穿刺失败及拔管后要有效地压迫止血,尤其对应用抗凝药的病人,压迫止血时间应在 10 min 以上,并用宽胶布加压覆盖,必要时局部用绷带加压包扎,30 min 后解除。

三、中心静脉压监测

中心静脉压(central venous pressure,CVP)指血液流经右心房及上、下腔静脉胸腔段时的压力。它可反映体内血容量、静脉回心血量、右心房充盈压力或右心功能的变化,对指导补血和补液的量及速度、防止心脏过度负荷及指导应用利尿药等具有重要的参考意义,因此也是 ICU 病人,尤其是心血管术后病人循环功能的重要监测项目。

（一）中心静脉压正常值及组成

由四部分组成:右心室充盈压、静脉内血容量、作用于静脉外壁的压力即静脉收缩压和张力、静脉毛细血管压。CVP 正常值为 5~12 cmH$_2$O。

（二）中心静脉压监测的适应证

(1) 各种类型的休克。

(2) 各类大、中型手术,尤其是心血管、颅脑和胸部大而复杂的手术。

(3) 失血、脱水和血容量不足。

(4) 心力衰竭。

(5) 大量静脉输血、输液或需要静脉高营养治疗者。

(6) 紧急透析。

(7) 经静脉放置起搏器。

（三）中心静脉压监测的禁忌证

(1) 穿刺部位皮肤有感染者。

(2) 上腔静脉阻塞综合征的病人不宜选择上腔静脉穿刺。

(3) 凝血功能异常者。

（四）中心静脉测压操作方法

1. 监护仪测量法 中心静脉插管通过压力感受器连接于监护仪上,显示其压力波形和数据:①连接一次性压力传感器、测压管、三通,排气,确认中心静脉导管插入上、下腔静脉或右心房无误。②将换能器置于第 4 肋间右心房水平位置。③校零:转动三通使换能器与大气相通。④当监护仪上显示"0"或"±1"时转动三通使换能器与大气隔绝,与中心静脉导管相通。⑤此时监护仪上显示的压力波形和数据即为中心静脉压。⑥关闭三通测压端,使输液端与病人端相通,保持输液通畅。

2. 刻度尺测压管测量法 ①将生理盐水注射液与密闭式输液器相连,排尽管道内气体备用。②三通管的近端和远端分别与延长管和刻度测压管相连,三通管的侧端接输液器管。③病人平卧,用零点测量器定位,使刻度测压管零点与病人右心房第 4 肋间保持在同一水平线上,将玻璃水柱测压管固定在床头或输液架上。④将生理盐水注射液快速注入测压管内,管内压力应比正常的压力高 2~4 cmH$_2$O,转动三通管使测压管与大静脉相通即可测压。⑤当测压管中的液面下降至有轻微波动而不再下降时,测压管上的数字即为中心静脉压。⑥关闭三通测压端,使输液端与病人端相通,保持输液通畅。

(五)中心静脉测压的临床意义

中心静脉测压<5 cmH$_2$O 表示右心室充盈不佳或血容量不足,>15 cmH$_2$O 表示有右心功能不全、静脉血管床过度收缩或肺循环阻力过高;>20 cmH$_2$O 表示充血性心力衰竭。CVP 是反映心功能的间接指标,需结合其他血流动力学参数综合分析。中心静脉压与动脉压不同,不应强调所谓的正常值,更不要强求通过输液来维持所谓的正常值而引起输液负荷过重。作为反映心功能的间接指标,连续监测观察其动态变化,比单次的监测更有指导意义,一般中心静脉压不高或偏低补液是安全的。中心静脉压测量的时间间隔应视病情而定,病情不稳定时,须每隔 30~60 min 监测 1 次;一般情况下,每 2 h 监测 1 次并做好记录,直至病人病情平稳。

(六)中心静脉置管常见并发症

1. 感染 中心静脉导管感染率为 2%~10%,因此操作时要严格无菌操作。首选锁骨下静脉置管,其发生感染率较其他途径要低。

2. 出血和血肿 颈内穿刺时,穿刺点或进针方向偏向内侧时,易穿破颈动脉。进针过深可能穿破椎动脉和锁骨下动脉,在颈部可形成血肿,肝素化或凝血机制差的病人更易发生。

3. 心律失常 导管插入过深时,其顶端会进入右心房或右心室,对心肌造成机械性刺激而诱发心律失常。

4. 空气栓塞 导管没有连接好、校零或更换输液管、三通、液体时空气进入是造成空气栓塞的主要原因,因此导管必须连接紧密。若病人活动后突然发生不明原因的低氧血症或心血管系统衰竭的症状,应高度怀疑发生空气栓塞的可能,立即让病人取左侧卧位,用注射器经导管将气泡从右心室吸出。

5. 血栓形成 导管引起的血栓在临床上很常见,但有临床表现的仅有 3% 以下,血栓的发生率与导管留置时间的长短有关。每次用肝素冲管时先回抽再冲管,预防有血凝块冲入静脉形成血栓,当病人病情稳定时,尽早拔出。

(七)临床护理

(1)预防并发症的发生,严格执行无菌操作,注意穿刺点局部护理,观察穿刺点有无红肿渗液,每天消毒,更换辅料,并用肝素盐水冲洗管道,以保证测压管道的通畅。

(2)利用测压的静脉输液时,可通过连接另一三通管进行。一般情况下,不宜在此输液瓶内加入血管活性药物及其他急救药物或钾溶液,以防测压时中断上述药物的输入或测压后药物随溶液快速输入体内而引起血压或心律的变化,甚至危及生命。

(3)中心静脉压的测量应在病人平卧、安静的状态下进行,对机械通气治疗时应用呼吸末正压通气(PEEP)者,若病情允许可暂时停用 PEEP。病人咳嗽、腹胀、烦躁时,应予以处理,待其安静 10~15 min 后再行测压。

(4)随时观察测压管内的液平面能否随病人的呼吸微微地上、下波动,以判断测压管是否通畅。若管内液面无波动或液面过低,可能为静脉内导管堵塞、受压、漏液或导管尖端顶于血管壁等原因所致,应及时处理。

(5)观察是否有进行性呼吸困难,防止因穿刺损伤造成气胸、血胸、气栓、血栓等并发症的发生。

（6）若有血凝块阻塞管腔时，应抽出凝血，不得把凝血推入血管内而造成栓塞。

（7）测压时换能器的位置放置正确，病人体位改变时，测量前应重新测量零点，以保持测压管零点始终与右心房在同一水平线上。

（8）拔管指证为不明原因的发热、有局部炎症表现、不需要测压或输液。

四、呼吸功能监测

（一）一般临床观察

1. 呼吸运动的监测 气体进、出肺主要通过呼吸运动来完成，呼吸运动的变化反映了呼吸中枢功能、呼吸肌功能、胸廓的完整性、肺功能和循环功能的好坏，因此呼吸运动形式、节律、幅度、频率和呼吸周期比率的监测均是通气功能最基本、最主要的监测项目。

（1）呼吸频率：正常成人呼吸频率为 16～20 次/分。呼吸频率明显的增快或减慢均提示存在呼吸功能障碍。长时间的呼吸频率超过 35 次/分，提示要用机械通气。

（2）呼吸幅度：胸腹部的起伏幅度也是主要的监测指标，它可以间接反映潮气量的多少。一般男性及儿童以腹式呼吸为主，女性以胸式呼吸为主。

（3）异常呼吸节律。①哮喘性呼吸：伴有喘鸣和呼气延长的呼吸状态，多属慢性阻塞性肺病所致。②促迫型呼吸或浅快型呼吸：呼吸快、潮气量小而无气道狭窄和阻塞，呈呼吸促迫表现。多见于肺、胸廓限制性通气障碍、急性呼吸窘迫综合征等。③潮氏呼吸：多在危重病症时出现。④点头式呼吸：呼吸极度费力，不规则，见于濒死病人。鼾式呼吸：见于肥胖、昏迷病人，易出现呼吸暂停现象。

2. 呼吸功能测定

（1）肺容量的监测。①潮气量（VT），正常人 8～12 mL/kg，增加多见于中枢神经性疾病，酸血症所致的过度通气；降低多见于间质性肺水肿、肺纤维化、肺梗死、肺淤血。②肺活量（VC）：正常人 30～70 mL/kg，临床上 VC<15 mL/kg 即为气管插管、气管造口或应用呼吸机指征，VC>15 mL/kg 为撤掉呼吸机的指征之一。临床上任何引起肺实质损害的疾病如胸廓活动度减低、膈肌活动受限制或肺扩张受限制的疾病均可使 VC 降低。③肺泡通气量（VA）：通气量中进入肺泡的部分称为肺泡通气量或有效通气量。肺泡通气量＝（潮气量－死腔量）×每分钟呼吸频率。④功能残气量（FRC）：平静呼气后肺内所残留的气量，FRC 减补呼气量即为残气量，可衡量肺泡是否通气过度，正常成人其比值为 20%～30%。

（2）肺通气功能测定：测定单位时间内进、出肺的气体量，能反映肺通气功能的动态变化。①每分钟通气量：在静止状态下每分钟呼出或吸入的气量，是肺通气功能常用的测定项目之一，正常值为 6～8 L/min。②每分钟肺泡通气量：在静息状态下每分钟吸入气量中能到达肺泡进行气体交换的有效通气量。正常值男性 6.6 L/min，女性 4.2 L/min。③最大通气量（MVV）：单位时间内病人尽力所能吸入或呼出的最大气量。正常成年男性 104 L/min，女性 82.5 L/min。④生理无效腔：解剖无效腔＋肺泡无效腔，正常值为 0.2～0.35。

3. 皮肤黏膜颜色的观察 皮肤黏膜颜色可以反映病人有无缺氧和二氧化碳潴留，该方法简便、直观，是监测病人最主要的方法之一。缺氧时皮肤、黏膜发绀，二氧化碳潴留时皮肤潮红、多汗，眼结膜充血、水肿。

4. 血压 轻度缺氧和二氧化碳潴留使内脏血管收缩，静脉回心血量增加及心率加快，从而使心排量增加、血压增高。严重的缺氧和二氧化碳潴留可损害心血管功能而使血压下降。

（二）动脉血气监测

血气分析是危重病人诊断和治疗过程中常规的监测手段，通过对血气的监测可以了解病人肺的氧合功能及酸碱平衡情况，有助于对病人呼吸功能进行分析和判断，同时还为机械通气的病人提供调节呼吸机的参数。血气分析分为有创血气监测和无创血气监测。

1. 有创血气监测 有创血气监测是将动脉血或混合血注入血气分析仪，由三电极系统（pH、CO_2 和 O_2），测定出血液的酸碱度（pH）、二氧化碳分压（$PaCO_2$）和氧分压（PaO_2），再经计算机分析综合出其他各项参数。

1) 血气分析标本采集

（1）评估病人的心理状况：向病人解释，取得配合。评估穿刺部位皮肤。

（2）采血部位：血气分析是采取动脉血,故多选体表易扪及的动脉部位,如股动脉、桡动脉、足背动脉等,必要时也可以从动脉留置套管中直接采取动脉血。

（3）采血前准备：取 2 mL 注射器一支,抽取肝素稀释液少许,充分湿润注射器内壁,然后将注射器内的肝素稀释液和空气完全排除备用。

（4）消毒：病人穿刺部位皮肤进行严格消毒,同时双手无菌戴手套,铺洞巾。

（5）操作者左手的示指和中指置于穿刺动脉上,扪及搏动后垂直进针,采血 2 mL 后立即将针头刺入橡皮塞,避免空气进入影响结果,轻轻搓动与肝素液混匀。

（6）立刻送检,同时用棉球压迫穿刺部位 10 min,防止局部血肿形成。

2) 采集动脉血气注意事项

（1）严格无菌操作,旋转离心式消毒面积 10 cm²。

（2）按压穿刺部位 10 min,有出血倾向者适当延长按压时间,直到不出血为止。

（3）若病人饮热水,洗澡、运动,需休息 30 min 后再采血。

（4）注射器内不能有空气,以免影响检测结果。

（5）做好心理护理,避免病人因精神紧张诱发呼吸加速,从而影响检查结果。如病人对动脉穿刺恐惧、紧张会引起呼吸加速,此时采血测出血气可出现通气过度,如果病人害怕疼痛而屏气则可能出现通气不足而使 $PaCO_2$ 升高。

（6）采完血立即送检,若不能及时送检应放在 0～4 ℃冰箱里储存,即使这样保存也不超过 2 h。

3) 血气监测的常用指标及临床意义

（1）血液的酸碱度（pH）：氢离子的负对数。pH 正常值：动脉血 pH 为 7.35～7.45（平均为 7.40）,静脉血 pH 低（0.03～0.05）。pH 可以反映酸碱状态的程度,是一个综合指标,代谢和呼吸因素都可以影响。

（2）动脉血氧分压（PaO_2）：溶解于血液中氧分子产生的压力。可以反映机体的氧合状态,对早期衡量有无缺氧有重要的意义。PaO_2 正常值为 80～100 mmHg,混合静脉血为 40 mmHg。

（3）动脉血二氧化碳分压（$PaCO_2$）：溶解于动脉血中的二氧化碳所产生的张力,可以反映呼吸酸碱平衡状态。$PaCO_2$ 降低为呼吸性碱中毒或代谢性酸中毒代偿期,$PaCO_2$ 增高为呼吸性酸中毒或代谢性碱中毒代偿期。正常值：动脉血 $PaCO_2$ 为 35～45 mmHg（平均为 40 mmHg）,静脉血为 6～7 mmHg。

（4）标准碳酸氢盐（SB）和实际碳酸氢盐（AB）：SB 是在标准状态下所测得的动脉血中 HCO_3^- 的含量。在呼吸因素正常的情况下,可反映代谢状态。SB 降低为代谢性酸中毒。AB 就是实际测得的动脉血中的 HCO_3^- 的含量,受呼吸和代谢因素的双重影响。正常人 AB 与 SB 相等。两者数值均降低表明有代谢性酸中毒;两者数值均增高表明有代谢性碱中毒。其两者之差反映了呼吸因素对酸碱平衡的影响。正常值：22～27 mmol/L（平均值为 24.5 mmol/L）。

（5）缓冲碱（BB）：血液中具有缓冲作用的负离子碱的总和,反映机体对酸碱平衡紊乱时的缓冲能力。BB 增高为代谢性碱中毒,或呼吸性酸中毒代偿期;BB 降低为代谢性酸中毒,或呼吸性碱中毒代偿期。正常值：45～52 mmol/L（平均值为 48.5 mmol/L）。

（6）碱剩余（BE）：在标准状态下（温度 37 ℃,$PaCO_2$ 为 40 mmHg,血红蛋白氧饱和度为 100%）用酸或碱将每升血的 pH 滴定到 7.40 时所消耗的量。BE 是反映代谢性酸碱平衡失调的指标。代谢性酸中毒时 BE 的负值增加;代谢性碱中毒时 BE 的正值增加。正常值：（-3～+3 mmol/L）。

（7）动脉血氧饱和度（SaO_2）：动脉血单位血红蛋白携氧量的百分比,也可反映机体的缺氧状态,但不及 PaO_2 敏感。正常 SaO_2 为 95%～97%,静脉血为 75%。

（8）阴离子间隙（AG）：为血清中未测定的阴离子浓度。如升高多提示代谢性酸中毒,并有助于区分代谢性酸中毒的类型及诊断混合型酸碱平衡紊乱;降低对诊断酸碱平衡失调意义不大,一般不作为诊断指标。正常值：10～14 mmol/L。

2. 无创血气监测　目前,随着各科 ICU 的发展,呼吸功能的监护也步入了一个新的领域,由于有创血气监测需频繁的采血,并易受到环境、温度、病人呼吸状态、标本的存放等诸多因素影响,故而逐渐被无

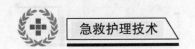

创监测技术所替代,成为目前 ICU 中的重要监测手段。无创血气监测是经皮监测血氧分压和二氧化碳分压等,主要监测方法有脉搏血氧饱和度(SPO₂)的监测、经皮氧分压的监测、经皮二氧化碳分压的监测、呼吸末二氧化碳监测。

1) 脉搏血氧饱和度(SPO₂)的监测　一种无创的连续的动脉血氧饱和度监测方法,是将血氧饱和度探头夹在手指、脚趾或耳垂等处测得的血氧饱和度,是指氧合血红蛋白占总血红蛋白的百分比。正常值:95%～100%。

(1) SPO₂ 监测意义:评价氧合功能的常用指标,主要用于以下几种情况。①及时发现低氧血症,指导机械通气模式和吸氧浓度;②监测插管期间氧合程度,提高安全性;③监测围术期通气情况;④监测外周循环状况及灌注指数。

(2) SPO₂ 监测的注意事项:①当病人发生休克、低温(<35 ℃)、低血压(<50 mmHg),使用血管活性药及贫血、周围光照环境太强、电磁干扰及涂抹指甲油等都会影响血氧饱和度监测结果;②注意为病人保暖,体温过低时采取保暖措施;③观察病人局部皮肤受压情况,定时更换传感器位;④监测时应选择皮肤薄、毛细血管丰富的部位,测量前一定要清洁被测局部的皮肤,使监测探头和皮肤充分接触。

2) 经皮氧分压(TcPO₂)的监测　主要反映组织的灌注状态,因经皮氧分压和动脉血氧分压有较好的相关性,故而常同时测动脉血氧分压,TcPO₂ 比动脉氧分压低 10～20 mmHg。TcPO₂ 和动脉氧合状态及心排血量有关,当 TcPO₂ 明显降低,而 PaO₂ 正常提示由各种原因引起的组织灌注障碍。

3) 经皮二氧化碳分压(TcPCO₂)监测　对于呼吸功能障碍需要长期监测二氧化碳分压的病人,或用于诊断高碳酸血症等有重要的临床意义。经皮二氧化碳分压和动脉二氧化碳分压具有良好的相关性,当经皮二氧化碳分压值增高或血氧饱和度下降,说明通气不足;经皮二氧化碳分压值不变,经皮氧分压值或血氧饱和度下降,说明肺内分流可能加大,常用于新生儿及小儿重症疾病的诊断,其正常值参照有创动脉血二氧化碳分压血气监测值。

4) 呼吸末二氧化碳($P_{ET}CO_2$)监测　临床上常用二氧化碳分析仪连续无创监测呼吸周期中 CO_2 浓度。红外线 CO_2 分析是利用 CO_2 吸收红外线的特性测量吸收前、后红外线强度变化情况,由此计算出呼出气体中 CO_2 的浓度,对于气管切开或气管插管者可使用主流或旁流传感器置于呼气口,未置人工气道者可用鼻套管旁流传感器。传感器与显示器相连接,在显示器上显示呼吸末二氧化碳($P_{ET}CO_2$)的分压、呼气二氧化碳波形及其趋势图。

监测呼出气体中二氧化碳浓度可以评价呼气末二氧化碳浓度、每分钟二氧化碳生成量以及有效通气量等指标,这些指标有助于评价通气效果。

(1) 呼气末二氧化碳浓度　为平静通气呼气末所呼出气体的二氧化碳浓度。在正常通气的情况下,呼气末二氧化碳浓度为 4%～5%。①若呼气末二氧化碳浓度小于 4% 提示通气过度、死腔通气量增加,应适当减慢通气频率和降低每分钟通气量。如肺灌注减少、肺栓塞。②体内二氧化碳生成减少,如麻醉、低温。③$P_{ET}CO_2$ 突然降低的原因为呼吸机脱落、呼吸回路漏气,气管内导管移位或堵塞。④$P_{ET}CO_2$ 突然降低到零,预示病人情况紧急,见于心搏骤停、呼吸机脱落、呼吸机故障等。⑤$P_{ET}CO_2$ 持续处于低浓度水平,没有正常平台,说明肺换气功能障碍或呼出气体会被新鲜气流稀释,见于支气管痉挛或分泌物增加。

当呼气末二氧化碳浓度大于 6% 提示通气不足或存在二氧化碳潴留,常见于呼吸中枢受抑制、呼吸肌麻痹、神经肌肉疾病,若为机械通气首先考虑通气不足,应适当增加通气频率和每分钟通气量。

(2) 每分钟二氧化碳生成量　为每分钟呼出的二氧化碳量,反映机体的代谢状态。该指标持续升高,提示机体处于高分解代谢状态。

(3) 有效通气量　为每分钟呼出的参与肺内气体交换的气量,反映单位时间内肺泡通气情况。有效通气量的降低,将导致二氧化碳的潴留。现在 $P_{ET}CO_2$ 主要用于判断通气功能,在多数情况下,$P_{ET}CO_2$ 可以准确地反映 $PaCO_2$ 大小。

无创血气监测护理要点如下。

(1) 无创血气监测的技术,通过病人皮肤测定各参数值,故应保证室内温度处于恒定状态,因为环境温度的过低或过高都可影响皮下血液循环,影响检测结果。

(2) 经皮血氧饱和度易受光源干扰,所以在操作的过程中应避免周围强光源的影响,必要时给予避光监测。

（3）应选择皮肤薄、毛细血管丰富的部位监测，测量前一定要清洁被测局部的皮肤，使监测探头和皮肤充分接触。

（4）在进行经皮二氧化碳分压监测时，由于探头电极温度极高，为避免皮肤灼伤，如贴附时间超过 4 h，需要更换贴附部位。

（5）对于各种休克、末梢循环障碍、严重水肿等病人由于皮肤血流灌注不良，不宜使用无创血气监测。

五、体温的监测

（一）正常体温

身体各部位的温度有显著差别。体表温度从皮肤表面测得，如口腔舌下温度为 $36.3 \sim 37.2$ ℃，腋窝温度为 $36 \sim 37$ ℃，直肠温度为 $36.5 \sim 37.5$ ℃。体温不是固定不变的，而是受许多理化因素的影响在一定范围内波动，但波动范围一般不超过 1 ℃。如昼夜间有轻微波动，清晨稍低，起床后逐渐升高。

（二）常用测体温的仪器

（1）水银温度计。

（2）电温度计。

（3）深部温度计。

（三）常见测温方法

1. 测腋窝温度 临床上最常用的测温方法。测量腋窝温度适用于不合作的病人或昏迷病人。腋窝温度一般比口腔温度低 $0.3 \sim 0.5$ ℃。使上臂紧贴胸壁，并将电极或测温探头置于腋动脉部位，则测得温度接近中心温度。腋窝温度加 $0.5 \sim 1.0$ ℃，则与直肠温度相近。

2. 测直肠温度 直肠是测量中心温度常用的部位，此法适用于小儿。即经肛门测试直肠温度（亦称肛温）。测温电极或温度计置入肛门的深度，小儿为 $2 \sim 3$ cm，成人为 6 cm。为防止直肠穿孔，新生儿不宜采用此法。肛温比体内其他部位温度高 1 ℃左右，在降温复温过程中，当体温迅速改变时，直肠温度变化最慢，体外循环术后病人常测量直肠温度。

3. 测鼻咽温度及深部鼻腔温度 测量前者时，将测温探头置于鼻咽部；测量后者时，需将测温探头深深插入鼻腔顶部。此两处测温部位接近颅底，可反映脑部温度，能迅速反映体温变化情况。但应注意，该两处的温度易受吸入气流温度的影响。放置测温探头时，操作要轻柔，防止损伤鼻黏膜。

4. 测食管温度 食管温度是指在食管内测得的温度，与探测电极位置的深浅关系较大。由于冷空气通过气管与支气管，若电极置于食管上端，则受气流温度影响，测温读数偏低。将电极置于食管下端 1/3 处，相当于心脏后方的位置，能较迅速、可靠地反映中心温度或主动脉血血液的温度。小儿食管测温时，电极放置深度为 $10+(2 \times$ 年龄 $\div 3)$ cm，上端以小角状软骨为起始点，相当于甲状软骨水平。体外循环期间，食管温度对灌注心脏大血管血温的改变反应迅速，对观察人工复温过程是否适当有实际意义。

5. 测口腔温度 将水银温度计置于舌下即可测得口腔温度，仅作为一般病人测温用，昏迷病人、不能合作者及需连续监测体温的危重病人不适用，测量口腔温度时，要注意防止可能造成误差的因素。临床上已被腋温代替，不再使用。

6. 测鼓膜温度 鼓膜温度可表示脑内血流温度，近年来已开始采用，操作并不复杂，病人可以耐受。将特制的、粗细适宜的电极轻轻地送入外耳道，当电极触及鼓膜时，温度即刻上升。该方法的缺点是可能导致外耳道损伤出血，甚至发生鼓膜穿孔。

7. 测皮肤温度 皮肤温度能反映末梢循环状况，在血容量不足或心排血量低时，外周血管收缩，皮肤温度下降。皮肤各部位温差很大，受皮下血运、出汗等因素的影响，平均皮肤温度＝0.3×（胸壁温度＋上臂温度）＋0.2×（大腿温度＋小腿温度），大腿内侧温度和平均皮肤温度接近。测量皮肤温度时，应注意环境温度的直接影响。

（四）体温监测护理

1. 一般体温监测的护理 婴幼儿意识不清或不合作的病人降温时应当守候在其身旁，发现体温和病

情不符时,应当复测体温;有影响测量体温的因素时,应当推迟 30 min 进行;极度消瘦的病人不宜测腋温。危重病人不能经口腔测体温。

2. 亚低温治疗时护理 要严密监测体温。体温监测是亚低温治疗中的一个重要监测项目。治疗是否有效,是否有并发症,在一定程度上与体温的控制密切相关。①注意神经系统的观察,低温可能掩盖脑内血肿的情况,应特别警惕。复温过快易发生肌颤引起脑内高压,出现复温性休克和反跳性高热,因此要密切注意神智及瞳孔变化。②加强呼吸功能监测,注意呼吸频率、节律,是否有点头呼吸,呼吸过慢、过浅,考虑呼吸中枢抑制过度,暂停用冬眠合剂,必要时给予呼吸兴奋剂或机械通气处理。③循环系统监测,病人可发生心律失常、血压下降,最好配合肺动脉漂浮导管监测心排血量,同时监测动脉血氧含量。④低温期间咽喉反射减弱,下颌松弛,应保持呼吸道通畅和湿润,防止发生误吸及呼吸道梗阻。低温治疗时皮肤及血管壁呈收缩状态,抗压能力降低,要定期为病人翻身、活动肢体,防止压疮和深静脉血栓发生。

六、中枢神经系统监护

(一)基本观察指标

1. 意识状态 意识障碍可分为意识模糊、嗜睡、昏睡、昏迷,临床上常采用昏迷程度评分系统(GCS),又称格拉斯哥昏迷评分法进行判断。

2. 瞳孔 包括瞳孔大小、形状和对光反射监测。正常成人双侧瞳孔等大等圆,直径 2.5~4 mm,当直径小于 2 mm 或大于 6 mm 时异常。常见异常瞳孔:①双侧瞳孔散大,见于濒死状态、癫痫或阿托品中毒及 CO、CO_2 中毒;②双侧瞳孔缩小见于脑桥出血、吗啡、巴比妥、有机磷类药物中毒;③一侧瞳孔散大,动眼神经麻痹,对侧脑出血;④一侧瞳孔缩小见于脑疝发生早期、颈交感神经麻痹。

3. 运动功能 判断肌力,即人体做随意运动使肌肉收缩的力量,采用 0~5 级分级法。0 级,看不见肌纤维收缩,完全瘫痪;1 级,有肌纤维收缩而不能带动关节运动;2 级,在无地心引力的情况下能运动关节;3 级,可以抗地心引力运动关节;4 级,可以抗一定的阻力运动关节;5 级,与健侧肌力相等(正常肌力)。

4. 体温 颅脑损伤后体温一般无大的改变,脑干、下丘脑损伤时,由于体温调节功能失调,可出现中枢性高热,高达 40 ℃。

(二)颅内压监测

正常人颅内压正常值为 10~15 mmHg,轻度增高 15~20 mmHg,中度增高 20~40 mmHg,重度增高 >40 mmHg,监测方法有脑室内测压、硬膜下测压、硬膜外测压、腰部蛛网膜下腔测压、纤维导管颅内测压。颅内测压的适应证是进行性颅内压增高的病人、颅脑手术后、使用 PEEP 的病人等。

(三)脑电图监测

脑电图显示的是脑细胞群自发而有节律的生物电活动,是树突突触后电位的总和,对脑缺血缺氧十分敏感,是判断脑功能和预后的重要指标。

七、肾功能监护

(一)基本观察指标

(1)尿量:尿量能较好地反映肾脏的血流灌注情况,因而可间接反映心排血量的变化。在监测尿量的同时应该注意颜色的变化。

(2)尿比重及渗透压:能反映肾脏的浓缩和稀释功能及血容量的变化。肾功能正常时,血容量不足的早期征象表现为尿比重和渗透压的升高。

(3)尿频、尿急、尿痛、血尿等症状。

(4)肾区有无压痛、叩击痛等。

(二)肾功能的监测指标

(1)肾小球滤过率测定,包括尿素清除率、内生肌酐清除率。

(2)血清尿素氮测定:体内蛋白质的代谢产物,可判断肾小球滤过功能,正常值为 2.9~6.4 mmol/L。

（3）肌酐测定：肌肉的代谢产物，正常值为 83～177 $\mu mol/L$。

（4）内生肌酐清除率：肾脏在单位时间将若干容积血浆中的内生肌酐全部清除出去的比率，是判断肾小球滤过功能的简要指标。正常值为 80～100 mL/min。

（5）尿浓缩稀释试验：主要用于监测肾小管的重吸收功能。正常值：昼夜尿量之比为（3～4）：1；夜间 12 h 尿量应少于 750 mL；最高尿比重应在 1.020 以上；最高尿比重与最低尿比重之差应大于 0.009。最高尿比重＜0.018 时，常提示肾浓缩功能不全。

八、机械通气护理

机械通气是指用人工装置、控制或辅助病人呼吸，达到和增加肺的通气量、改善气体交换、减少呼吸功消耗、维持呼吸肌功能，是 ICU 重要的治疗手段。在抢救危重病人时，呼吸机（图 10-2）的使用有着无可替代的地位，只有正确掌握了呼吸机的使用，以及在使用呼吸机期间的对症护理，积极处理、降低和预防使用呼吸机的并发症，才能尽早帮助病人撤离呼吸机，有助于病人早日康复。

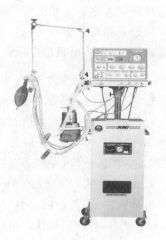

图 10-2 呼吸机

（一）机械通气的工作原理

机械通气是通过呼吸机管道装置向气道以及肺泡内送气，使肺泡膨胀后，产生吸气动作。

（二）机械通气目的

1. 为治疗原发病争取时间，改善病人的预后 这是机械通气治疗的基本目的。其目的是为了保持呼吸道通畅，调节呼吸动作，再加上正压通气以维持足够的潮气量，满足了病人代谢所需的肺泡通气量。

2. 纠正低氧血症和改善氧运输 机械通气的应用可改善病人的换气功能，可以应用呼气末正压呼吸（positive/end-expiratory pressure，PEEP）等方法，从而使肺内气体分布均匀，改善通气，减少肺内分流，增加氧的弥散，从而提高氧分压。

3. 减少呼吸功 应用机械通气可以减少呼吸肌的做功，减轻呼吸肌疲劳，降低其氧耗量，有利于改善病人的缺氧状态，同时也可减轻心肌做功。

4. 纠正病理性呼吸动作 如连枷胸可促使病人出现反常呼吸，机械通气可通过正压通气纠正病人的反常呼吸动作，改善病人由于反常呼吸造成的缺氧和二氧化碳潴留。

（三）机械通气的适应证与禁忌证

1. 适应证

（1）上呼吸道阻塞所致呼吸衰竭 临床主要表现为吸气困难，治疗关键在于及时建立人工气道，多数情况下需要切开气管。

（2）神经肌肉疾病引起的呼吸衰竭 主要特点为呼吸驱动力不足，呼吸无力。

（3）急性呼吸窘迫综合征（ARDS）或其他原因所致的呼吸衰竭 ARDS、肺水肿、肺炎、支气管哮喘所致的呼吸衰竭主要表现为进行性缺氧，或进行性酸中毒。

（4）镇静药物等应用过量导致的呼吸衰竭 此类呼吸衰竭一般所需机械通气时间不长，为减少呼吸功消耗、防止呼吸突然停止以及防止误吸、确保呼吸道通畅，可早期建立人工气道，并进行人工通气治疗。

（5）心肌梗死或充血性心力衰竭合并呼吸衰竭 此类衰竭的特点是通气功能一般良好，主要为气体交换障碍、氧耗量增加、低氧血症。适当应用机械通气可促进氧合作用、改善心肌缺血，也可能减轻心脏负荷。但因正压机械通气有减少回心血量、降低心排出量之弊，应慎重考虑。

（6）慢性阻塞性肺疾病所致呼吸衰竭 因慢性呼吸衰竭机体代偿，虽严重低氧、二氧化碳潴留，机体仍可耐受。故机械通气适应标准有别于其他病因所致呼吸衰竭。

（7）用于预防目的的机械通气治疗 在开胸手术后、败血症、休克、严重外伤情况下，估计病人短时间内有发生呼吸功能不全的可能时，可预防性应用机械通气以防止呼吸衰竭的发生。

2. 禁忌证 一般来说，机械通气没有绝对的禁忌证，因为在任何情况下，对危重病人的抢救和治疗都应权衡利弊。病情复杂的病人,治疗方案往往不好制定,这时就要仔细权衡利弊,选择对病人利最大弊最小的治疗方案。因此,以下为机械通气相对的禁忌证。

（1）低血容量性休克。

（2）大咯血。

（3）活动性肺结核。

（4）急性心肌梗死并发心源性休克。

严重肺大泡和未经引流的高压气胸,尤其是张力性气胸,在未行胸腔闭式引流之前禁忌使用机械通气。但是在出现致命性通气和氧合障碍时,应在积极处理原发病,如尽快行胸腔闭式引流,积极补充血容量等的同时,不失时机地应用机械通气,以避免病人因为严重 CO_2 潴留和低氧血症而死亡。

（四）常用机械通气模式

1. 控制通气 控制通气(control ventilation,CV)指由呼吸机完全控制病人的吸气和呼气。可根据产生通气的机制分为容量控制通气和压力控制通气。使用者设定呼吸频率、潮气量或通气压力后,由呼吸机在规定时间内向病人的肺送气。送气停止后,靠胸廓和肺本身的弹性回缩力将气体呼出体外。如此周而复始地吸气、呼气,完成通气和气体交换功能。

2. 辅助通气 辅助通气(assisted ventilation,AV)是自主呼吸与呼吸机送气相结合的通气模式,呼吸频率由病人决定,并由病人触发机械通气,潮气量则由呼吸机决定。需预先设定触发压力、潮气量(tidal volume,TV)、吸呼时间比。定压型呼吸机则设定压力。当病人吸气并引起气道内压下降到预定值后,呼吸机即开始送出预定容量或压力的气体。

3. 辅助/控制通气 根据病人的通气要求,设定最小的呼吸频率和潮气量。A/C 通气模式可由压力触发或流量触发完成。如果病人吸气太弱,不足以触发机械通气,或病人触发的频率低于设定值时,呼吸机即以设定的频率和潮气量支持呼吸,成为控制通气,保证每分钟通气量。由于允许自主呼吸的存在,故与控制通气相比,对血流动力学的影响相对较小。

4. 间歇指令通气 间歇指令通气(intermittent mandatory ventilation,IMV)是在自主呼吸的同时,呼吸机定时以预先设定的较低的呼吸频率给肺送气的通气模式,它是自主呼吸与控制机械通气混合的呼吸模式,适用于病人有一定呼吸能力时,呼吸机间歇提供固定容量的呼吸,但机械通气频率必须少于病人自主呼吸频率的情况。

5. 同步间歇指令通气 同步间歇指令通气(synchronized intermittent mandatory ventilation,SIMV)为 IMV 的改良方式。与上述的控制和辅助通气模式比较,SIMV 具有与 IMV 相同的优点,而且克服了后者的人机不同步问题。为克服间歇指令通气这一缺点,现代呼吸机的 IMV 均由自主呼吸触发,称为同步间歇指令通气。预先设定触发压力、频率和潮气量。到规定的时间后由病人自主呼吸触发机械通气。如果此时正处于病人自主呼吸的呼气相,暂不启动机械通气,直到病人开始吸气并使气道压降至预先设定的触发水平后呼吸机才给病人送气。

6. 压力支持通气 压力支持通气(pressure support ventilation,PSV),在病人吸气时由呼吸机给予一定的压力送气,帮助克服启动吸气活瓣的阻力和胸肺弹性回缩力,减少自主吸气做功。这一通气模式实际上是 CPAP 和压力切换通气的结合,既保持自主呼吸的优点,又有利于克服自主呼吸能力与通气要求的差别。

7. 双水平气道正压通气 双水平气道正压通气(biphasic positive airway pressure,BIPAP),是指最近提出的另一种新型通气模式,是压力控制通气和自主呼吸默契结合的产物。可定义为自主呼吸与时间转换、双相气道压力控制的混合通气模式。自主呼吸时,交替给予两种不同水平的气道正压,高压力水平(P_{high})和低压力水平(P_{low})之间定时切换,且其高压时间、低压时间、高压水平、低压水平各自独立可调,利用从 P_{high} 切换至 P_{low} 时功能残气量(FRC)的减少,增加呼出气量,改善肺泡通气。

8. 持续气道正压 持续气道正压(continuous positive airway pressure,CPAP)是在自主呼吸条件下,整个呼吸周期以内,吸气相和呼气相均由呼吸机向气道内输送一个恒定的新鲜正压气流,正压气流大于吸气气流,气道内保持持续正压,可理解为自主呼吸状态下的 PEEP,是呼气末正压在自主呼吸条件下的特殊技术。参数设置:仅需设定 CPAP 水平。

9. 呼气末气道正压 呼气末气道正压(positive end expiratory pressure,PEEP),吸气由病人自发产生或由呼吸机产生,而呼气终末借助于装在呼气端的限制气流活瓣的装置,使气道压力高于大气压力。气道本身病变使呼气末气道压力高于大气压时称为内源性呼气末气道正压(PEEPi)。经人工气道或面罩加压机械通气时增加呼气阻力,造成气道压力在呼气末也高于大气压时,称为机械通气呼气末气道正压(此处均称为 PEEP),通常仅用于机械通气时。带有持续气道正压的自主呼吸被称为持续气道正压(CPAP)。在控制通气时可加用 PEEP,此外还可在 IMV、SIMV、PSV、A/C、MMV 等模式时加用 PEEP。

10. 其他模式 高频振荡通气(HFOV)、成比例辅助通气、叹息(sigh)、容量支持通气(VSV)、压力调节容量控制(PRVC)等。

（五）机械通气的操作步骤

1. 机械通气操作前的准备

(1) 做好用物准备和病人心理护理。

(2) 接好一次性或消毒过的管道和模拟肺,向湿化器中放入适量的无菌蒸馏水,使液面在上、下标记线之间,调节湿化器温度,并预设吸气气流温度在 32~36 ℃。

(3) 接通电源和气源后试机。

(4) 根据病人的病情和体重调节呼吸及各项参数,并设定报警值。

(5) 检查呼吸机的气路系统是否漏气、控制通气模式是否正常、各项参数是否准确可靠、报警系统是否完好等。

(6) 取下模拟肺,将呼吸机管道与病人人工气道相接。

2. 呼吸机的调节

(1) 潮气量(VT)的设定:在容量控制通气模式下,潮气量的选择应保证足够的气体交换及注意病人的舒适度,通常依据体重选择成人 8~12 mL/kg,儿童 5~6 mL/kg 并结合呼吸系统的顺应性和阻力进行调整,避免气道平台压超过 35 cmH$_2$O。在 PCV 模式时,潮气量主要由预设的压力、吸气时间、呼吸系统的阻力及顺应性决定,最终应根据动脉血气分析进行调整。

(2) 呼吸频率的设定:频率选择根据每分钟通气量及目标动脉氧分压(PaO$_2$)水平,成人通常设定为 12~16 次/分;儿童为 16~25 次/分;婴儿为 25~30 次/分;新生儿为 40 次/分。急慢性限制性肺疾病时也可根据每分钟通气量及目标 PaO$_2$ 水平选择频率,可依据动脉血气分析的变化综合调整潮气量与呼吸频率。

(3) 流速调节:理想的峰流速应能满足病人吸气峰流速的需要,成人常规流速设置为 40~60 L/min,婴儿为 4~10 L/min,根据每分钟通气量和呼吸系统的阻力和顺应性进行调整,流速波形在临床常用减速波或方波。PCV 时流速由选择的压力水平、气道阻力决定及受病人的吸气努力的影响。

(4) 吸气时间与吸/呼值设置:吸/呼值的选择是基于病人的自主呼吸水平、氧合状态及血流动力学,适当设置能保持良好的人机同步性。机械通气病人通常设置吸气时间为 0.8~1.2 s 或吸/呼值为 1:(1.5~2.5),应注意病人的舒适度、PEEPi 监测水平及对心血管系统的影响。

(5) 触发敏感度调节:一般情况下,压力触发常为 0.5~1.5 cmH$_2$O,流速触发常为 2~5 L/min,合适的触发敏感度设置将使病人更加舒适,促进人机协调。流速触发较压力触发能明显降低病人的呼吸功,若触发敏感度过高,会引起与病人用力无关的误触发;若设置触发敏感度过低,将显著增加病人的吸气负荷,消耗额外呼吸功。

(6) FiO$_2$ 的设定:机械通气初始阶段可给予高 FiO$_2$(1.0)以迅速纠正严重缺氧,以后依据目标 PaO$_2$、PEEP、P_{mean} 水平和血流动力学状态,酌情降低 FiO$_2$ 至 0.50 以下,并设法维持 SaO$_2$>90%。若不能达到上述目标,即可加用 PEEP、增加 P_{mean},应用镇静剂或肌松剂;若适当的 PEEP 和 P_{mean} 可以使 SaO$_2$>90%,应保持最低的 FiO$_2$。

(7) PEEP 的设定:设置 PEEP 的作用是使萎陷的肺泡复张、增加 P_{mean}、改善氧合,同时影响回心血量及左心室后负荷,克服 PEEPi 引起的呼吸功增加。PEEP 常用于以 ARDS 为代表的 I 型呼吸衰竭,PEEP 的设置在参照目标 PaO$_2$ 和 DO$_2$ 的基础上,应联合 FiO$_2$ 和 VT 考虑。虽然对 PEEP 设置的上限没有共识,

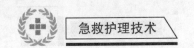

但下限通常在压力-容积(P-V)曲线的低拐点(LIP)之上2 cmH$_2$O。另外,还可根据PEEP指导PEEP的调节,外源性PEEP水平大约为PEEPi的80%,以不增加总PEEP为原则。

(8)气道压力:定压型呼吸机,气道压力决定呼吸机吸气相和呼气相的交换及潮气量的大小。该参数应根据气道阻力和肺顺应性而定,肺内轻度病变时为1.18~1.96 kPa(12~20 cmH$_2$O),中度病变需1.96~2.45 kPa(20~25 cmH$_2$O),重度病变需2.45~2.94 kPa(25~30 cmH$_2$O),对严重肺部疾病或支气管痉挛的病人可达3.92 kPa(40 cmH$_2$O)。定容型呼吸机,通气压力取决于潮气量、流速、气道阻力、肺部顺应性等因素。这类呼吸机设有压力限制,达到一定压力时,停止吸气并开始呼气,以防止产生肺部气压伤。通常这一压力限制应高于正常通气压力1.47~1.96 kPa(15~20 cmH$_2$O)。造成压力过高的原因有分泌物阻塞、管道扭曲或受压、病人与呼吸机对抗等。

(9)高峰流速率(peak flow rate,PFR):呼吸机释出潮气量时的最大流速率。通常呼吸机释出一个方形流速波,流速迅速上升,在整个吸气时期内维持该流速(某些呼吸机也用逐渐下降的流速波)。流速率应与迅速释出的潮气量相匹配,如潮气量或呼吸频率增加时,高峰流速率也应增加,以维持适当的吸/呼值。使用常规潮气量和频率时,高峰流速率一般以40~60 L/min较为合宜。

(10)叹气功能(sigh):正常自主呼吸时潮气量为5~7 mL/kg。如机械通气也选用该潮气量作标准,则会产生气道陷闭及微小肺不张,使肺内分流增加。而健康人常有偶尔叹气(为潮气量的2~4倍),可避免此类并发症。现代呼吸机备有叹气功能,模仿正常人的呼吸,一般每小时为10~15次叹气样呼吸,叹气的气量为潮气量的2~2.5倍,可预防肺不张。但一般呼吸机所用的潮气量较大,故叹气功能常不需要。

(11)吸气末停顿(end-inspiratory pause,EIP):又称吸气屏气或吸气平台。EIP占吸气时间的5%~15%,或占整个呼吸周期的30%左右,有血流动力学损害或患心血管疾病者,可设在5%~7%。EIP的主要作用是通过气道压力提供最佳的吸入肺泡气分布,减少死腔量。现在机械通气时,常把EIP作为常规,EIP尤其对肺部顺应性明显下降或气道阻力显著增加的病人有效。

(12)湿化器的温度:32~36 ℃。

3. 模拟肺试机 将已经装备好的呼吸机管道与消毒好的模拟肺紧密连接,在接通电源、气源和调节好参数及报警上、下限后通过模拟肺测试呼吸机潮气量的精确性,检测呼吸机是否工作正常,确定是否可以应用于病人。

4. 病人带机 再次检查呼吸机气路系统是否漏气,参数调节是否准确,报警系统是否开通,湿化器是否打开,检查湿化器内的蒸馏水液面在上下刻度线之间,湿化器内预吸温度为34~36 ℃。完成以上检查工作后,可给病人连接呼吸机管道。

(六)机械通气病人的主要护理

1. 病人基本监测

(1)中枢神经系统精神症状和体征的观察:注意观察神志、瞳孔的变化、末梢感觉、神经反射、运动状态。

(2)体温的连续性观察。

(3)呼吸变化的观察:①观察呼吸频率、胸廓的起伏,呼吸肌的运动,有无呼吸困难的表现,以便于了解病人的通气量,人工气道建立得是否妥当,自主呼吸与机械通气是否协调等。②胸部听诊:听诊呼吸音,是判断人工气道位置是否正确的方法之一。此外,还要严密注意呼吸音的性质、长短以及强弱等,通过呼吸音了解呼吸道分泌物的位置、性质和量,及时采取措施预防各种并发症。

(4)循环功能的观察:①长期使用呼吸机的病人会使用镇静剂,需要预防血压的变化,必要时需要使用血管活性药物。②心率是否增快或者减慢。③有无心律失常。④心电图有无改变。⑤心音的强弱。⑥末梢的颜色和血运是否良好。

(5)皮肤变化的观察:①全身皮肤颜色、温度、弹性。②肢体末梢是否出现湿冷。③口唇、甲床是否发绀。④颈静脉是否出现怒张。⑤球结膜、下肢脚踝部是否出现水肿。⑥有无静脉炎的发生。

(6)肾功能:①尿量,每小时的尿量、24 h的尿量、尿比重等。②尿素氮。③观察每小时及24 h的出入量。

机械通气效果的观察项目见表10-4。

表 10-4 机械通气效果的观察项目

观察项目	通气良好	通气不足
神志	稳定且逐渐好转	逐渐恶化
末梢循环	甲床红润,循环良好	有发绀现象和面部过度潮红
血压、脉搏	稳定	波动明显
胸廓起伏	起伏不平	不明显或呼吸困难
血气分析	正常	$PaCO_2\uparrow$ $PaO_2\downarrow$ $pH\downarrow$
经皮血氧饱和度	正常	降低
潮气量和每分钟通气量	正常	降低
人机关系	协调	不协调或出现对抗

2. 呼吸机监护

(1) 通气压力监测(高压报警、低压报警)。① 高压报警:也称为阻塞报警,设定于气道峰压(P_{max})≤ 30 cmH$_2$O,避免通气压过高。病人在使用呼吸机过程中如出现呛咳、分泌物堵塞、管道扭曲、人机对抗或者支气管痉挛等都会导致高压报警,一定要查明原因,再解除报警。② 低压报警:在 PEEP 以上 5 cmH$_2$O,避免通气压减低。通气压过低的发生主要为病人与呼吸机脱离、呼吸机管道脱落、管道系统漏气、气囊漏气、通气不足等。一旦发生通气压力过低,应立即处理,防止缺氧和窒息的发生。

(2) 容量监测:在辅助通气模式中,最主要的是设定潮气量和每分钟通气量。在设定报警范围时,通常在理想的每分钟通气量上加减 20%,如果出现漏气、通气不足、吸气流量低、吸气时间短或压力界限太低时,呼吸机警报即开始报警。仔细查找漏气部位及原因,保障病人的通气量。

(3) 氧浓度的监测:呼吸机的氧浓度主要是改善病人的缺氧状态,过高会导致病人氧中毒,过低会引起缺氧,应根据病人的血氧饱和度以及动脉血氧分压及时调整氧浓度。

(4) 呼吸机湿化器的温度:现代呼吸机湿化器大多附有温度计,可连续测定吸入气体的温度。湿化器的温度应设定在 32~36 ℃,如果监测到的吸入气体温度达 40 ℃应立即关掉湿化器,或者更换湿化器内的无菌蒸馏水。

(5) 加强呼吸道管理:见"管道护理"。

(6) 机械通气病人的心理护理:建立人工气道是机械通气的一个重要环节,通常采用气管插管、经鼻气管插管和气管切开。对于清醒的病人,插管或切开前应向病人解释术中可能出现的不适,尤其是说明插管后的不适及发音障碍,教会病人与医护人员交流的具体办法,如手势、书写,用交流卡等来表达意图。除了做好病人的心理护理,还应适当地应用镇静剂。插管或气管切开时应对病人四肢进行约束、保护,同时医护人员要妥善固定管道,关心病人,询问有无不适,仔细观察病情,解除病人的心理负担,增强病人对治疗的自信心。一般病人对插管耐受性差,应及时做好病人的心理护理。

3. 其他监测

(1) 动脉血气分析的监测:使用呼吸机的病人,动脉血气分析的监测有着十分重要的作用,也是常规检查项目之一。通过血气分析的结果随时调整呼吸机的使用参数,观察病人使用呼吸机后病情是否有改观,是否纠正低氧血症,是否改善酸碱平衡,及时对症处理或预防并发症。血气分析也是考虑病人是否能脱机的条件之一。

(2) 胸部 X 线的监测:明确人工气道的位置是否妥当,如有不当应及时调整气管插管的位置,过深容易造成病人一侧肺通气,过浅容易造成脱管。呼吸机治疗过程中最容易造成肺部感染,通过 X 线可以及时了解肺内的情况,感染部位以及感染的严重程度,有无其他肺部并发症,做到及时发现及时处理。胸部

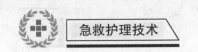

X线也可作为是否脱机的条件之一。

（3）持续心电图监测：病人在使用呼吸机时，应持续使用多功能监护仪，便于医务人员持续、动态地掌握病人的病情变化，及时发现病情。持续使用心电监护仪可以及时发现心律失常、血压的变化和在使用血管活性药物时根据血压及时调整用量，也可通过观察使用呼吸机后病人的血氧饱和度是否有所改善。因此持续使用心电监护仪有着十分重要的意义。

（4）其他监测：临床上普遍通过二氧化碳分压的监测、血流动力学的监测、床边肺功能的测定来评价使用呼吸机病人的临床效果。

（七）机械通气的常见并发症

呼吸机的使用过程中难免会出现各种并发症，及时预防和处理，既避免病人的病情加重，又可以减轻病人的心理负担。

1. 气压伤

（1）气胸　病人的肺组织已存在有诱发气胸的先天性或者后天性因素，在使用呼吸机后极易有造成气胸的可能，典型的临床表现是病人可能会出现胸痛、大汗淋漓、缺氧、发绀、有效血容量不足，甚至有的病人可能出现皮下或纵隔气肿，胸部 X 线片是诊断气胸的重要依据。气胸的病人一定要慎用 PEEP 和 PSV。

（2）皮下和纵隔气肿　主要是由气管切开和使用呼吸机造成的，应区分开来处理。通过胸部 X 线来诊断。一般皮下和纵隔气肿采取的处理方法是自行吸收，严重的气肿可做切口进行排气，但是这种方法极易造成感染，故不支持使用。

2. 呼吸系统并发症

（1）通气不足　管道漏气、脱机或气道阻塞均可造成潮气量下降，及时寻找和处理原因。通常以血气分析为诊断依据。肺部顺应性下降的病人，使用潮气量偏小，也可造成通气不足；自主呼吸与呼吸机出现人机对抗时，通气量也下降。

（2）通气过度　缺氧、精神紧张、潮气量过大、呼吸频率太快可造成过度通气，短期内排出大量二氧化碳，导致 $PaCO_2$ 骤降和呼吸性碱中毒。应当立即查找原因，消除原因，适当地调节呼吸机的使用参数。

（3）肺部气压伤　机械通气时，病人出现气道压力过高或设置潮气量过大，病人的肺部顺应性差、原患有肺气肿、肺大疱、肺间质水肿、纵隔气肿、气胸等，极易发生肺部气压伤。预防出现肺部气压伤，可采用较低的吸气峰压。

（4）肺部感染　使用呼吸机的病人，在治疗期间造成诱发肺部感染的风险极高，如原有的肺部感染可加重或肺部继发感染。这与人工气道的建立、病人的抵抗力下降和菌群失调、院内病人的交叉感染、呼吸机和湿化器消毒不严有关。医务人员应加强护理，合理使用抗生素，通过胸部 X 线监测肺部感染的部位及严重程度。

（5）氧中毒　长期吸入高浓度氧可造成氧中毒，应根据病情的需要适当调节氧浓度。

（6）肺不张　气管插管进入单侧气管内或者分泌物及痰液的堵塞都可造成肺不张，那么就应该及时调整气管插管的深度，对一侧的肺不张可进行叩背，促进痰液的松动和引流，有效吸痰。

（7）呼吸机依赖　长期使用呼吸机的病人会依靠呼吸机呼吸，脱机困难。应对病人进行呼吸肌锻炼，树立其信心，鼓励病人，间断使用自主呼吸模式，帮助病人调整呼吸，彻底脱离呼吸机。

（八）呼吸机撤机

呼吸机的使用因人而异，但是长期使用呼吸机对于病人和病情都不会有好的帮助，同时会造成病人对呼吸机的依赖。只有把握撤机的最佳时机，帮助病人的整体情况达到撤机的指征与标准方可撤机。

1. 撤机的指征　原发病得到了控制或好转，神志清楚，生命体征稳定，动脉血气分析正常，其他重要脏器功能正常，各项生化指标正常，自主呼吸增强，吞咽呛咳反射存在，能自主排痰，而且降低机械通气的各项参数后病人能自主呼吸，未见任何异常。

2. 撤机的标准　最大吸气负压>－20 cmH₂O，潮气量 810 mL/kg 体重，FiO₂<40％，PEEP 和 PSV 水平完全去除，PaO_2>60 mmHg，SaO_2>95％。

3. 撤机方法

1）脱机前的心理护理 向病人解释脱机的目的，取得病人的配合。因脱机后会出现呼吸困难，甚至有窒息的可能，会导致病人精神紧张，心率加快，呼吸急促。脱机前要告知病人脱机步骤及脱机中要调整好自己的呼吸，进行有效呼吸，配合医务人员，减轻病人的心理负担。

2）加强营养 增强呼吸肌活动耐力。

3）掌握撤机的方式 当病人病情达到撤机标准时，根据撤机难易可分为两种：直接撤机、分次或间断撤机。

（1）直接撤机：病人呼吸功能良好，降低呼吸机参数条件后，病人生命体征稳定，未出现任何不适，直接撤离呼吸机，病人动脉血气分析良好，可考虑拔管。

（2）分次或间断撤机：主要是肺功能不全，或者肺部受到损害，肺部感染的病人，撤机指标已经达到，可是脱机很困难。首先要增强病人的撤机信心，教会病人有效呼吸，锻炼病人的呼吸肌功能。再者通过模式的改变帮助病人顺利撤机，可采用在 SIMV 时，先逐渐减小呼吸机的吸氧浓度，直至 $FiO_2 < 40\%$，病人的氧合良好，再逐渐减小呼吸机的呼吸参数，每次不易减得过快，每 15～20 min 减少 2 次呼吸，最后减至 4 次呼吸，监测动脉血气分析，如生命体征稳定，病人无不适，血气分析指标正常，脱机就有一定的把握；还可采用自主呼吸模式，给予一定的氧浓度，PSV 和 PEEP，同样根据病情和动脉血气分析的指标逐渐调节参数，在给予氧浓度最低的条件下给予脱机。最后可考虑给予病人间断脱机，可以每天分次脱机几小时，慢慢地转换成隔日或白天脱机，晚上带机，直至病人完全适应，脱机成功。

4）撤机时的护理 ①撤机时间宜选择在病人得到良好的休息后。②撤机时协助病人取半卧位，以减轻腹腔脏器对膈肌的压迫，改善膈肌运动。③撤机过程中应密切监测病人生命体征的变化，末梢循环、神志瞳孔的变化，密切检测肺功能及动脉血气分析的指标，对病人撤机反应做出评估，如病人出现不适立即停止撤机，继续给予机械通气支持呼吸。④熟练掌握撤机指标。撤机过程中病人出现心率增快或降低，潮气量降低，血气检查 PaO_2 下降，$PaCO_2$ 上升，呼吸急促，意识模糊都应停止撤机。

5）心理支持 长期使用机械通气的病人，病程长，心理负担重，怀疑自己能否自主呼吸，拒绝撤机。医务人员应了解病人的心理，做好思想工作，通过各种沟通方式，有针对性地做好心理护理。让病人了解撤机的必要性，说明撤机的步骤，做好解释工作，缓解其思想压力，让其多听音乐，或者读报纸，对比这些天的生命体征，告诉其病情的稳定性。稳定情绪，也可通过家属取得合作。

6）拔出人工气道

（1）拔管指征：病人脱机后能很好地自主呼吸，血氧饱和度较好，吞咽、呛咳反射存在，握手有力，生命体征稳定具备拔管指征可拔除气管插管。

（2）拔管步骤：先吸出气管内的分泌物，每次吸痰时间不超过 15 s，再吸除口鼻腔内分泌物，充分吸氧后，再次将吸痰管插入气管插管内边放气囊边拔管，拔管后迅速将口腔内残留分泌物吸干净，检查呼吸道是否通畅，鼓励病人自行咳痰，避免残留分泌物误入气道，给予面罩吸氧，听诊双肺呼吸音，监测 SpO_2 变化。

（3）拔管前应备好加压面罩及气管插管等急救器械。

4. 撤机失败原因和处理

撤机失败原因如下。

（1）原发病灶并未得到解除，肺部感染未得到控制。

（2）呼吸机长期使用，自主呼吸弱。

（3）痰液过多，吞咽、呛咳反射弱，缺氧。

（4）没有把握好脱机时机，不具备撤机的条件，仓促撤机。

（5）心理因素：长期使用呼吸机的病人，对呼吸机产生过度依赖，对自主呼吸信心不足，一旦脱离呼吸机由于心理因素造成呼吸的不适，不安的心理。

撤机失败处理：积极解除原发病灶，控制好肺部感染，加强营养，锻炼呼吸肌，脱机前应改善病人的缺氧状态，有效的叩背、吸痰。帮助病人树立脱机的信心，多多鼓励病人，条件成熟后通过呼吸机模式的过渡，适时脱机。

第三节 危重病人的监护

一、危重病人的收治程序

（一）转入前准备

ICU 主要接收由急诊科、手术室或院内其他科室送来的危重病人,他们病情危重、复杂、多变,各种监测、治疗频繁,清醒病人常因环境陌生或病情而感到紧张不安。因此,在病人进入 ICU 前首先向其介绍新环境。在病人进入 ICU 之前,护理人员应做好充分的准备。

1. 床单位准备 准备好已消毒的多功能病床,要求床铺清洁、干燥,可根据病情需要备硬板床或气垫床,酌情使用一次性床单或橡胶单、固定器材等。

2. 仪器的准备 根据需要备好多功能监测仪、呼吸机、除颤器、雾化器及负压吸引器等。

3. 护理用品准备 包括一次性吸痰管、无菌手套、手电筒、听诊器、湿化用生理盐水、各种监测用无菌管道、动脉和静脉穿刺针、集尿袋、引流袋、电极片、约束带、急救车等。

4. 药物准备 根据病情准备好各种抢救及治疗药物,如血管活性药物、液体、激素类药物、止血药及抗凝药等,注意药物的剂量,确保药物在有效期内、药液无变质。

（二）转运途中的要求

在 ICU,进行室内转床或转运病人是 ICU 护士的日常工作,因病情危重,转运中最好持续进行心电监护,以便及时发现病情变化。同时,保障良好的通气状况非常重要,临床上一般采用氧气袋或简易人工呼吸机,通过鼻导管或面罩供氧,从而保障病人的有效通气。呼吸功能不全的病人,医护人员另备转运呼吸机保证不间断通气。注意保证输液通道及血管活性药物的应用等。病人身上的各种引流管应保持通畅、固定,避免扭曲、折叠、滑脱。总之,在病人的转运过程中,力求稳、快,这就要求准备工作必须十分充分。

（三）接收病人程序

病人转入前,必须由 ICU 医生会诊或确诊后方可转入,ICU 护理人员要了解病人的诊断、治疗情况、病情发展情况及转入目的,并做好相应的准备。转入时,一般由原专科医生、护理人员及家属陪同。由于 ICU 病人均为危重或手术后病人,病情危重且不稳定,因此在接到收病人命令后,马上通知医生共同接收病人,具体接收程序如下。

（1）用平车将病人接至床旁,一般由 3～4 人协助搬运至床上,在搬运过程中,要小心细致,注意观察病人的病情变化,使各种导管保持在正确位置,为病人选择合适的卧位。颈椎损伤病人搬运时注意保持脊椎在同一水平线上,四肢骨折病人用夹板固定后再搬移,有条件者尽量使用转运床。

（2）需进行辅助呼吸者,在病人到达后立即连接呼吸机,同时观察病人胸廓起伏是否对称,并观察其他呼吸功能监测指标;听诊两肺呼吸音情况,测量气管插管深度,并妥善固定;及时清除呼吸道分泌物,保持呼吸道通畅。其他病人观察呼吸情况,根据临床症状、血气分析结果选择迅速给氧的方法,调节氧浓度及氧流量。

（3）根据病情连接所需监测系统,包括多功能监护仪、中心静脉压测压管、有创动脉压测压管及血流动力学测量装置等,根据病人情况设定各种参数的上、下报警限;严密观察心电图、心率、心律、血压及体温的变化。

（4）妥善固定好各种引流管及输液、输血管,观察输液管道是否通畅,交接清楚所有药物的名称、浓度、剂量、滴速和用药后反应;使用微量泵者迅速连接好电源,交接药名、剂量、配制方法及泵速。

（5）向护送病人的医生及护士详细了解与病情有关的内容及转运过程中的病情变化,并对病人进行基本的护理交接班体检:①判断意识状态、瞳孔及对光反射、肢体活动情况;②测血压、脉搏、呼吸及体温等生命体征;③观察周围循环情况、皮肤色泽、四肢末梢温度及骨隆突处皮肤有无压疮;④了解最近一次血电解质、血糖和血气分析的结果;⑤检查静脉通道是否固定、通畅,了解输入液体的种类、速度,交接清楚其他治疗药物,掌握用药及出入量情况;⑥检查各种管道是否固定、通畅,观察引流液的颜色及引流液的单位时间流出量等;⑦了解有无药物过敏史、特殊的专科护理要求和病人的心理状态。

（6）做好各种护理记录,包括护理记录单、护理病历、输液单、器官功能监测表格等,根据病情制定护理计划和措施,定时评价护理效果。各种护理记录必须妥善保管,以备病例分析及研究使用。

（7）处理医嘱。由于ICU病人存在各专科问题,原病房医生可对专科问题提供专科治疗方案,为避免出现重复医嘱,也便于ICU医嘱管理,原病室执行的医嘱在ICU内无效,由ICU医生根据病人情况,并参考原专科医生的治疗方案及建议,重新开出医嘱。责任护士应及时、准确地执行医嘱,并随时观察治疗效果。

（8）妥善安置好病人后,向家属交代ICU病室监护特点、探视制度,留下家属的联系电话及地址,如果病人的病情十分危重,且病情不稳、随时有生命危险,应请家属在病室外等候,以便随时联系。

二、危重病人的监护内容

ICU病人病情危重,变化快,根据病情的轻重缓急和病人的需求可分成不同的监护内容和监护级别。临床上监护的内容很多,按照应用的顺序依次为心率、心电图、动脉血压、体温、脉搏血氧饱和度（SpO$_2$）、中心静脉压（central venous pressure,CVP）、血常规、电解质、血气分析、肝肾功能、肺毛细血管楔压（pulmonary capillary wedge pressure,PCWP）、心排血量等项目,可根据病情的严重程度选择不同的监测指标,促进病人康复,减轻病人的经济负担。通常将监护级别分为3级。

1. 一级监护 病人病情危重,需监护和支持治疗的项目涉及2个或2个以上器官,具体内容:①连续监测心电图、直接或间接动脉血压,每2～4 h测量一次CVP,每8 h测量心排血量;②每小时连续监测呼吸频率,4～6 h查动脉血气分析一次,连续监测SpO$_2$;如进行机械通气时,还应监测潮气量、每分钟通气量、氧浓度及气道压力等;③测每小时尿量及尿比重,每4～6 h小结一次出入量;④意识、瞳孔、对光反射每小时记录一次,变化快时随时观察和记录,必要时进行颅内压监测;⑤每12 h查血糖、电解质及血细胞比容,每日查血常规、BUN和血肌酐,胸部X线检查根据情况随时拍片;⑥测体温4～6 h一次,必要时连续监测。

2. 二级监护 病人病情危重,需监护和支持治疗的项目涉及1个器官,具体内容:①连续监测心电图、直接或间接动脉血压,每1～2 h测量一次CVP;②每小时连续监测呼吸频率,每8 h查动脉血气分析一次,连续监测SpO$_2$;如进行机械通气时,还应监测潮气量、每分钟通气量、氧浓度及气道压力等;③测每2 h尿量及尿比重,每8 h小结一次出入量情况;④意识、瞳孔、对光反射每2 h记录一次,变化快时随时观察和记录;⑤每日查血、尿常规、血糖、电解质、BUN和血肌酐,胸部X线检查根据情况随时拍片;⑥测体温6 h一次,必要时连续监测。

3. 三级监护 危重病人,需保留无创监护和支持治疗。具体内容:①连续监测心电图,每1～2 h测量血压一次;②每1～2 h监测呼吸频率,每日查动脉血气分析一次,连续监测SpO$_2$,不需机械通气;③测每4 h尿量,每24 h总结一次出入量情况;④意识、瞳孔、对光反射每8 h记录一次;⑤每日查血、尿常规、血糖、电解质,必要时查BUN、血肌酐和胸部X线检查;⑥测体温8 h一次。

监测级别是人为划分的,危重病人病情变化快,监测项目应及时调整,根据具体情况随时更改,千万不可机械执行。危重病人常涉及许多功能障碍,主要监测循环、呼吸和中枢神经系统功能。不同监护级别的护理工作量是不同的,因此在配置ICU护理人员时,首要考虑的是ICU危重病人的病情危重程度和监护级别。

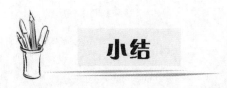

小结

本章主要介绍了监护技术在临床多个领域中的应用及新进展,内容包括心电监护、血流动力学的监测、呼吸功能的检测、体温的监测、中枢神经系统的监测及机械通气病人的监护技术及其进展等。阐述了

对危重病人的监测方法以及临床意义,针对各种护理问题进行有效的预防和处理。

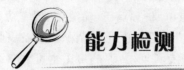 能力检测

1. 简述危重病人感染的危险因素及特点。
2. 简述 ICU 护理记录单的记录内容。
3. 简述常用的动脉血压监测指标及正常值。
4. 简述机械通气的基本模式。
5. 简述呼吸机的撤机指征及标准。
6. 简述危重病人转入前的准备工作。
7. 简述危重病人循环系统的监测内容。

(张 毅)

第十一章

常用救护技术

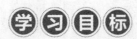

掌握:简易人工呼吸机、咽插管、气管插管、止血、包扎的操作程序。

熟悉:简易人工呼吸机、咽插管、气管插管、止血、包扎、固定适应证、禁忌证、注意事项。

了解:气管插管的常见并发症、气管切开的适应证。

第一节　简易人工呼吸机使用技术

一、定义

简易人工呼吸机又称为加压给氧气囊,它是进行人工通气的简易工具。与口对口人工呼吸比较,它具有供氧浓度高、操作简便等优点。尤其是病情危急,来不及气管插管时,可利用加压面罩直接给氧,使病人得到充分的氧气供应,改善组织缺氧状态。

二、结构

由四部分(弹性呼吸囊、储氧袋、面罩、氧气连接管)六个阀(呼出阀、单向阀、压力安全阀、储氧安全阀、储氧阀、进气阀)组成(图 11-1)。

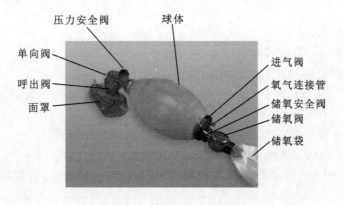

图 11-1　简易人工呼吸机

三、适应证

(1)急症病人,呼吸微弱或呼吸停止者。

(2)气管插管前正压给氧,增加氧储备。

(3)使用呼吸机者,协调呼吸机,膨肺。

四、相对禁忌证

中等以上活动性咯血、心肌梗死、大量胸腔积液等。

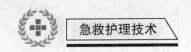

五、操作程序

1. 病情评估　有无意识、自主呼吸,呼吸道是否通畅,有无义齿,病人的脉搏、血压、血气分析值等。

2. 开放气道　清除上呼吸道分泌物和呕吐物,松解病人衣领等。

3. 连接面罩、简易人工呼吸机及氧气　调节氧气流量 6～8 L/min,使储氧袋充盈。检查呼吸囊连接是否正确、有无漏气。

4. 挤压气囊　操作者站于病人头侧,使病人头后仰,托起下颌。将面罩罩住病人口鼻,并用左手示指和拇指固定面罩,按紧不漏气,另外三指托起病人下颌维持气道畅通(EC 手法),或放置面罩固定带固定面罩,另一手挤压气囊。若气管插管或气管切开病人使用简易人工呼吸机,应充分吸引呼吸道分泌物,储氧袋充气后再应用。

5. 双手挤压呼吸囊的方法　两手捏住呼吸囊中间部分,两拇指相对朝内,四指并拢或略分开,两手均匀挤压呼吸囊,待呼吸囊重新膨起后开始下一次挤压。对有自主呼吸的病人,应尽量与病人呼吸同步,吸气时挤压呼吸囊送气。

6. 使用时注意潮气量、呼吸频率、送气时间等

(1) 潮气量:一般潮气量为 6～8 mL/kg(通常成人 400～600 mL 的潮气量就足以使胸壁抬起),潮气量男性 600 mL,女性 400 mL 通气适中为宜,挤压呼吸囊时,压力不可过大,挤压呼吸囊的 1/3～2/3 为宜。

(2) 呼吸频率:成人为 12～16 次/分,儿童为 20～25 次/分,婴幼儿为 30 次/分,新生儿为 40 次/分。快速挤压气囊时,应注意气囊的频率和病人呼吸的协调性。在病人呼气与气囊膨胀复位之间应有足够的时间,不能在病人呼气时挤压气囊。

(3) 呼吸时间比:成人一般为 1:(1.5～2);慢阻肺、呼吸窘迫综合征病人频率为 12～14 次/分,吸呼时间比为 1:(2～3),潮气量略少。

7. 观察及评估病人　使用过程中,应密切观察病人对呼吸机的适应性、胸廓起伏、皮肤黏膜颜色、听诊呼吸音、生命体征、血氧饱和度等。

六、使用简易人工呼吸机的有效判断方法

(1) 面罩内有气雾。

(2) 病人口唇发绀消失。

(3) 随着送气看到病人胸廓随之起伏。

(4) 鸭嘴阀随送气打开。

七、注意事项

(1) 使用简易人工呼吸机时要专人保管,定时检查、测试、维修和保养。

(2) 使用前应检查简易人工呼吸机各阀的性能是否完好。

(3) 挤压呼吸囊时,压力不可过大,也不可时快时慢,以免损伤肺组织,造成呼吸中枢紊乱,影响呼吸功能。

(4) 发现病人有自主呼吸时,辅助加压呼吸必须和病人自主呼吸同步,应按病人的呼吸动作加以辅助,以免影响病人的自主呼吸。

(5) 对清醒病人做好心理护理,解释应用呼吸机的目的和意义,缓解紧张情绪,使其主动配合,并边挤压呼吸囊边指导病人"吸……"或"呼……"

(6) 清洁与消毒,将各配件按序拆开,用流水冲洗擦干后以 1000 mg/L 有效氯浸泡 30～60 min,取出后再冲洗、晾干安装好后备用,储氧袋以 75% 酒精擦拭,特殊感染病人用环氧乙烷熏蒸消毒。

(7) 弹性呼吸囊不宜挤压变形后放置,以免影响弹性。

第二节　人工气道的建立

一、咽插管

（一）定义

咽插管术又称为口咽通气管的置入，是指将口咽通气管放置在口腔及咽部，下压舌体、支撑舌腭弓及悬雍垂的操作过程。

（二）目的

防止舌后坠，解除呼吸道梗阻，保持上呼吸道通畅以及吸引咽部积痰。

（三）适应证

（1）麻醉诱导后有完全性或部分性上呼吸道梗阻且意识不清的病人。

（2）癫痫发作、痉挛性抽搐及昏迷病人。

（3）院外呼吸心搏骤停病人，无气管插管条件，可利用口咽通气道进行口对口人工呼吸。

（4）全麻气管内插管病人拔管后的气道管理。

（四）禁忌证

（1）清醒或浅麻醉病人（短时间应用的除外）。

（2）张口困难、口腔创伤、下颌骨骨折、上下的中切牙松动、口腔手术及口腔感染等。在需要紧急开放气道的情况下，没有禁忌证。

（五）评估

评估病人气道阻塞的原因、缺氧程度及有无脊柱损伤。病人出现烦躁不安，提示低氧血症；病人出现淡漠迟钝，提示高碳酸血症；当听到气过水声或鼾声，提示咽部梗阻；听到嘶哑声或喘鸣声，提示喉部梗阻。

（六）操作准备

1. 环境准备　病人卧硬板床或背后垫硬木板，或直接卧于地板上。

2. 物品准备　纱布、口咽通气管（图 11-2）、急救药品、简易呼吸气囊、给氧设备。

3. 护士准备　紧急呼救，戴手套，向家属简要解释病情及可能的预后。

4. 病人准备　解开病人衣领，将病人取仰卧位，头、颈、胸处于同一轴线上，双肩略垫高。

（七）操作程序

（1）选择规格合适的口咽通气管（一般导管的长度为门齿到下颌角的距离，过长易使通气管抵达会厌部，引起完全性喉梗阻），用液体石蜡润滑。（图 11-3）

（2）病人取仰卧位，颈肩部垫一小枕头，使颈部过度伸展，呈头后仰位，用左手或开口器将病人口腔打开，清除口鼻腔分泌物。

（3）插入导管：打开病人的口腔，将口咽通气管的咽弯曲凹面指向腭部，凸面沿着病人舌面插入口腔，当导管插入全长的 1/2 时，将导管旋转 180°，并向前推进至合适的位置（图 11-4）。

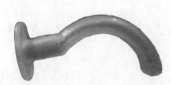
图 11-2　口咽通气管

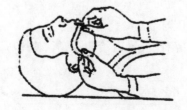
图 11-3　选择合适长度的口咽通气管

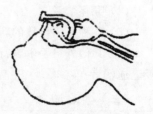
图 11-4　将口咽通气管插入

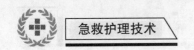

（4）双手托起下颌,将双手的拇指放置在翼缘上,向下推送,直至口咽通气管的翼缘到达唇部的上方。妥善固定。（图 11-5、图 11-6）

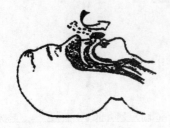

图 11-5　将口咽通气管插入口腔内

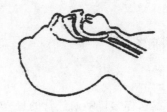

图 11-6　口咽通气管插入的正确位置

（八）注意事项

（1）放置前先清除口鼻腔内分泌物,再开放气道。

（2）口咽通气管长度大约相当于门齿到下颌角的长度,长度过长时,可将会厌向后、向下推进而造成气道的完全堵塞。太短不到位时,弯曲段末端顶在舌体上,则可将舌紧紧推向咽后壁引起更严重的梗阻。

（3）操作过程中应防止嘴唇和舌的撕裂伤。

（4）应检查口腔,防止舌或唇夹于牙齿和口咽通气道之间。

（5）口咽通气管放置后,头部位置仍需保持后仰位并固定,防止口咽通气管在病人剧烈咳嗽及变换体位时脱出。

（九）知识拓展

1. 阀门效应　气道堵塞是昏迷病人突然及早期死亡的主要原因之一。昏迷病人下颌、颈和舌等肌肉无力,舌根和会厌塌向咽后壁而堵塞气道,产生"阀门效应",病人吸气时气道内呈负压,舌和会厌起阀门样作用,呼吸道阻塞加重。

2. 口咽通气管　口咽通气管具有良好的解剖学弧度,能将舌从咽后壁提起,可在数秒钟内迅速获得有效通气。咽插管是非确定性的紧急人工气道通气术,不能完全替代气管插管或气管切开。若口咽通气管放置失败或无效,必须选择气管插管或气管切开。咽插管后,如果病人有躁动不安,应适当应用镇静剂,否则可引起颅内压升高,增加颅内出血的机会和氧耗。

二、气管插管

（一）定义

气管插管术是将气管插管导管经口或鼻通过声门插入气管内的技术,它是建立人工气道的可靠途径,能为气道通畅、通气供氧、气道吸引、防止误吸以及气管内给药等提供最佳条件。气管插管术是急救工作中常用的重要抢救技术,对抢救病人生命、降低病死率起到至关重要的作用。

（二）适应证

（1）各种先天性和后天性上呼吸道梗阻,需立即建立可控制的人工气道者。

（2）各种原因造成的下呼吸道分泌物潴留需要引流者。

（3）各种药物中毒引起反应性痉挛窒息者。

（4）喉痉挛者。

（5）各种原因导致的新生儿呼吸困难者。

（6）其他外科手术施行气管内麻醉者;气管内给药、给氧、使用呼吸机者;小儿支气管造影前须保持呼吸道通畅者。

（三）禁忌证

（1）喉头水肿、气道急性炎症、喉头黏膜下血肿、插管创伤引起的严重出血等。

（2）咽喉部烧灼伤、肿瘤或异物存留者。

（3）主动脉瘤压迫气管者,插管易造成动脉瘤损伤出血。

（4）下呼吸道分泌物潴留难以从插管内清除者,应行气管切开置管术。

（5）颈椎骨折、脱位者。

（四）操作方法

经口明视插管术是最方便而常用的插管方法,也是快速建立可靠人工气道的方法。

（1）体位:病人仰卧,头、颈、肩相应垫高,使头后仰并抬高 8～10 cm。

（2）开口:操作者位于病人头侧,用右手拇指推开病人的下唇和下颌,示指抵住上门齿,以二指为开口器,使嘴张开。

（3）暴露会厌:待口完全张开时,操作者左手持喉镜,使带照明的喉镜呈直角倾向喉头,沿右侧口角置入,轻柔地将舌体推向左侧,使喉镜片移到正中,见到悬雍垂(此为暴露声门的第 1 个标志)。然后顺舌背弯度置入,切勿以上切牙为支点,将喉镜柄向后压以免碰到上切牙。喉镜进入咽部即可见到会厌(此为暴露声门的第 2 个标志)。

（4）暴露声门:看到会厌后,如用直喉镜可显露声门。如用弯喉镜,见到会厌后必须将喉镜片置入会厌与舌根交界处,再上提镜片,才能使会厌翘起,上贴喉镜,显露声门。

（5）插入导管:暴露声门后,右手持已准备好的导管,将其尖端斜口对准声门,在病人吸气末,轻柔地随导管插入气管内。过声门 1 cm 后应将管芯拔出,以免损伤气管。将导管继续旋转深入气管,成人 4～6 cm,小儿 2～3 cm。

（6）确认插管部位:导管插入气管后,立即塞入牙垫,然后退出喉镜。检查确认导管在气管内,而不在食管内。

（7）固定:证实导管已准确插入气管后,用长胶布妥善固定导管和牙垫。

（8）气囊充气:向导管前端的气囊内注入适量空气(3～5 cm)。气囊的目的是封闭气道,防止呕吐物反流入气管。

（9）吸引:用吸痰管吸引气道分泌物,了解呼吸道通畅情况。

（五）常见并发症

（1）损伤如牙齿松动或脱落、黏膜出血等。

（2）神经反射如呛咳、喉痉挛、支气管痉挛、血压升高、心律失常甚至心搏骤停。

（3）炎症如插管后引起喉炎、喉水肿、声带麻痹、呼吸道炎症等。

（六）注意事项

（1）对呼吸困难或呼吸停止者,插管前应先行人工呼吸、吸氧等,以免因插管费时而增加病人的缺氧时间。

（2）插管前检查插管用具是否齐全,根据病人年龄、性别、身材、插管途径选择合适的导管。检查喉镜灯泡是否明亮,气囊有无漏气,准备胶布。

（3）插管时应使喉部暴露充分、视野清晰。喉镜的着力点应始终放在喉镜片顶端,并采用上提喉镜的方法。

（4）插管动作要轻柔,操作迅速、准确,勿使缺氧时间过长,以免引起反射性心搏骤停。

（5）注意气囊的充气与放气。气囊内充气不超过 5 mL。若充气过度或时间过长,则气管壁黏膜可因受压发生缺血性损伤,导管留置期间每 2～3 h 放气 1 次。

（6）导管留置时间一般不宜超过 72 h,若 72 h 后病情不见改善,可考虑行气管切开术。

（7）加强气道护理。注意吸入气体的湿化,防止气管内分泌物稠厚结痂,影响呼吸道通畅。吸痰时必须严格无菌操作,每次吸痰时间不超过 15 s,必要时于吸氧后再吸引。

（8）拔管后护理。应注意观察病人的反应,保持呼吸道通畅。重症病人拔管后 1 h 应查动脉血气变化。

因此,插管前应向家属交代清楚,取得理解和配合。插管时应充分吸氧,并进行监测,备好急救药和器械。

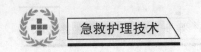

三、有自主呼吸的病人紧急插管术

（一）定义

在危重病人的救治过程中，有些有自主呼吸的病人需要快速建立人工气道，以保证有效通气。对有自主呼吸病人进行有效插管，可以减少插管的风险性，防止因刺激迷走神经反射引起心搏骤停。

（二）目的

（1）预防和处理误吸或呼吸道梗阻。

（2）呼吸功能不全，需行机械通气者。

（三）用物准备

（1）麻醉盘内：弯形喉镜（灯光良好）、气管导管（充气套囊不漏气）、导引钢丝、注射器、牙垫与胶布、吸引器装置与吸痰管、呼吸气囊、听诊器。

（2）准备好各种抢救药品和器械。

（3）准备好常用气管插管辅助药物。

（四）操作步骤

（1）病人仰卧，清洁口、鼻腔异物，头后仰，向后上方托下颌，充分给氧。

（2）准备好插管器械，选择合适的气管导管。

（3）选择合适的麻醉药物。

（4）评价麻醉的效果。

（5）抢救者用右手拇、示指分开口唇并打开口腔。

（6）左手持喉镜沿口角右侧置入口腔，将舌体推向左舌根，向前、向上方提喉镜，以挑起会厌后显露声门。

（7）右手持气管导管，管斜口对准声门裂，如病人自主呼吸未消失，于病人吸气末将导管通过声门插入气管，导管插过声门 1 cm 左右，迅速拔出导管芯，将导管继续旋转深入气管，成人 4～6 cm，小儿 2～3 cm。

（8）导管插入气管后，放入牙垫，退出喉镜，调节气管导管的插入深度，气囊充气后听诊胃部无气过水声，再听诊两肺呼吸音一致后，将导管和牙垫一起妥善固定。

（9）连接呼吸机，行机械通气。

（10）清理用物，洗手并记录。

（五）注意事项

（1）对呼吸困难者，插管前应先行人工呼吸、纯氧吸入等，以免因插管费时而增加病人的缺氧时间。

（2）插管前检查插管用具是否齐全适用，根据病人年龄、性别、身材、插管途径选择合适的导管。检查喉镜灯泡是否明亮，气囊有无漏气，准备胶布，以及评估病人有无义齿及是否为困难插管者，如为困难插管者，做好相应准备。

（3）病人仰卧，头、颈、肩相应抬高，使头后仰并抬高 8～10 cm。插管时应使喉部暴露充分、视野清晰。喉镜的着力点应始终放在喉镜片顶端，并采用上提喉镜的方法。

（4）插管动作要轻柔，操作迅速、准确，勿使缺氧时间过长，以免引起反射性心搏骤停。

（5）正确、合理使用表面麻醉和静脉麻醉药物。用药以病人呈镇静状态，或对刺激无反应为原则。一定要保证气道通畅，在有呼吸机的情况下使用。使用表面麻醉和静脉麻醉药物时，镇静药物用量应该适当减少，以防止循环紊乱。对咽喉反射极弱的重症病人可以不给镇静及麻醉药物即可行气管插管。

（6）置入后注意先听胃部是否有气过水声，再听双肺呼吸音是否存在并一致。

四、环甲膜穿刺术与切开术

（一）环甲膜穿刺术

1. 适应证

（1）各种原因引起的上呼吸道完全或不完全阻塞。

（2）牙关紧闭经鼻插管失败。

（3）喉头水肿及颈部或颌面部外伤致气道阻塞需立即通气急救者。

（4）3 岁以下的小儿不宜做环甲膜切开术者。

2. 操作方法

（1）如果病情允许，病人应尽量取仰卧位，垫肩、头后仰。不能耐受上述体位者，可取半卧位。

（2）颈中线甲状软骨下缘与环状软骨上缘之间即为环甲膜穿刺点，如图 11-7 所示。

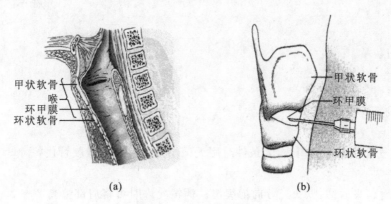

（a）　　　　　　　　　　　　（b）

图 11-7　环甲膜穿刺点

（3）用碘伏进行常规皮肤消毒。无菌操作，检查穿刺针是否通畅。

（4）穿刺部位局部用 2% 利多卡因麻醉，危急情况下可不用麻醉。

（5）以左手固定穿刺部位皮肤，右手持 18 号穿刺针垂直刺入，出现落空感即表示针尖已进入喉腔。接 10 mL 注射器，回抽应有空气，或用棉花纤维在穿刺针尾测试，应可见纤维随呼吸摆动，确定无疑后，适当固定穿刺针。

（6）如出现皮下气肿或少量出血予以对症治疗。

3. 操作要点

（1）该手术是一种急救措施，应争分夺秒，在尽可能短的时间内实施完成。

（2）穿刺时进针不要过深，避免损伤气管后壁黏膜。

（3）必须回抽有空气，确定针尖在喉腔内才能注射药物。

（4）注射药物时嘱病人勿吞咽及咳嗽，注射速度要快，注射完毕后迅速拔出注射器及针头，以无菌棉签压迫穿刺点片刻。针头拔出之前应防止喉部上下运动，否则容易损伤喉部的黏膜。注入药物应以生理盐水配制，pH 要适宜，以减少对气管黏膜的刺激。

（5）如穿刺点皮肤出血，无菌干棉球压迫的时间可适当延长。

（6）如遇血凝块或分泌物堵塞穿刺针头，可用注射器注入空气，或用少量生理盐水冲洗，以保证其通畅。

（7）作为一种应急措施，穿刺针留置的时间不宜过长，一般不超过 24 h。

4. 注意事项

（1）专人负责固定穿刺针，防止滑脱或刺入过深刺破食管。

（2）注意穿刺部位的出血情况，发现异常，及时协助处理，防止血液反流入气管而影响通气效果。

（3）保证呼吸道通畅，防止管道受压、扭曲及折叠。保证管道连接部的密闭效果，防止漏气。

（4）环甲膜穿刺术没能密封气管的上端，口鼻腔内分泌物及呕吐物可反流入气管，而引起吸入性肺炎甚至窒息。因此，应注意病人的体位且及时清除口腔内容物和呼吸道分泌物。

(5) 环甲膜穿刺术为解除上呼吸道梗阻(窒息)的一种紧急救治措施。因此,经过初期处理后,应及时创造条件行常规气管切开或做清除病因的处理。

(二)环甲膜切开术

1. 适应证

(1) 异物、颌面和喉外伤、会厌软骨炎、喉痉挛或肿瘤等引起完全或不完全气道梗阻者。

(2) 昏迷或脑外伤后咳嗽反射消失而导致呼吸道分泌物滞留者。

(3) 牙关紧闭经鼻气管插管反复失败者。

(4) 疑有颈椎骨折脱位或老年性颈椎退行性变需做气管切开者。

(5) 心脏直视手术需做胸骨正中切开,为避免因正规气管切开而引起交叉感染者。

2. 禁忌证

(1) 小于 10 岁。

(2) 喉挤压伤。

(3) 喉肿瘤。

(4) 声门下狭窄。

(5) 进展性血肿。

(6) 凝血机能障碍。

(7) 未经培训或经验技巧不足。

3. 物品准备

有条件时,可备气管切开全套用物,无条件时用无菌小刀、止血钳、橡胶管代替。

4. 操作方法

(1) 病人取仰卧位,头后仰,喉头充分向前突出。病情允许时可将肩部垫高 20～30 cm。

(2) 常规消毒颈部皮肤,操作者戴无菌手套,铺无菌巾。紧急时,可不考虑局部消毒。

(3) 左手示指触及甲状软骨下缘和环状软骨上缘,再用示指和拇指固定甲状软骨侧板,右手用小刀或其他替代物,在膜上部做一横切口,长 2～3 cm,分离其下组织,暴露环甲膜,横行切开约 1 cm,并迅速将刀背旋转 90°,或用血管钳撑开切口,插入气管套管或橡胶管,并妥善固定通气管。

5. 注意事项

(1) 进刀时,用力不可过猛,以免损伤气管后壁结构。

(2) 切忌损伤环状软骨,以免造成喉痉挛、发音困难等严重并发症。

(3) 切口应尽量靠近环状软骨上缘,以免损伤环甲动脉吻合支。

(4) 环甲膜切开术只是应急手术,带管时间不得超过 48 h,以免因发生感染和瘢痕组织形成而后遗喉狭窄。病人呼吸困难缓解,危急情况好转后,仍应做常规气管切开术。

五、气管切开术

(一)适应证

(1) 喉阻塞:喉部炎症、肿瘤、外伤、异物等引起的严重喉阻塞,导致呼吸困难、窒息者。

(2) 下呼吸道分泌物潴留:各种原因引起的下呼吸道分泌物潴留,可考虑气管切开,如重度颅脑损伤、呼吸道烧伤、严重胸部外伤、颅脑肿瘤、昏迷、神经系统病变等。

(3) 预防性气管切开:对于某些口腔、鼻咽、颌面、喉部大手术,为便于麻醉和阻止血液流入下呼吸道,可行气管切开。颈部外伤伴有咽喉或气管、颈段食管损伤者,对于损伤后立即出现呼吸困难者,应及时施行气管切开;无明显呼吸困难者,应严密观察,做好气管切开手术的一切准备。一旦需要,即行气管切开。

(4) 取气管异物:气管异物经内镜下钳取不成功,估计再取有窒息危险,或无施行气管镜检查设备或技术者,可经气管切开途径取出异物。

(5) 需要较长时间应用呼吸机辅助呼吸者。

(二)禁忌证

严重出血性疾病或气管切开部位以下占位性病变引起的呼吸道梗阻者。

（三）物品准备

气管切开包，包括弯盘1个，药杯1个，5 mL注射器1支，6号、7号针头各1根，3号刀柄2个，尖刀片和圆刃刀片各1片，气管钩2个，有齿镊2把，无齿镊1把，蚊式钳4把，手术剪2把（尖头、弯头各1把），拉钩4个（大小各2个），持针钳1把，三角缝针2根，洞巾1块，气管垫2块，缝线2卷，纱布6块，气管套管1套（成人用4～6号，小儿用0～3号）。另备无菌手套、消毒用品、1%普鲁卡因、生理盐水、吸引器、吸痰管、照明灯等。

（四）操作方法

1. 体位　病人仰卧，肩下垫一小枕，下颌必须对准颈静脉切迹（胸骨上切迹），保持正中位，以便暴露和寻找气管。呼吸困难不能仰卧的病人亦可采取坐位或半坐位，头稍向后仰。小儿应由助手协助固定其头部。

2. 消毒铺巾　颈部皮肤常规消毒，操作者戴无菌手套，铺洞巾。

3. 麻醉　用1%普鲁卡因于颈前中线做局部浸润麻醉，自甲状软骨下缘至颈静脉切迹，小儿可沿胸锁乳突肌前缘及甲状软骨下缘，做到三角浸润麻醉。如情况紧急或病人深昏迷，麻醉可不必考虑。

4. 切口　操作者用左手拇指及中指固定环状软骨，示指置于环状软骨上方，右手持刀自环状软骨下缘至颈静脉切迹做纵切口。

5. 分离组织　切开皮肤、皮下组织和颈浅筋膜，分离颈前组织，分离舌骨下肌群，即可见甲状腺覆盖在气管前壁，相当于气管第1～4环处。若甲状腺峡部不太宽，只要将其上拉，就可暴露气管；若峡部较宽，可用血管钳将其分离夹住，于正中切断后缝扎，应向两侧拉开，使气管前壁得到良好暴露。

6. 确认气管　用示指触摸有一定弹性及凸凹感。不能确认时，可用注射器穿刺，抽出气体即为气管。此在儿童尤为重要。

7. 切开气管　一般在3、4或4、5软骨环之间，切开气管时应用尖刀头自下向上挑开，注意刀尖不宜插入过深，以免刺穿气管后壁，并发气管食管瘘。

8. 插入气管套管　撑开气管切口，插入气管套管，即有气体及分泌物喷出，用吸引器吸出分泌物。

9. 固定气管套管　用系带绕在病人颈部，于颈后正中打结。如皮肤切口较长，在切口上方缝合1～2针。套管下方创口不予缝合，以免发生皮下气肿，并便于切口引流。用剪开的纱布块，夹于套管两侧，覆盖伤口。

（五）常见并发症

1. 早期并发症　窒息或呼吸困难；出血；手术损伤临近的食管、喉返神经、胸膜顶；气胸或纵隔气肿；环状软骨损伤。

2. 中期并发症　气管、支气管炎症；气管腐蚀和大出血；高碳酸血症；肺不张；气管套管脱出；气管套管阻塞；皮下气肿；吸入性肺炎和肺脓肿。

3. 后期并发症　顽固性气管皮肤瘘管；喉或气管狭窄；气管肉芽组织过长；气管软化；拔管困难；气管食管瘘；气管切开，伤口瘢痕高起或挛缩。

（六）注意事项

（1）病人头部应始终保持正中位，防止损伤颈部血管和甲状腺，引起较大出血。

（2）气管第1软骨环和环状软骨不可切断，以防后遗喉狭窄。切开气管时刀尖向上，用力不可过猛，以防穿透气管后壁形成气管食管瘘。

（3）气管套管要固定牢固，其松紧以恰能插入一指为度。

（4）保持气道湿化和通畅，病室内湿度保持在60%，气管套管覆盖2～4层温湿纱布，室内经常洒水，或应用加湿器。及时吸痰，防止分泌物黏结成痂阻塞，如病人突然发生呼吸困难、发绀、烦躁不安，应立即将套管和气囊一起取出检查。气管套管的内管应每隔1～4 h取出清洗和消毒。

（5）凡行紧急气管切开的病人，床旁应备齐急救物品和药品，如气管套管、气管扩张器、外科手术剪、止血钳、换药用具与敷料、吸引器、给氧装置、呼吸机、照明灯等，以备急需。

（6）病情好转可试行拔管。对配有套管外囊的，可先将气管放气，试堵内套管管口，逐步由堵1/3、1/2

至全堵。堵管的栓子要固定牢固,防止吸入气管。堵管期间要密切观察病人呼吸情况,若出现呼吸困难、病人不能耐受,应及时去除栓子。一般全堵管24～48 h后病人活动、睡眠均无呼吸困难,即可拔管。

（7）插管后用蝶形胶布将切口两侧皮肤向中线拉拢,并固定,一般不需缝合,2～3 d后可自愈。拔管后48 h应注意病人的呼吸,同时应在床旁备气管切开包和合适的套管,以备急用。

第三节　外伤止血、包扎、固定及搬运

一、止血

（一）出血的判断

各种创伤一般都会有出血,可分为内出血和外出血,内出血时血液流向体腔或组织间隙,外出血指血液自创面流出。现场急救止血,主要适用于外出血,是对周围血管出血的紧急止血。对于伤员,除了判断有无出血外,还要判断是什么部位、什么血管出血,以便采取正确有效的止血方法。

1. 动脉出血　血色鲜红,血液随心脏的收缩而大量涌出,呈喷射状,出血速度快、出血量大。

2. 静脉出血　血色暗红,血液缓缓流出,出血速度较缓慢,出血量逐渐增多。

3. 毛细血管出血　血色鲜红,呈渗出性,可自行凝固止血。若伴有较大的伤口或创面时,不及时处理,也可引起失血性休克。

夜间抢救,不易辨别出血的性质时,应从脉搏的强弱、快慢,呼吸是否浅快,意识是否清楚,皮肤温度及衣服被血液浸湿的情况来判断伤员出血的程度,并迅速止血。

（二）物品准备

出血部位的不同,出血的性质不同,危险性就不同,止血方法也有所区别。原则上应根据出血部位及现场的具体条件选择最佳方法,使用急救包、消毒敷料、绷带等,在紧急情况下,现场任何清洁而合适的物品都可临时借用作为止血用物,如手帕、毛巾、布条、三角巾等,禁止用电线、铁丝、绳子等替代止血带。小伤口出血,只需用清水或生理盐水冲洗干净,盖上消毒纱布、棉垫,再用绷带加压缠绕即可。静脉出血,除上述包扎止血方法外,还需压迫伤口止血。用手或其他物体在包扎伤口上方的敷料上施以压力,使血流变慢、血凝块易于形成。这种压力必须持续5～15 min才可奏效。较深的部位如腋下、大腿根部可将纱布填塞进伤口再加压包扎。将受伤部位抬高也有利于静脉出血的止血。动脉出血宜先采用指压法止血,根据情况再改用其他方法如加压包扎止血法、指压止血法、止血带止血法或填塞止血法等。

（三）止血方法

1. 加压包扎止血法　最常用的止血方法。毛细血管出血、静脉出血及前臂和足部动、静脉出血,均可用绷带纱布加压包扎止血(图11-8)。

止血方法:①用干净、已消毒、较厚的纱布,覆盖在伤口表面,若无纱布,可用干净毛巾、手帕代替。②在纱布上方用绷带,三角巾以适当压力缠住,一般20 min后即可达到止血的目的。

2. 指压止血法　用手指、手掌或拳头压迫伤口近心端的动脉,将动脉压向深部的骨骼,阻断血液流通,达到止血的目的。适用于头、面、颈部和四肢的外出血。常用的指压止血法如下。

（1）头后部出血:压迫枕动脉。搏动点位置:同侧耳后乳突下稍后方,将动脉压向乳突(图11-9)。

（2）面部出血:压迫面动脉。搏动点位置:同侧下颌骨下缘,咬肌前缘,将动脉压向下颌骨(图11-10(a))。

（3）颞部出血:压迫颞浅动脉。搏动点位置:同侧耳屏前方颧弓根部,将动脉压向颞骨(图11-10(b))。

（4）颈部出血:压迫颈动脉。搏动点位置:同侧气管外侧与胸锁乳突肌前缘中点之间,用力压向第5颈椎横突处。压迫颈总动脉止血应慎重,绝对禁止同时压迫双侧颈总动脉,以免引起脑缺氧(图11-11)。

（5）腋窝及肩部出血:压迫锁骨下动脉。搏动点位置:锁骨上窝中部,将动脉压向第一肋骨。

（6）前臂出血:压迫肱动脉。搏动点位置:肱二头肌内侧沟中部,用四指指腹将动脉压向肱骨干。

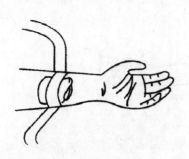

图 11-8　加压包扎止血法

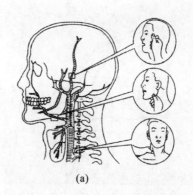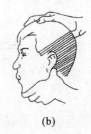

(a)　　　　　　　　　　(b)

图 11-9　头后部出血指压止血法

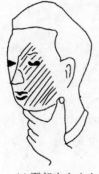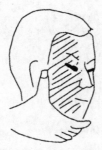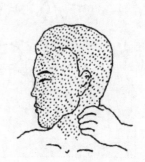

(a) 面部出血止血　　　　　(b) 颞部出血止血

图 11-10　面部出血及颞部出血指压止血法　　　图 11-11　颈部出血指压止血法

（7）手掌、手背出血：压迫桡、尺动脉。搏动点位置：手腕横纹稍上处的内、外侧搏动点，将动脉分别压向尺骨和桡骨。

（8）手指出血：紧握拳头止血。

（9）大腿出血：压迫股动脉。搏动点位置：大腿根部腹股沟中点稍下。动脉粗大，用双手拇指重叠用力将动脉压向耻骨上支。

（10）小腿出血：压迫腘动脉。搏动点位置：腘窝处。

（11）足部出血：压迫胫、足背动脉。搏动点位置：胫前动脉位于足背中部近脚腕处；胫后动脉位于足跟与内踝之间。

3. 止血带止血法　适用于四肢大动脉出血或加压包扎不能有效控制的大出血。专用的制式止血带有橡皮止血带、卡式止血带、充气止血带等，以充气止血带的效果较好。在紧急情况下，也可用绷带、三角巾、布条等代替。使用时，要先在止血带下放好衬垫物。常用的几种止血带止血法如下。

（1）勒紧止血法（图 11-12）：先在伤口上部用绷带或带状布料或三角巾折叠成带状，勒紧伤肢并扎两道，第一道作为衬垫，第二道压在第一道上适当勒紧止血。

（2）绞紧止血法（图 11-13）：将叠成带状的三角巾，平整地绕伤肢一圈，两端向前拉紧打活结，并在一头留出一小套，以小木棒、笔杆、筷子等做绞棒，插在带圈内，提起绞棒绞紧，再将木棒一头插入活结小套内，并拉紧小套固定。

（3）橡皮止血带止血法（图 11-14）：在肢体伤口的近心端，用棉垫、纱布或衣服、毛巾等物作为衬垫后再上止血带。以左手的拇指、示指、中指持止血带的头端，将长的尾端绕肢体一圈后压住头端，再绕肢体一圈，然后用左手示指、中指夹住尾端后将尾端从止血带下拉过，由另一缘牵出，使之成为一个活结。如需放松止血带，只需将尾端拉出即可。

（4）卡式止血带止血法：将涤纶松紧带绕肢体一圈，然后把插入式自动锁卡插进活动锁紧开关内，一只手按住活动锁紧开头，另一只手紧拉涤纶松紧带，直到不出血为止。放松时用手向后扳放松板，解开时按压开关即可。

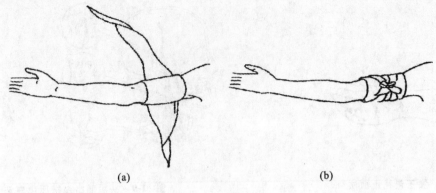

图 11-12　勒紧止血法

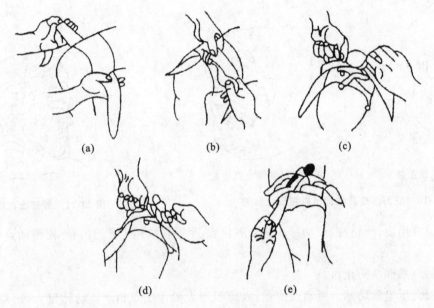

图 11-13　绞紧止血法

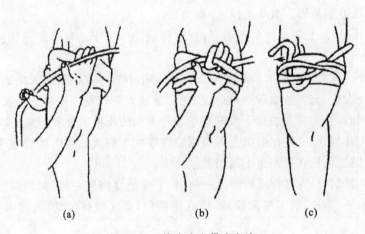

图 11-14　橡皮止血带止血法

（5）充气止血带止血法：充气止血带是根据血压计原理设计的，有压力表指示压力的大小，压力均匀，效果较好。将袖带绑在伤口的近心端，充气后起到止血的作用。

使用止血带是止血的应急措施，而且是危险的措施，止血带过紧会压迫损害神经或软组织，过松起不到止血作用，反而增加出血，过久（超过 5 h）会引起肌肉坏死、厌氧菌感染，甚至危及生命。只有在必要时，如对加压包扎后不能控制的大、中动脉伤出血，才可暂时使用止血带。

使用止血带时应注意以下情况。

①部位要准确:止血带应扎在伤口近心端,尽量靠近伤口。不强调"标准位置"(以往认为上肢出血应扎在上臂的上 1/3 处,下肢应扎在大腿根部),也不受前臂和小腿的"成对骨骼"的限制。

②压力要适当:止血带的标准压力,上肢为 33.3~40.0 kPa(250~300 mmHg),下肢为 40.0~66.7 kPa(300~500 mmHg),无压力表时以刚好使远端动脉搏动消失为度。

③衬垫要垫平:止血带不能直接扎在皮肤上,应先用棉垫、三角巾、毛巾或衣服等平整地垫好,避免止血带勒伤皮肤。切忌用绳索或铁丝直接扎在皮肤上。

④时间要缩短:上止血带的时间不能超过 5 h(冬天时间可适当延长),因止血带远端组织缺血、缺氧,产生大量组胺类毒素,突然松解止血带时,毒素吸收,可发生"止血带休克"或急性肾功能衰竭。若使用止血带已超过 5 h,而肢体确有挽救希望,应先做深筋膜切开术引流,观察肌肉血液循环。时间过长且远端肢体已有坏死征象,应立即行截肢术。

⑤标记要明显:上止血带的伤员要在手腕或胸前衣服上做明显标记,注明上止血带的时间,以便后续救护人员继续处理。

⑥定时要放松:应每隔 1 h 放松一次,放松时可用手压迫出血点上部血管临时止血,每次松开 2~3 min,再在稍高的平面扎上止血带,不可在同一平面反复缚扎。

4. 填塞止血法 将无菌敷料填入伤口内压紧,外加敷料加压包扎。此方法应用范围较局限,仅在腋窝、肩部、大腿根部出血,用指压法或加压包扎法难以止血时使用,且在清创取出填塞物时有再次大出血的可能,应尽快行手术彻底止血。

5. 屈曲肢体加垫止血法(图 11-15) 多用于肘或膝关节以下的出血,在无骨关节损伤时可使用。在肘窝或腘窝部放置一绷带卷,然后强屈关节,并用绷带、三角巾扎紧。此法伤员痛苦较大,有可能压迫到神经、血管,且不便于搬动伤员,不宜首选,对疑有骨折或关节损伤的伤员,严禁使用。

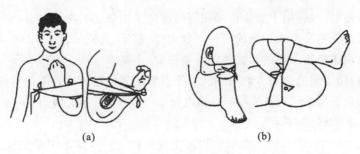

(a)　　　　　　　　　　(b)

图 11-15 屈曲肢体加垫止血法

6. 钳夹止血法 在直视下用止血钳夹出血点,同时妥善固定止血钳。

7. 结扎止血法 直视或显微镜下结扎出血的血管。

(四)注意事项

(1)首先要准确判断出血部位及出血量,决定采取哪种止血方法。

(2)指压止血法只适用于急救,压迫时间不宜过长;颈总动脉分出的颈内动脉为脑的重要供血动脉,所以对颈总动脉的压迫止血应特别注意:切勿同时压迫双侧颈总动脉。

(3)加压包扎时抬高患肢,防止静脉回流受阻而加重出血。

(4)用止血带止血的时候,病人佩戴止血带卡,注明开始时间、部位、放松时间,便于照顾者或转运时了解情况。止血时间以 1 h 为宜;不超过 4 h,每 0.5~1 h 放松止血带 1~2 min。不能直接扎在皮肤上。观察远端明显缺血或有严重挤压伤时禁用此法。

(5)停用止血带应缓慢松开,防止肢体突然增加血流,伤及毛细血管及影响全身血液的重新分布,甚至使血压下降,取下止血带后应轻轻抚摸患肢。

二、包扎

(一)目的

包扎是保护伤口免受再污染,固定敷料、药品和骨折位置,压迫止血及减轻疼痛。原则上,包扎之前要覆盖创面,包扎松紧要适度,使肢体处于功能位,打结时注意避开伤口。

（二）包扎材料

常用的包扎物品有三角巾、绷带、丁字带和多头带等。

（三）包扎方法

常用的有以下几种包扎方法。

1）绷带包扎法（图 11-16）　绷带是传统实用的制式敷料,绷带包扎是包扎技术的基础。它可随肢体的部位不同变换包扎方法,用于制动、固定敷料和夹板、加压止血、促进组织液的吸收或防止组织液流失、支撑下肢以促进静脉回流。但绷带用于下肢及腹部伤包扎时,反复缠绕会增加伤员的痛苦且费时费力,其效果也不如三角巾。若包扎较松,敷料易滑脱;胸腹部包扎过紧,会影响伤员的呼吸。

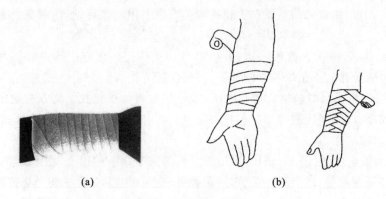

(a)　　　　　　　　(b)

图 11-16　绷带包扎法

（1）环形法:最常用的方法,用于肢体粗细相等的部位。如颈、胸、腹、四肢。

（2）蛇形法:用于包扎直径基本相同的部位。如上臂、躯干、大腿等。

（3）螺旋反折法:用于粗细不等的四肢包扎。如前臂、小腿。

（4）"8"字形绷带:用于屈曲的关节如肩、髋、膝等。缠绕部位在腋窝处需垫衬垫以减轻压迫。

2）三角巾包扎法　三角巾底边长 130 cm,侧边长 85 cm,高 65 cm,顶角有一约 45 cm 的系带。使用三角巾时可根据需要折叠成不同形状。

（1）头顶部包扎法（图 11-17）:把三角巾底边向上反折约 3 cm,其正中部位放于病人的前额,与眉平齐,顶角拉向头后,三角巾的两底角经两耳上方,拉向枕后交叉,交叉时将顶角放在一端,压在下面,然后绕到前额,打结固定。

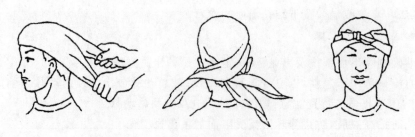

图 11-17　头顶部包扎法

（2）风帽式包扎法（图 11-18）:将三角巾顶角和底边中央各打一结,做成风帽状,将顶角结放于额前,底边结放于后脑勺下方,包住头部,两角往面部拉紧,向外反折包绕下颌,然后拉到枕后。打结即成。

（3）面具式包扎法（图 11-19）:三角巾顶角打结套在颌下,罩住面部及头部,将底边两端拉紧至枕后交叉,再绕到前额打结,在眼、鼻和口部各剪一小口。

（4）下颌部包扎法（图 11-20）:将三角巾底边折至顶角呈三四横指宽,留出顶角和系带。将顶角及系带置于后颈正中,两端往前,右端包裹下颌,至病人右耳前与左端交叉,两端分别经耳前与下颌部,在头顶连同系带拉上一同打结。

（5）前胸和背部包扎法（图 11-21）:燕尾巾包扎单肩法,将燕尾巾夹角朝上,放在伤侧肩上。向后的一

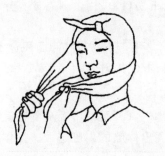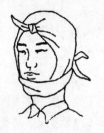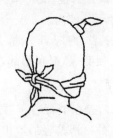

图 11-18 风帽式包扎法

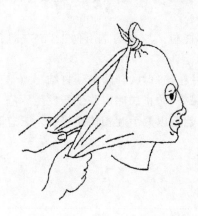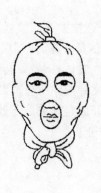

图 11-19 面具式包扎法

角略大并压住向前的角,燕尾底边包绕上臂上部打结,然后两燕尾角分别经胸、背拉到交叉时将顶角放在一端,压于对侧腋下打结。

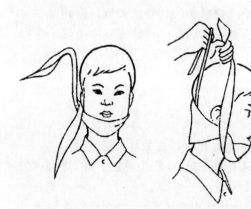

图 11-20 下颌部包扎法

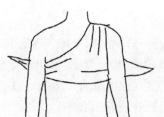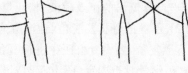

图 11-21 前胸和背部包扎法

(6)三角巾臀部包扎法:三角巾顶角朝下,底边横放于脐部并外翻 10 cm,拉紧底角至腰背部打结,顶角经会阴拉至臀上方,同底角余头打结。

(7)三角巾上肢包扎法:将三角巾一底角打结后套在伤侧手上,结之余头留长些备用,另一底角沿手臂后侧经背部拉到对侧肩上,顶角包裹伤肢并用系带绕伤肢两圈固定,前臂屈至胸前,拉紧两底角于对侧肩颈部打结固定。

(8)三角巾手足包扎法:手指或脚趾对着三角巾的顶角,将手或脚平放于三角巾中央,底边位于腕部,将顶角提起放于手背上,然后拉两底角在手背或足背部交叉压住顶角,再绕回腕部,于掌侧或背侧打结。

(9)三角巾腹腔内脏脱出包扎法:立即用保鲜膜或大块敷料覆盖伤口,用三角巾做环形圈,圈的大小以能将腹内脱出物环套为宜,用环形圈环套脱出物,然后用饭碗或茶缸将环形圈一并扣住,用三角巾包扎腹部。

（10）三角巾伤口异物包扎法：敷料上剪洞套过异物，置于伤口上，用敷料卷放在异物两侧，将异物固定，用绷带或三角巾环形包扎。

（11）多头带包扎法：包括四头带、腹带、胸带、丁字带等，多用于不易包扎和面积过大的部位。四头带可用来包扎下颌、头顶部、鼻部和跟部，腹带主要包扎腹部，胸带包扎胸部，丁字带常用于包扎肛门和会阴。

（四）注意事项

（1）先清洁伤口，盖以消毒纱布，再包扎。避免直接触及伤口。严禁用手和脏物触摸伤口，严禁用水冲洗伤口（化学伤除外），严禁轻易取出伤口内异物，严禁把脱出体腔的内脏送回。操作时小心谨慎，以免加重疼痛或导致伤口出血及污染。

（2）根据部位，选择适宜的绷带或三角巾。包扎要牢靠，松紧适宜，过紧会影响局部血液循环，过松容易使敷料脱落或移动。

（3）包扎时病人处于舒适位置。四肢处于功能位。原则为从下向上，由左向右，从远心端向近心端。以利于静脉血液回流，指端尽量外露，便于观察血运。

（4）打结应避开伤口，在肢体外侧打结。禁忌在伤口处、骨隆突处打结。

（5）皮肤皱褶处、骨隆突处应用棉垫或纱布保护，防止局部皮肤受压发生压疮。

（6）解除绷带时，先解开固定结或取下胶布，然后以两手互相传递松解。紧急时或绷带已被伤口分泌物浸透干涸时，可用剪刀剪开。

三、固定

（一）目的

固定的目的是为减少伤部活动，减轻疼痛，防止再损伤，便于伤员搬运。所有四肢骨折均应进行固定，脊柱损伤、骨盆骨折及四肢广泛软组织创伤在急救中也应相对固定。

（二）固定器材

固定器材最理想的是夹板，类型有木质、金属、充气性塑料夹板或树脂做的可塑性夹板。但在紧急时应注意因地制宜，就地取材，选用竹板、树枝、木棒、枪托等代替。还可直接用伤员的健侧肢体或躯干进行临时固定。固定还需另备纱布、绷带、三角巾或毛巾、衣服等。

（三）固定方法

常见临时固定方法如下。

（1）面部骨折：立即清理呼吸道，保持气道通畅，侧卧（未受伤一侧向下）。用无菌棉垫覆盖病人的伤口，吸出口鼻流出的血或唾液，禁止填塞，避免逆行感染。检查头及颈部，配合医生处理伤口。

（2）下颚的骨折及脱位：让清醒病人坐起，头向下垂，切勿固定下颚，用一块软垫承托下颚，切勿将脱位的下颚复位，要由专科医生进行复位术。

（3）锁骨骨折固定（图11-22）：用敷料或毛巾垫于两腋前上方，将三角巾叠成带状，两端分别绕两肩呈"8"字形，拉紧三角巾的两头在背后打结，并尽量使两肩后张。也可先在背后放T形夹板，然后在两肩及腰部各用绷带包扎固定。一侧锁骨骨折，可用三角巾把患侧手臂悬兜在胸前，限制上肢活动。

（4）上臂骨折固定（图11-23）：用长、短两块夹板，长夹板置于上臂的后外侧，短夹板置于前内侧，然后用绷带或带状物在骨折部位上、下两端固定，再将肘关节屈曲90°，使前臂呈中立位，用三角巾将上肢悬吊固定于胸前。若无夹板，可用两块三角巾，其一将上臂呈90°悬吊于胸前，于颈后打结，其二叠成带状，环绕伤肢上臂包扎固定于胸侧（用绷带根据同样的原则包扎也可取得相同的效果）。

（5）肋骨骨折：让病人取半坐卧位，侧向受伤一方，将软垫置于伤处与手臂之间，用三角巾固定手臂或用肋骨带固定。

（6）胸部陷伤：让病人取半坐卧位，侧向受伤一方，用肩悬带固定伤侧手臂，再加横阔带以制止胸壁不正常活动。

（7）脊柱骨折：脊柱骨折固定立即使伤员俯卧于硬板上，不可移动，必要时可用绷带固定伤员，胸部与腹部需垫上软枕，减轻局部组织受压程度（图11-24）。

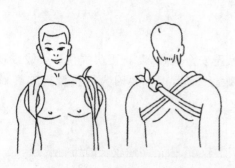

图 11-22　锁骨骨折固定

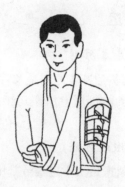

图 11-23　上臂骨折固定

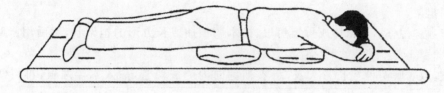

图 11-24　脊柱骨折固定

（8）骨盆骨折：让病人仰卧，双腿伸直，用软垫置于双腿间，用横阔带固定双膝，用窄带固定双足。

（9）大腿骨折：为固定大腿骨折处可将长夹板或其他代用品（长度自腋下到足跟）放在伤肢外侧，另用一短夹板（长度自足跟到大腿根部），在关节与空隙部位加棉垫，用绷带、三角巾或腰带等分段固定。足部用"8"字形绷带固定，使脚与小腿呈直角（图 11-25）。

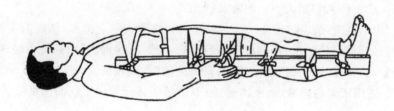

图 11-25　大腿骨折固定

（10）膝部骨折及脱位：让病人躺下，在伤膝下置软垫作支持，膝关节的屈曲应以病人感到舒适为准，用软垫包裹膝部，再用绷带卷包扎，检查足部感觉、脚趾活动能力及血液循环情况。

（11）小腿及足踝骨折：让病人躺下，请旁人协助稳定伤肢，如有需要可割开裤管露出伤口，双腿中间加软垫，用绷带固定伤肢，检查足部感觉、脚趾活动能力及血液循环情况。

（12）足部骨折：抬高伤肢，局部冷敷。

（四）注意事项

（1）开放性骨折先止血、包扎伤口再固定。

（2）应用夹板固定时，夹板的长短、宽窄要选择适度，其长度必须超过骨折肢体的上、下两个关节。放在受伤部位下方或两侧，固定在受伤部位的上、下两个关节。

（3）夹板不可与皮肤直接接触，应加以衬垫，尤其在骨隆突部位和悬空部位应加厚棉垫，以防止受压或固定不牢。

（4）处理开放性骨折时，禁止将外露的骨折断端还纳伤口，以防止造成严重感染。

（5）固定松紧要适度，以免固定不牢或影响局部血运，肢体骨折固定时，指（趾）端外露，随时观察末梢血运，以能摸到远端动脉搏动为宜。

（6）固定后挂上标记。

（7）固定后应避免不必要的搬动，不可强制伤员进行各种活动。

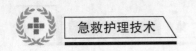

四、搬运

（一）基本原则

搬运伤员的基本原则是及时、安全、迅速地将伤员搬至安全地带，防止再次损伤。火线或现场搬运多为徒手搬运，也可用专用搬运工具或临时制作的简单搬运工具，但不要因为寻找搬运工具而贻误搬运时机。

（二）搬运方法

1. 担架搬运法　这是最常用的搬运方法，适用于病情较重、搬运路途较长的伤病员。

（1）担架的种类。

①帆布担架：构造简单，由帆布一幅、木棒两根、横铁或横木两根、缚带两根、扣带两根所组成，多为现成已制好的备用担架。

②绳索担架：临时制成，用木棒或竹竿两根、横木两根捆成长方形的担架状，然后用坚实的绳索环绕而成。

③被服担架：取衣服两件或长衫大衣，将衣袖翻向内侧成两管，插入木棒两根，再将纽扣仔细扣牢即成。

④板式担架：由木板、塑料板或铝合金板制成。四周有可供搬运的拉手空隙。此种担架硬度较大，适用于CPR病人及骨折伤员。

⑤铲式担架：由铝合金制成的组合担架，沿担架纵轴分为左、右两部分，两部分均为铲形，使用时可将担架从伤员身体下插入，使伤员在不移动身体的情况下，置于担架上。主要用于脊柱、骨盆骨折的伤员。

⑥四轮担架：由轻质铝合金带四个轮子的担架，可从现场平稳地推到救护车、救生艇或飞机等舱内进行转送，大大减少伤病员的痛苦和搬运不当的意外损伤。

（2）担架搬运的动作要领：搬运时由3～4人组成一组，将病人移上担架；使病人头部向后，足部向前，后面的担架员随时观察伤病员的情况；担架员脚步行动要一致，平稳前进；向高处抬时，前面的担架员要放低，后面的担架员要抬高，使伤病员保持水平状态；向低处抬时，则相反。

2. 徒手搬运法　适用于紧急抢救、短距离运送；不适用于怀疑脊柱受伤的伤员。

1）徒手单人搬运法

（1）扶行法：适用于清醒而能够行走的病人。救护者站在病人一侧，使病人靠近手臂揽着自己的头颈，然后救护者用外侧手牵着他的手腕，另一手伸过病人背部扶持他的腰，使其身体靠着救护者，扶着行走。

（2）背负法：适用于清醒及可站立，行动不便，体重较轻的病人。救护者站在病人前面，呈同一方向，微弯着背部，将病人背起。

（3）手抱法：适用于体重较轻的病人。救护者将病人抱起行进，一手托其背部，一手托其大腿，病人若有知觉，可让其一手抱住救护者的颈部。

2）徒手双人搬运法

（1）双人扶腋法：适用于清醒、上肢没有受伤的病人。

（2）前后扶持法：适用于没有骨折的病人，无论其清醒程度如何，均可用此种搬运法（图11-26(a)）。

（3）双手座：适用于清醒、软弱无力的病人（图11-26(b)）。

（4）四手座：适用于清醒、上肢没有受伤的病人。

3）徒手多人搬运法　如图11-27所示。

4）其他器材搬运法

（1）轮椅：适用于神志清醒、无下肢骨折的病人。

（2）脊椎板：适用于创伤、脊椎受伤须紧急运送的病人。

（3）救护车抬床：适用于所有病人。

（4）解救套：适用于怀疑脊椎受伤的（尤其是坐于车中）病人。

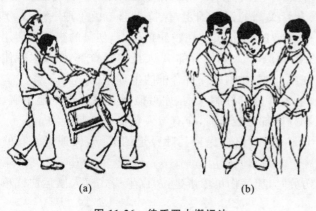

(a) (b)

图 11-26 徒手双人搬运法

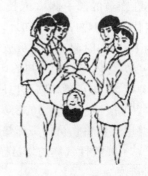

图 11-27 徒手多人搬运法

（三）特殊伤员搬运方法

（1）腹部内脏脱出的伤员：让伤员双腿微曲，腹肌放松，防止内脏继续脱出。已脱出的内脏严禁回纳腹腔，以免严重污染，应先用大小合适的环扣住内脏或取伤员的腰带做成略大于脱出物的环，围住脱出的内脏，然后用三角巾包扎固定。包扎后取仰卧位，屈曲下肢，并注意腹部保温，防止肠管过度胀气（图11-28）。

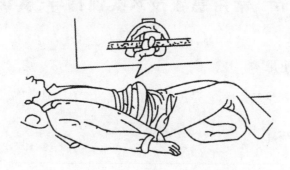

图 11-28 腹部内脏脱出的伤员搬运

（2）昏迷伤员：使伤员侧卧或俯卧于担架上，头偏向一侧，以利于呼吸道分泌物的引流（图 11-29）。

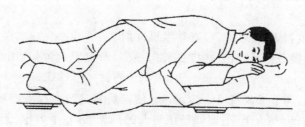

图 11-29 昏迷伤员搬运

（3）骨盆损伤的伤员：先将骨盆用三角巾或大块包扎材料做环形包扎后，让伤员仰卧于门板或硬质担架上，膝微屈，膝下加垫（图 11-30）。

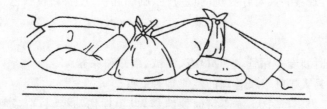

图 11-30 骨盆损伤的伤员搬运

（4）脊柱、脊髓损伤的伤员搬运：搬运此类伤员时，应严防颈部与躯干前屈或扭转，使脊柱保持伸直。对于颈椎伤的伤员，要有 3～4 人一起搬运，1 人专管头部的牵引固定，保持头部与躯干成一直线，其余 3 人蹲在伤的同一侧，2 人托躯干，1 人托下肢，一齐起立，将伤员放在硬质担架上，伤员的头部两侧用沙袋固定住。对于胸、腰椎伤的伤员，3 人同立于伤员的右侧，1 人托住背部，1 人托住腰臀部，1 人抱持住伤员的两下肢，同时起立将伤员放到硬质担架上，并在腰部垫软枕，以保持脊椎的生理弯曲。

（5）身体带有刺入物的伤员应先包扎好伤口，妥善固定好刺入物，才可搬运。搬运途中避免震动、挤压、碰撞，以防止刺入物脱出或继续深入。刺入物外露部分较长时，应有专人负责保护刺入物。

（6）搬运颅脑损伤的伤员时应使伤员取半卧位或侧卧位，保持其呼吸道的通畅，保护好暴露的脑组织，并用衣物将伤员的头部垫好，防止震动。

（7）开放性气胸的伤员搬运封闭后的气胸伤员时，应使伤员取半坐位，以坐椅式双人搬运法或单人抱扶搬运法为宜。

（四）注意事项

（1）先行评估：病人的伤势、体重、路程、体力。

（2）切勿假设伤者能坐起或站立，如没有把握切勿尝试。

（3）保持平衡，腰部挺直，切忌忍着呼吸。

第四节　常用急救技术实训指导（实训三）

一、简易人工呼吸机使用术

简易人工呼吸机又称加压给氧气囊，它是进行人工通气的简易工具。

【目的】

（1）维持和增加机体通气量。

（2）纠正低氧血症。

【用物准备】

简易人工呼吸机（弹性呼吸囊、呼吸活瓣、病人适宜的面罩、固定带及衔接管），胶管（代替氧气管）、手套、消毒液、污物袋、弯盘、镊子、无菌纱布等。

【操作步骤】

（1）备齐用物携至床边，核对并解释，检查呼吸机性能。

（2）开放气道，清除呼吸道分泌物：去枕将头转向一侧，弯盘置口角旁，用纱布缠绕中、示指后清除口腔分泌物，松解病人衣领。

（3）连接面罩、呼吸囊，调节氧流量 6～8 L/min，使储氧袋充盈。检查呼吸囊连接是否正确，有无漏气。操作者站于病人头侧托起病人下颌：面罩盖住病人的口鼻部，左手中指、无名指勾起病人下颌角往上提，拇指、示指分别固定面罩，另一手挤压气囊。

（4）连接氧气：4～6 L/min。

（5）挤压呼吸囊：挤压、呼吸时间比为 1：（1.5～2）。

（6）观察及评估病人：观察病人对呼吸机的适应性、胸廓起伏、皮肤黏膜颜色、听诊呼吸音、生命体征、血氧饱和度等。

【注意事项】

（1）简易人工呼吸机时要专人保管，定时检查、测试、维修和保养。

（2）使用前应检查简易人工呼吸机各阀的性能是否完好。

（3）挤压呼吸囊时，压力不可过大，亦不可时快时慢，以免损伤肺组织，造成呼吸中枢紊乱，影响呼吸功能恢复。

（4）发现病人有自主呼吸时，辅助加压呼吸必须和病人自主呼吸同步，应按病人的呼吸动作加以辅助,以免影响病人的自主呼吸。

(5)对清醒病人做好心理护理,解释应用呼吸机的目的和意义,缓解紧张情绪,使其主动配合,并边挤压呼吸囊边指导病人"吸……"或"呼……"。

(6)清洁与消毒,将各配件按序拆开,用流水冲洗擦干后以 1000 mg/L 有效氯浸泡 30～60 min,取出后再冲洗、晾干、安装好后备用,储氧袋以 75％酒精擦拭,对于特殊感染病人还需要用环氧乙烷熏蒸消毒。

(7)弹性呼吸囊不宜挤压变形后放置,以免影响弹性。

二、咽插管使用技术

咽插管使用技术即口咽通气道转入技术,是将一根通气管经口腔插入咽腔的过程,是保持呼吸道通畅的一种简便、快捷的方法。

【目的】

(1)畅通气道。

(2)协助口、咽分泌物的吸引。

(3)保护癫痫发作或痉挛性抽搐病人的舌、牙齿及口腔黏膜,避免损伤。

【用物准备】

(1)治疗盘内放口咽通气管 1 根、开口器、舌钳、一次性治疗碗 2 个、一次性吸痰管数根、无菌手套 2双、治疗巾、电筒、液体石蜡、胶布、弯盘等。

(2)床边备吸痰、吸氧装置。

【操作步骤】

(1)核对病人床号、姓名,评估病人的意识状态,并向病人家属说明口咽通气管置入的目的和方法,取得理解和配合,用手电筒检查有无活动牙齿、义齿及呼吸道分泌物情况。

(2)操作者洗手,戴口罩、手套后携用物至病人床边,再次核对病人床号、姓名,取下义齿或固定活动牙齿。

(3)选择合适的口咽通气管(导管长度相当于从门齿到下颌角的长度)。

(4)液体石蜡润滑口咽通气管前端。

(5)病人取平卧位,头后仰,肩部垫治疗巾。

(6)打开病人口腔,操作者左手拇指和示指将病人的下唇齿和上唇齿分开,右手持口咽通气管沿舌上方反向下插,当通气管头端接近口咽部后壁时(已通过悬雍垂),将其旋转 180°,再向下推送 2 cm,使其末端外露距门齿 1～2 cm(牙关紧闭者,使用开口器协助打开口腔;舌后坠者使用舌钳协助,置入时动作轻柔)。反向下插,指通气管的弯曲面朝向腭部,凸面朝向下。

(7)测试口咽通气管是否通畅。

(8)操作者更换无菌手套,抽吸口咽部分泌物。用纱布擦净病人口腔周围皮肤。

(9)再次检查口腔,并妥善固定口咽通气管,给予气氛吸入。

(10)整理床单位,协助病人取合适体位。

(11)清理用物,洗手,记录。

【注意事项】

(1)选择通气管长短适宜,太短不能有效抬起舌根,太长若到达咽喉部刺激会厌,会引起咳嗽、喉痉挛。

(2)操作时动作轻柔,防止舌体和唇撕裂伤。

(3)定时检查通气管在口腔中的位置,注意防止舌或唇夹于通气管和牙齿之间。

(4)保持通气管固定、通畅,及时抽吸口咽部分泌物、呕吐物,保持口腔清洁。

(5)呼吸道梗阻一旦解除,要及时拔出通气管。

三、经口气管插管术

经口气管插管术是经口将气管插管导管通过声门插入气管内的技术,它是急诊建立人工气道的常用

方法。

【目的】

(1) 保证有效通气。

(2) 预防和处理误吸或呼吸道梗阻。

(3) 呼吸功能不全,需使用人工呼吸机机械通气者。

(4) 心跳呼吸停止,需高级生命支持者。

【用物准备】

弯形喉镜、气管导管、导引钢丝、注射器、牙垫、胶布、吸痰管、吸引装置、呼吸气囊、听诊器等。

【操作步骤】

(1) 核对病人床号、姓名,评估病人有无禁忌证、有无义齿,并向病人家属说明插管的目的和方法,取得理解和配合。

(2) 操作者洗手,戴口罩、手套后携用物至病人床边,再次核对病人床号、姓名,取下义齿,注意选择气管导管的型号,检查气囊的完好性,喉镜灯光良好。

(3) 病人仰卧,头后仰,清洁口、鼻腔分泌物,向后上方托下颌,充分通气 3~5 min。病人仰卧,头、颈、肩垫高,使头后仰并抬高 8~10 cm。

(4) 操作者用右手拇、示指分开病人口唇并打开口腔,左手持喉镜沿口角右侧转入口腔,将舌体推向左侧,使喉镜顶端抵达舌根,再向前、向上方提喉镜,挑起会显露声门。

(5) 右手持气管导管,管斜口对准声门裂,如病人自主呼吸未消失,于病人吸气末将导管通过声门插入气管,注意插管动作要轻柔。

(6) 拔出管芯,顺势将导管送入 4~6 cm(成人),2~3 cm(儿童),放入牙垫,退出喉镜,调节气管导管的插入深度,接呼吸气囊,并挤压呼吸气囊听诊胃部,再听诊两肺呼吸音一致后,将导管和牙垫一起妥善固定,并将气囊充气。注意先听胃,再听双肺,确定后向气囊内注入适量空气(3~5 mL),防止呕吐物反流入气管。

(7) 接呼吸机行辅助机械通气。

(8) 清理用物,分类处理,洗手,记录。

【注意事项】

(1) 有以下情况禁忌插管。

①喉头水肿、气道急性炎症、喉头黏膜下血肿、插管创伤引起的严重出血等。

②咽喉部烧灼伤、肿瘤或异物存留者。

③主动脉瘤压迫气管者,插管易造成动脉瘤损伤出血。

④下呼吸道分泌物潴留难以从插管内清除者,应行气管切开置管术。

⑤颈椎骨折、脱位者。

(2) 呼吸困难或呼吸停止者,插管前应先行人工呼吸、吸氧等,并进行监测,以免因插管而增加病人缺氧的时间。

(3) 插管时应使喉部暴露充分、视野清晰,喉镜的着力点应始终放在喉镜片顶端,并采用上提喉镜的方法。

(4) 气管插管时,插管动作要轻柔,操作迅速、准确,勿使缺氧时间过长,以免引起反射性心搏骤停。

(5) 插管过程中,挑起会厌时,由于迷走神经反射有造成病人心搏骤停的危险,特别是生命垂危或原有严重缺氧、心功能不全的病人更易发生,因此插管前应向病人家属交代清楚,取得理解和配合,并备好急救药物和器械。

(6) 注意气囊的充气与放气,气囊内充气不超过 3 mL,若充气过度或压迫时间过长,则气管壁黏膜可因受压发生缺血性损伤。导管留置期间每 4~6 h 放气 1 次。

(7) 导管留置时间不宜超过 72 h,72 h 后病情未改善者,可考虑行气管切开术。

(8) 加强气道护理,注意吸入气体的湿化,防止气管内分泌物结痂,影响呼吸道通畅。

四、浅慢自主呼吸病人紧急插管术

在危重病人的救治过程中,有些自主呼吸浅慢的病人需要快速建立人工气道,运用紧急插管术以保证有效通气。针对有自主呼吸的病人进行有效插管,可以减少插管的风险性,防止因刺激迷走神经反射引起心搏骤停。

【目的】

(1)预防和处理误吸或呼吸道梗阻。

(2)呼吸功能不全,需使用人工呼吸机机械通气者。

【用物准备】

(1)麻醉盘内放弯形喉镜、气管导管、导引钢丝、注射器、牙垫、胶布。

(2)吸引、吸痰装置,呼吸气囊、听诊器。

(3)准备好各种抢救药品和器械。

【操作步骤】

(1)核对病人床号、姓名,评估病人呼吸情况,有无禁忌证、有无义齿,并向病人家属说明插管的目的和方法,取得理解和配合。

(2)操作者洗手,戴口罩、手套后携用物至病人床边,再次核对病人床号、姓名,若有义齿应先取下义齿。

(3)病人仰卧,头后仰,清洁口、鼻腔分泌物,向后上方托下颌,充分通气 3~5 min。

(4)根据医嘱准备好麻醉药物,呼吸机呈备用状态。

(5)评价麻醉的效果。

(6)操作者用右手拇、示指分开病人口唇并打开口腔。

(7)左手持喉镜沿口角右侧置入口腔,将舌体推向左侧,使喉镜片移至正中位,可见悬雍垂,慢慢推进使喉镜顶端抵达舌根,向前、向上方提喉镜,以挑起会厌后显露声门。

(8)右手持气管导管,管斜口对准声门裂,如病人自主呼吸未消失,于病人吸气末将导管通过声门插入气管。

(9)拔出管芯,顺势将导管送入 4~6 cm(成人),2~3 cm(儿童),放入牙垫,退出喉镜,调节气管导管的插入深度,接呼吸气囊,并挤压听诊胃部,再听诊两肺呼吸音一致后,将导管和牙垫一起妥善固定,并将气管导管气囊充气。

(10)连接呼吸机行辅助机械通气。

(11)协助病人取半卧位,角度为 30°~40°。

(12)清理用物,分类处理,洗手,记录。

【注意事项】

(1)呼吸困难者,插管前应先行人工呼吸、吸氧等,以免因插管费时而增加病人缺氧的时间。

(2)插管前检查插管用具是否备齐、适用,根据病人年龄、性别、身材、插管途径选择合适的导管。检查喉镜灯泡是否明亮,气囊有无漏气,准备胶布。

(3)插管时应使喉部充分暴露、视野清晰,喉镜的着力点应始终放在喉镜片顶端,并采用上提喉镜的方法,插管动作轻柔、平稳,防止因刺激迷走神经反射引起心搏骤停。

(4)插管动作要轻柔,操作迅速、准确,勿使缺氧时间过长,以免引起反射性心搏骤停。

(5)使用表面麻醉和静脉麻醉药物时,用药量应准确。

五、环甲膜穿刺术

【目的】

(1)缓解上呼吸道梗阻,迅速建立人工气道。

(2)在其他给药通道未建立前,通过气管给予抢救药物。

(3)行喉、气管内检查或治疗前通过环甲膜穿刺注射表面麻醉剂或治疗药物。

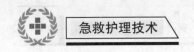

【用物准备】

环甲膜穿刺针或 16 号抽血用大针头,无菌注射器,2‰利多卡因溶液或所需的治疗药物,给氧装置等。

【适应证】

急性喉阻塞,尤其是声门区阻塞,严重呼吸困难,来不及建立人工气道者。

【操作步骤】

(1) 病人取仰卧位,去掉枕头,肩部垫起,头部后仰。

(2) 在环状软骨与甲状软骨之间正中处可触到一凹陷,即环甲膜,此处仅为一层薄膜,与呼吸道相通,为穿刺位置。

(3) 局部常规消毒后,以 2‰利多卡因 1 mL 局部麻醉。

(4) 术者左手手指消毒后,以示、中指固定环甲膜两侧,右手持注射器从环甲膜垂直刺入,当针头刺入环甲膜后,即可感到阻力突然消失,并能抽出空气,病人可出现咳嗽反射。

(5) 注射器固定于垂直位置,可注入少量表面麻醉剂,根据穿刺目的进行其他操作,如注入药物或换 15～18 号大针头刺入,以解除气道阻塞造成的通气障碍等。

(6) 如发生皮下气肿或少量出血予以对症治疗。

【注意事项】

(1) 专人负责固定穿刺针,防止滑脱或刺入过深刺破食管。

(2) 注意穿刺部位的出血情况,发现异常,及时协助处理,防止血液反流入气管而影响通气效果。

(3) 保证呼吸道通畅,防止管道受压、扭曲及折叠。保证管道连接部的密闭效果,防止漏气。

(4) 环甲膜穿刺术没能密封气管的上端,口鼻腔内分泌物及呕吐物可反流入气管,而引起吸入性肺炎甚至窒息。因此,应注意病人的体位且及时清除口腔内容物和呼吸道分泌物。

(5) 环甲膜穿刺术是解除上呼吸道梗阻(窒息)的一种紧急救治措施。因此,经过初期处理后,应及时创造条件行常规气管切开或作清除病因的处理。

六、气管切开病人吸痰术

气管切开病人吸痰术是通过负压吸引的方法将气管切开病人气管套管内潴留的分泌物吸出,以保持呼吸道通畅。

【目的】

(1) 清除气管内分泌物,以保持呼吸道通畅,改善通气,防止窒息。

(2) 气管内吸痰可刺激病人咳嗽,防止肺部并发症。

【用物准备】

(1) 治疗盘内放吸痰包(吸痰管、小杯、手套、无菌纸巾)、灭菌生理盐水、湿化液、5 mL 注射器、弯盘、纱布、盛有消毒液的容器、棉签等。

(2) 负压吸引装置。

(3) 必要时呼吸气囊与氧气连接备用。

【操作步骤】

(1) 核对病人床号、姓名,评估病人的意识状态、生命体征,分泌物的量、黏稠度、部位及吸氧流量、呼吸机参数等,并向病人或家属说明吸痰的目的和方法,取得病人或家属的理解和配合。

(2) 操作者衣帽整洁,洗手、戴口罩后携用物至病人床边,再次核对病人姓名。

(3) 连接并打开负压吸引装置,调节压力。

(4) 打开吸痰包,拿出无菌小杯,将灭菌生理盐水倒入小杯内,再打开吸痰管,暴露末端,右手戴上手套,将无菌纸巾放在病人胸前,吸痰管抽出并盘绕在手中,根部与负压管相连,并用左手拇指控制吸引阀门,用生理盐水浸湿吸痰管试吸。

(5) 如病人使用呼吸机,操作者用非无菌手断开呼吸机与气管切开套管,将呼吸机接头放在无菌纸巾上,用戴无菌手套的手迅速并轻轻地沿气管切开套管送入吸痰管,吸痰管遇阻力略上提后快速地开启吸引阀门做间歇性吸引,边上提边旋转边吸引,避免在气管内上、下提插。

（6）如分泌物黏稠，可滑入 2～5 mL 的湿化液于气管内，然后用加压呼吸气囊辅助呼吸 3～4 次，使滚入的湿化液到达小支气管，以稀释痰液并刺激咳嗽后再行吸痰。

（7）吸痰结束后使用呼吸机的病人立即接呼吸机通气，给予病人 100% 纯氧 2 min。

（8）冲洗负压吸痰管，如需再次吸痰应重新更换吸痰管，吸痰完毕，将吸引管头浸泡于消毒液中。

（9）用生理盐水湿润双层纱布，并盖于气管切开套管口。

（10）整理床单位，协助病人取安全、舒适的体位。

（11）整理用物，分类处理，洗手，记录。

【注意事项】

（1）严格无菌操作，戴无菌手套，吸痰管每次更换，以防污染引起医源性肺部感染。

（2）操作动作应轻柔、准确、快速，注意吸痰管插入是否顺利，遇到阻力时应分析原因，不可粗暴盲插。

（3）吸痰期间，密切观察病情变化，如有心率、血压、血氧饱和度明显变化，均要立即停止吸痰，必要时给予呼吸机通气，并给予纯氧吸入。

（4）注意保持呼吸机接头不被污染，戴无菌手套持吸痰管的手不被污染。

（5）按需吸痰，避免不必要的频繁吸痰，可造成病人气道损伤，加重气道分泌物的产生。

（6）吸引器各管道连接要准确、无漏气，吸引瓶及时倾倒，液面不超过 2/3。

（7）呼吸道湿化的方法。

①气管套管口用两层湿纱布覆盖，可增加吸入气体的湿度。

②雾化器中加入生理盐水 20 mL、庆大霉素 8 万 U、糜蛋白酶 10 mg、地塞米松 5 mg，利用射流原理形成 2～10 mm 直径的雾滴随呼吸进入小气道，起到稀化痰液、消炎解痉等目的。气管切开病人可每日行雾化吸入 4 次，每次 10～15 min，痰液黏稠者每次 15～20 min。

③可间断自气管套管口注入 2～3 mL 湿化液。

七、止血

【目的】

防止创伤后出血过多、休克而引起生命危险。

【用物准备】

（1）消毒敷料、纱布、绷带、三角巾。

（2）宽布带、充气止血带、橡皮止血带、止血钳等。

【操作步骤】

（1）核对病人床号、姓名，评估病人出血的部位、性质，向病人解释止血的目的及注意事项，取得病人的理解和配合。

（2）操作者衣帽整洁、洗手、戴口罩后携用物至病人床边，再次核对病人姓名。

（3）协助病人取合适体位，根据评估情况选择最佳的止血方法。

①一般止血法：针对小的创口出血，需用生理盐水冲洗、消毒细部，然后覆盖多层消毒纱布用绷带扎紧包扎。

②指压止血法：用手指、手掌或拳头压迫伤口近心端的动脉，将动脉压向深部的骨骼，阻断血液流通，达到止血的目的。

a. 头顶部出血：在伤侧耳前，对准下颌耳屏上前方 1.5 cm 处，用拇指压迫颞浅动脉。

b. 头颈部出血：四指并拢对准颈部胸锁乳突肌中段内侧，将颈总动脉压向颈椎。

c. 上臂出血：一手抬高患肢，另一手四指对准上臂中段内侧压迫肱动脉。

d. 手掌出血：将患肢抬高，用一手拇指和示指分别压迫手腕部的尺、桡动脉。

e. 大腿出血：在腹股沟中下方，用双手拇指向后用力压股动脉。

f. 足部出血：用两手拇指分别压迫足背动脉和内踝与跟腱之间的胫后动脉。

③填塞止血法：用无菌敷料填塞在伤口内，再用绷带、三角巾加压包扎。松紧度以达到止血为宜。

④加压包扎止血法：用无菌敷料覆盖伤口，再用绷带或三角巾以适当压力包扎，一般 20 min 后即可

止血。

⑤止血带法:快速有效的止血方法,用橡皮止血带或宽布条缠绕伤口上方肌肉多的部位,其松紧度以摸不到远端动脉的搏动,伤口刚好止血为宜。

⑥钳夹止血法:在直视下用止血钳夹住出血点,同时妥善固定止血钳。

⑦结扎止血法:在直视或显微镜下结扎出血的血管。

(4)操作结束后,协助病人取舒适体位。

(5)观察生命体征及止血效果。

(6)整理用物,洗手,记录。

【注意事项】

(1)准确判断出血部位及出血量,选择最佳止血方法。

(2)指压止血法只适用于急救,压迫时间不宜过长。颈总动脉分出的颈内动脉为脑部重要供血动脉,所以对颈总动脉的压迫止血应特别注意,切勿同时压迫双侧颈总动脉。

(3)加压包扎时抬高患肢,防止静脉回流受阻而加重出血。

(4)血带止血注意事项。

①病人佩戴止血带卡,注明开始时间、部位、放松时间,便于照护者或转运时了解情况。止血带止血时间以 1 h 为宜,不宜超过 4 h,每 0.5～1 h 放松止血带 1～2 min。

②勿直接将止血带扎在皮肤上。

③远端明显缺血或有严重挤压伤时禁用此方法。

④停用止血带时应缓慢松开,防止肢体突然增加血流量,而伤及毛细血管及影响全身血液的重新分布,甚至使血压下降,取下止血带后应轻轻抚摸患肢片刻。

八、包扎技术

【目的】

(1)保护创面、减少感染。

(2)包扎时施加压力,既起到止血作用,为伤口愈合创造良好的条件,也能使其稳定,减少痛苦。

(3)固定敷料和夹板。

(4)扶托受伤的肢体。

【用物准备】

绷带、三角巾、纱布或棉垫等。

【操作步骤】

(1)核对病人床号、姓名,评估病人病情,伤口部位、性质、有无骨折及病人配合程度,向病人解释包扎的目的及注意事项,取得病人的理解和配合。

(2)操作者衣帽整洁、洗手、戴口罩后携用物至病人床边,再次核对病人姓名。

(3)协助病人取合适体位,根据评估情况选择最佳包扎方法。

①绷带包扎方法。

a.环形包扎法:绷带包扎中最基本、最常用的方法。将绷带作环形完全重叠的缠绕,最后用胶布将尾端固定或将尾端中间剪开分成两头,打结固定。

b.蛇形包扎法:先将绷带以环形法缠绕数圈,然后以绷带宽度为间隔,斜行上缠,各周互不遮盖。

c.螺旋包扎法:先将绷带环形缠绕数圈,然后稍微倾斜螺旋向上缠绕,每周遮盖上一周的 1/3～1/2(多用于肢体和躯干等处)。

d.螺旋反折包扎法:每圈缠绕时均把绷带向下反折,遮盖其上周的 1/3～1/2,反折部位应相同,使之成一条直线。

e."8"字包扎法:在伤处上、下,将绷带一圈向上、一圈向下的包扎,每周在正面和前一周相交,每周遮盖上一周的 1/3～1/2。

②三角巾包扎方法。

a.头部包扎:将三角巾的底边折叠两层约二指宽,放于前额齐眉以上,顶角拉向后颅部。三角巾的两底角经两耳上方,拉向枕后,先打一个半结,压紧顶角,将顶角塞进结里,然后将左、右底角于前额打结。

b.面部包扎:在三角巾顶角处打一结,打结处放于头顶处,三角巾罩于面部,底边拉向枕部,上提两底角,拉紧并交叉压住底边,再绕至前额打结。

c.胸、背部包扎:取燕尾巾两条,底角打结相连,置于一侧腋下的季肋部,另外两个燕尾底角围绕胸、背部在对侧打结,然后将胸、背燕尾的左、右两角分别拉向两肩部打结。

d.膝关节包扎:三角巾顶角向上盖在膝关节上底边反折向后拉,左右交叉后再向前拉到关节上方,压住顶角结。

e.手、足包扎:手(足)心向下放在三角巾上,手指(足趾)指向三角巾顶角,两底角拉向手(足)背,左右交叉压住顶角绕手腕(踝部)打结。

(4)操作结束后,协助病人取舒适体位。

(5)观察生命体征及病情变化。

(6)整理用物,洗手,记录。

【注意事项】

(1)根据包扎部位,选择适宜的绷带及三角巾等,包扎动作要迅速、准确,不能加重伤员的疼痛、出血或污染伤口。

(2)应用三角巾包扎时,边要固定,角要拉紧,中心伸展,包扎要贴实,打结要牢固。

(3)用绷带包扎时,开始先环绕两圈,绕第一圈时绷带头折回一角,绕第二圈时将其压住。包扎完毕后再在同一平面环绕2~3圈,然后用胶布固定或将绷带末端剪开两股打结,一般将结打在肢体外侧面。

(4)包扎时使病人处于舒适的位置。皮肤皱褶处如腋下、乳下、膝下、腹股沟等,应隔以棉垫或纱布,骨突处也应用棉垫保护。

(5)包扎时松紧适宜,过紧影响血液循环,导致组织损伤,过松易致滑脱。

(6)解开绷带时,必须先松开固定结或胶布,若绷带被伤口分泌物渗透干涸时,可用剪刀剪开。

九、固定

固定技术是针对骨折的急救措施,可以防止骨折部位移动,减轻伤员的痛苦。

【目的】

(1)固定骨折,防止骨折断端移位,损伤皮肤、血管和神经。

(2)固定肢体,使伤员安静以减轻疼痛,便于转运。

【用物准备】

(1)夹板、敷料、颈托、颈围等。

(2)木棒、树枝等(紧急情况可就地取材)。

【操作步骤】

(1)核对病人姓名,评估病人的病情、骨折部位、外伤的性质及病人配合程度,向病人解释固定的目的及注意事项,取得病人的理解和配合。

(2)操作者携用物至病人旁边,再次核对病人姓名。

(3)协助病人取合适体位,根据评估情况选择固定方法。

①上臂固定方法。

a.夹板固定法:用木夹板两块置于上臂内、外侧(如只有一块夹板时则放在上臂外侧),用绷带或三角巾将上、下两端扎牢固定,肘关节屈曲90°,前臂用小悬臂带吊起。

b.躯干固定法:现场无夹板时,可用三角巾躯干固定,三角巾折成10~15 cm宽(将三角巾叠成三折的宽带,其中央要正对骨折处)的带子将上臂固定在躯干上,屈肘90°,再用小悬臂带将前臂悬吊于胸前。

c.前臂骨折固定:取两块长短适宜的木板。垫以柔软衬物,将两块夹板分别放在前臂掌侧与背侧(只有一块夹板时放在前臂背侧),并在手心放棉花等柔软物,让伤员握住,使腕关节稍向背屈,然后上、下两端

扎牢固定,再屈肘90°,用大悬臂带吊起,固定好后,用绷带或三角巾悬吊伤肢。

d.衣襟、躯干固定:利用伤员身穿的上衣固定。将伤臂屈曲贴于胸前,把手放在第3颗和第4颗纽扣间的前衣襟内,再将伤侧衣襟向外翻,反折上提,托起前臂衣襟角系带,拉到健肢肩上,绕到伤肢肩前与上衣的衣襟打结。

②大腿固定。

a.夹板固定:伤员仰卧,将伤腿伸直,两块夹板分别放在大腿内、外侧,将健肢靠向伤肢,使两下肢并列,两脚对齐,关节及空隙部位加垫。用5~7条三角巾或布带将骨折上、下两端先固定,然后分别在腋下、腰部及膝、踝关节等处扎牢固定。

b.无夹板固定:可用三角巾、腰带、布带等把两下肢固定在一起,两膝和两踝之间要垫上软性物品。

③小腿固定。

a.夹板固定:将伤腿伸直,两块夹板分别放在小腿内、外侧,垫置软物后再用绷带或三角巾固定。首先固定小腿骨折的上、下两端,然后,依次固定大腿中部、膝关节、踝关节并使小腿与脚掌垂直,用"8"字形夹板固定。

b.无夹板固定:可利用另一未受伤的下肢进行固定,方法同股骨(大腿)骨折固定法。

④肋骨骨折固定:因肋骨长而细,很容易折断,可采用宽带固定法或多头带固定法进行固定。先在胸部骨折处垫些棉花,在受伤者呼气状态下用宽绷带围绕胸部扎紧,固定胸壁,用大悬臂带扶托伤侧上肢。

⑤锁骨骨折固定。

a.夹板固定:预先做好T形夹板,用T形夹板贴于背后,在两腋下与肩胛部位垫上棉垫,再将腰部扎牢,然后固定两肩部。

b.三角巾无夹板固定法:先在两腋下各垫上一块棉垫,将三角巾折叠成4横指宽条带,以横"8"字形缠绕两肩,使两肩尽量往后张,胸往前挺,在背部交叉处打结固定。两肘关节屈曲,两腕在胸前交叉,再用一条三角巾,从上臂肱骨下端处绕过胸廓,两端相遇时打结。

⑥脊椎的固定。

a.颈部固定:用颈托固定,或用硬纸板、衣物等做成颈托而起到临时固定的作用。

b.胸腰部固定:胸腰部用沙袋、衣物等物放至身体两旁,再用绷带固定在担架上,防止身体移动。

(4)操作结束后,协助病人取合适体位,必要时协助搬运。

(5)观察生命体征及病情变化。

(6)清理用物,洗手,记录。

【注意事项】

(1)有开放性伤口应先止血、包扎,然后固定骨折部位。如有危及生命的严重情况,先抢救,待病情稳定后再固定。

(2)怀疑脊椎骨折、大腿或小腿骨折,应就地固定,切忌随意移动伤员。

(3)开放性骨折进行固定时,外露的骨折端不要还纳伤口内,以免造成感染扩散。

(4)闭合性骨折固定时,可用剪刀将病人的衣袖和裤筒剪开,减轻压迫。

(5)固定应力求稳定、牢固,夹板的长度、宽度要与骨折的肢体相适应,其长度必须超过骨折的上、下两个关节。骨折病人,除固定骨折部位上、下两端外,还要固定上、下两关节。小腿固定,固定材料长度超过踝关节和膝关节;大腿固定,固定长度应超过膝关节和髋关节;前臂固定,固定长度应超过腕关节和肘关节;上臂固定,固定长度应超过肘关节和肩关节。

(6)夹板和代替夹板的器材不要直接接触皮肤,应先用棉花、碎布、毛巾等软物垫在夹板与皮肤之间,尤其在肢体弯曲处等间隙较大的地方,要适当加厚垫衬。

(7)固定应松紧适度,以免影响血液循环。疼痛严重者,可服用止痛剂和镇静剂。现场急救者,固定后应迅速送往医院。

十、搬运技术(平车运送法)

搬运技术是针对不能自主活动的病人的技术。

【目的】

运送不能起床的病人入院,做各种特殊检查、治疗、手术或者转运。

【用物准备】

(1)平车,带套的毛毯或者棉被等。

(2)如为骨折病人,应有木板垫于平车上,并将骨折部位固定稳妥;如为颈腰椎骨折病人或病情较重的病人,应备有帆布中单或布中单。

【操作步骤】

1. 准备

(1)护士:仪表端庄,着装整洁,洗手。

(2)环境和用物:环境宽敞,平车各部件性能良好,被褥一套,必要时备氧气袋、输液架、木板和中单。

(3)评估病人:核对病人姓名、床号,评估病人病情、意识状态、肢体肌力、配合能力、病人有无约束、各种管路情况等;对于意识清楚的病人,给予解释,取得病人配合。

(4)将用物携至病人床边,核对病人,移开床旁椅。

(5)将各种导管妥善安置,避免移动中滑脱。

(6)推平车至病人床边,大轮端靠近床尾,使平车与床成钝角,用制动闸止动。

(7)松开盖被,协助病人穿衣,将盖被平铺于平车上,两人站于病人同侧床旁,协助病人将上肢交叉于胸前。

①一名护士一手伸至病人头、颈、肩下方,另一手伸至病人腰部下方。

②另一名护士一手伸至病人臀部下方,另一手伸至病人膝部下方。

③两名护士同时合力抬起病人至近侧床缘,再同时合力抬起病人稳步向平车处移动。

④将病人放于平车中央,盖好盖被。

(8)整理床单位,重新检查各种导管。

(9)松开平车刹车,推至指定地点(上、下坡时病人保持头高位,以减少不适)。

(10)整理床单位,协助病人取舒适卧位,并做好记录。

【注意事项】

(1)搬运时注意动作轻稳、准确,保证病人安全、舒适。

(2)搬运过程中,注意观察病人的病情变化,避免造成损伤等并发症。

(3)保证病人的持续性治疗不受影响。

(4)推行中,平车小轮端在前,转弯灵活;速度不可过快;上、下坡时,病人头部应位于高处,减轻病人不适,并嘱托病人抓紧扶手,保证病人安全。

(5)颅脑损伤、颌面部外伤以及昏迷病人,应将头偏向一侧。

小结

随着社会的快速发展,人类在社会活动中不可避免会遭遇各种意外伤害及事故,甚至危及生命,需要迅速应用救护技术进行现场急救。广大医务人员熟练掌握各项常用救护技术,并根据伤员及救护现场的实际情况加以灵活应用,显得尤为重要。本章主要介绍了各项常用救护技术的应用目的、适应证、禁忌证、操作程序和注意事项,希望通过本章的学习,使大家对常用救护技术有较为全面的了解,熟练掌握操作程序,以便能及时、正确、科学施救,挽救病人生命,减轻伤残,发挥护士在危重病人救治中的重要作用。

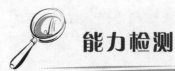

能力检测

1. 简易人工呼吸机使用的操作过程是什么？
2. 哪些病人可以使用简易人工呼吸机？
3. 简易人工呼吸机使用过程中需要注意哪些？
4. 哪些病人需要进行咽插管？
5. 在气管插管过程中需要注意哪些？
6. 止血的方法有哪些？
7. 如何对出血进行判断？
8. 气管切开的常见并发症有哪些？
9. 对于有自主呼吸的病人紧急插管的过程中需要注意哪些？
10. 包扎的常用方法有哪些？
11. 包扎的目的是什么？
12. 搬运的基本原则是什么？
13. 常见的固定方法有哪些？

（陈　新）

参 考 文 献

[1] 涂汉军,刘菊英,肖敏.实用院前急救手册[M].北京:人民卫生出版社,2013.

[2] 胡虹.急救护理学[M].北京:人民卫生出版社,2011.

[3] 周秀华.急危重症护理学[M].2版.北京:人民卫生出版社,2006.

[4] 李维棣.急救护理学[M].西安:第四军医大学出版社,2010.

[5] 张波,桂莉.急危重症护理学[M].3版.北京:人民卫生出版社,2012.

[6] 沈洪.急诊医学[M].北京:人民卫生出版社,2008.

[7] 刘均娥,楼滨城.急诊护理学[M].北京:北京大学医学出版社,2008.

[8] 狄树亭,雷芬芳,姜志连.急救护理技术[M].2版.武汉:华中科技大学出版社,2014.

[9] 薛丽平.急救护理学[M].北京:人民卫生出版社,2013.

[10] 王兵,杨丽清.外科护理学[M].南京:江苏科学技术出版社,2011.

[11] 杨桂荣,缪礼红.急救护理技术[M].武汉:华中科技大学出版社,2012.

[12] 孙永显.急救护理学[M].北京:人民卫生出版社,2010.

[13] 王志红,周兰姝.危重症护理学[M].北京:人民军医出版社,2007.

[14] 张伟英.实用重症监护护理[M].上海:上海科学技术出版社,2005.

[15] 王丽华,李庆印.ICU专科护士资格认证培训教程[M].北京:人民军医出版社,2008.

[16] 关青.急危重症护理学[M].北京:人民卫生出版社,2009.

[17] 李明凤,叶磊.急诊科护理手册[M].北京:科学出版社,2011.